ANATOMIE ANLEITUNG UND MALKARTEN ZUM SELBSTSTUDIUM

Titel der Originalausgabe: *Anatomy Flash Cards Coloring*

www.librero-ibp.com

Ursprünglich 2024 herausgegeben von The Bright Press,
einem Imprint von The Quarto Group

Verleger: James Evans
Redaktionsdirektorinnen: Isheeta Mustafi, Anna Southgate
Art-Direktor: James Lawrence
Redaktionsleiterin: Jacqui Sayers
Redakteurin: Emily Angus
Zuständige Redakteurin: Lindsay Kaubi
Design: Tony Seddon und Emily Nazer
Berater: Professor Ken Ashwell BMedSc, MBBS, PhD

Übersetzung aus dem Englischen:
Marion Dill, Rye
Redaktion und Satz der deutschen Ausgabe:
Print Company Verlagsges.m.b.H., Wien

Printed in China

ISBN: 978-94-6499-048-5

ANATOMIE ANLEITUNG UND MALKARTEN ZUM SELBSTSTUDIUM

Der einfache Weg, die menschliche Anatomie zu verstehen

Librero

INHALT

EINLEITUNG

Anatomie ist ein dreidimensionales, grundsätzlich visuelles Fach, das man am besten erlernt, indem man mit Hand und Auge den Positionen, Konturen und Verläufen von Knochen, Muskeln, Gefäßen und Nerven folgt. Anatomie kann man nicht einfach als Textinformation lernen – zum richtigen Verstehen der Strukturen des menschlichen Körpers müssen Lernende in der Lage sein, sich die Positionen, Beziehungen und die Verlaufskurven anatomischer Strukturen auch visuell einzuprägen.

Dieses Buch bietet ein effektives, praktisches Werkzeug zum Beherrschen der wichtigen Elemente der menschlichen Struktur. Benutze es beim Studium gemeinsam mit anderen empfohlenen Lehr- und Textbüchern, um die entscheidenden Konzepte in der Topografie des menschlichen Körpers aufzunehmen und sie sich genau einzuprägen.

SO BENUTZT DU DIESES BUCH

Das Buch enthält alles, was du zum Studieren und Erweitern deines Wissens über die Anatomie des menschlichen Körpers benötigst. Dieses übersichtliche, informative Buch mit Farbillustrationen auf 128 Seiten und herausnehmbaren Lernkarten zum Ausmalen und Beschriften bietet dir eine aktive Methode, alles über die menschliche Anatomie zu lernen – und im Kopf zu behalten.

Als Erstes wirst du im Buch mit der Sprache und den Methoden zum Beschreiben von Anatomie vertraut gemacht; dann folgen diverse Abschnitte über die Hauptsysteme des menschlichen Körpers:

- Skelettsystem
- Muskulatur
- Verdauungssystem
- Nervensystem
- Kreislaufsystem
- Atmungssystem
- Harnsystem
- Hormonsystem
- Lymphsystem
- Fortpflanzungssystem

Für jedes Körpersystem werden die wichtigsten anatomischen Merkmale in detaillierten, deutlich beschrifteten Farbabbildungen (siehe gegenüberliegende Seite) dargestellt. Der Begleittext beschreibt die Funktionen und Merkmale des gezeigten Körperteils und erlaubt dir, Informationen über die Vorgänge und Strukturen des menschlichen Körpers deinem persönlichen Lerntempo angepasst zu studieren und aufzunehmen. Die Überschriften oben auf der Seite weisen auf die entsprechenden Kartennummern hin.

DIE KARTEN

In der zweiten Hälfte des Buchs findest du 140 herausnehmbare interaktive Lernkarten. Das Ausmalen der Linienbilder auf den Karten macht Spaß und ist außerdem eine perfekte Lernhilfe. Teste dein Wissen mit Karte 1–4 und trage die fehlenden Beschriftungen auf den Bildern ein. Jede zweite Lernkarte weist Folgendes auf:

- auf der einen Seite ein zum Ausmalen geeignetes Linienbild und nummerierte Strukturen, die du zu identifizieren versuchst;
- auf der anderen Seite die „Antworten" – anatomische Beschriftungen, die den nummerierten Strukturen entsprechen.

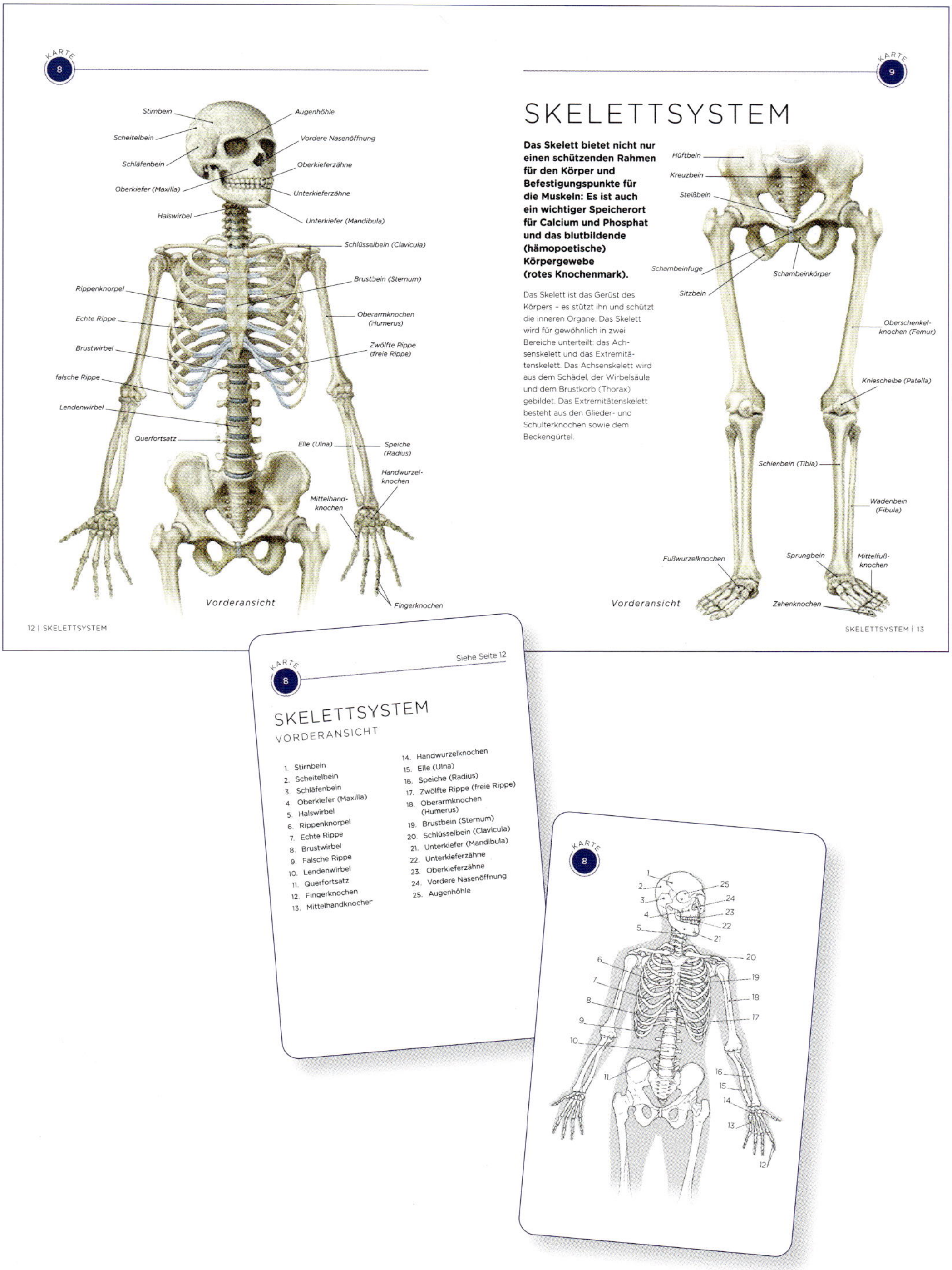
KARTE 8
Stirnbein
Scheitelbein
Schläfenbein
Oberkiefer (Maxilla)
Halswirbel
Augenhöhle
Vordere Nasenöffnung
Oberkieferzähne
Unterkieferzähne
Unterkiefer (Mandibula)
Schlüsselbein (Clavicula)
Rippenknorpel
Brustbein (Sternum)
Echte Rippe
Oberarmknochen (Humerus)
Brustwirbel
Zwölfte Rippe (freie Rippe)
falsche Rippe
Lendenwirbel
Querfortsatz
Elle (Ulna)
Speiche (Radius)
Handwurzelknochen
Mittelhandknochen
Vorderansicht
Fingerknochen
12 | SKELETTSYSTEM
KARTE 9
SKELETTSYSTEM
Das Skelett bietet nicht nur einen schützenden Rahmen für den Körper und Befestigungspunkte für die Muskeln: Es ist auch ein wichtiger Speicherort für Calcium und Phosphat und das blutbildende (hämopoetische) Körpergewebe (rotes Knochenmark).
Das Skelett ist das Gerüst des Körpers – es stützt ihn und schützt die inneren Organe. Das Skelett wird für gewöhnlich in zwei Bereiche unterteilt: das Achsenskelett und das Extremitätenskelett. Das Achsenskelett wird aus dem Schädel, der Wirbelsäule und dem Brustkorb (Thorax) gebildet. Das Extremitätenskelett besteht aus den Glieder- und Schulterknochen sowie dem Beckengürtel.
Hüftbein
Kreuzbein
Steißbein
Schambeinfuge
Schambeinkörper
Sitzbein
Oberschenkelknochen (Femur)
Kniescheibe (Patella)
Schienbein (Tibia)
Wadenbein (Fibula)
Fußwurzelknochen
Sprungbein
Mittelfußknochen
Zehenknochen
Vorderansicht
SKELETTSYSTEM | 13
KARTE 8
Siehe Seite 12
SKELETTSYSTEM
VORDERANSICHT
1. Stirnbein
2. Scheitelbein
3. Schläfenbein
4. Oberkiefer (Maxilla)
5. Halswirbel
6. Rippenknorpel
7. Echte Rippe
8. Brustwirbel
9. Falsche Rippe
10. Lendenwirbel
11. Querfortsatz
12. Fingerknochen
13. Mittelhandknochen
14. Handwurzelknochen
15. Elle (Ulna)
16. Speiche (Radius)
17. Zwölfte Rippe (freie Rippe)
18. Oberarmknochen (Humerus)
19. Brustbein (Sternum)
20. Schlüsselbein (Clavicula)
21. Unterkiefer (Mandibula)
22. Unterkieferzähne
23. Oberkieferzähne
24. Vordere Nasenöffnung
25. Augenhöhle
KARTE 8

KARTE 1

KÖRPERSYSTEME UND -GEWEBE

KARTE 2

Körperregionen

Der Kopf umfasst den Schädel und das Gesicht. Der Rumpf enthält Brustkorb, Bauch und Becken. An der Beckenbasis befinden sich Leisten- und Schambereich. Zur oberen Extremität gehören Achselhöhle, Ober- und Unterarm und Hand; zur unteren Extremität Leiste, Ober- und Unterschenkel und Fuß. Rücken- und Gesäßregion befinden sich auf der Rückseite des Körpers.

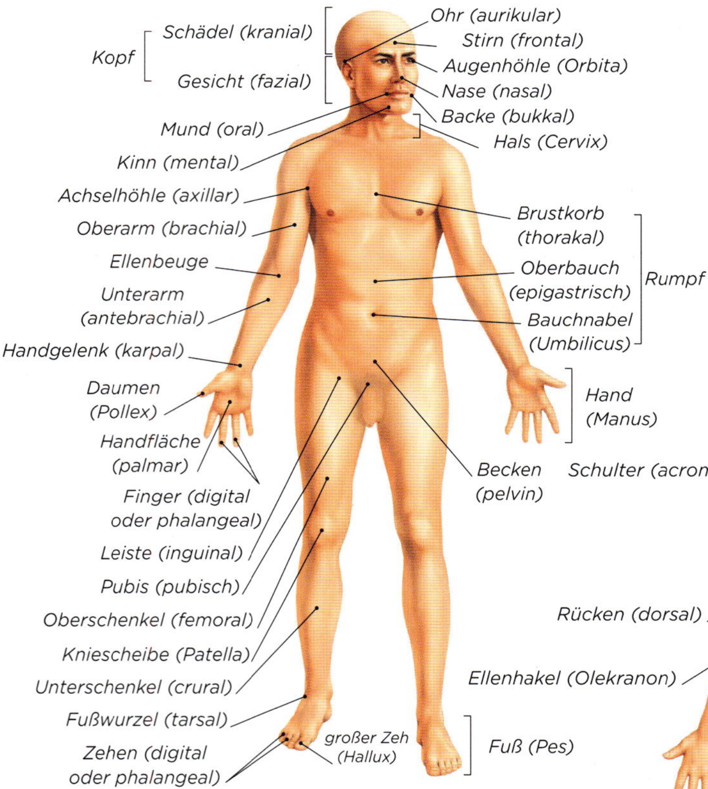

Vorderansicht

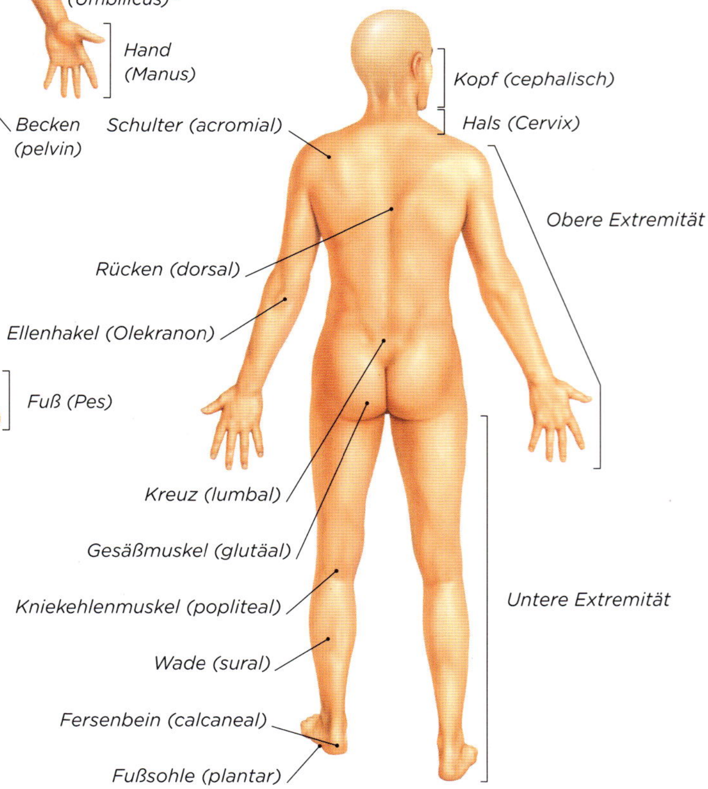

Rückansicht

KARTE 3

ANATOMISCHE ORIENTIERUNG

Die Beziehungen eines Körperteils zu einem anderen werden durch Begriffe wie medial (zur Körpermitte hin) oder lateral (seitlich der Körpermitte) identifiziert; inferior (unten oder weiter unten gelegen) oder superior (oben oder weiter oben gelegen); kranial (zum Kopf hin) oder caudal (in Richtung der Füße); anterior (ventral oder vorne gelegen) oder posterior (dorsal oder weiter hinten gelegen); proximal (näher zum Rumpf oder zu einem bestimmten Bezugspunkt) oder distal (weiter vom Rumpf oder besagtem Bezugspunkt).

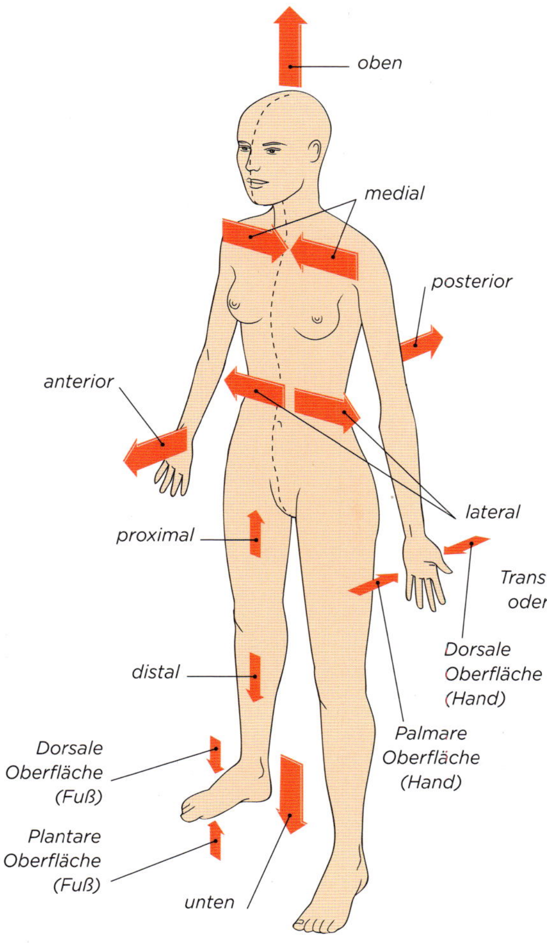

KARTE 4

ANATOMISCHE EBENEN

Körperabschnitte bezeichnet man als anatomische Ebenen (flache Oberflächen). Dabei handelt es sich um imaginäre vertikale oder horizontale Linien, die man durch einen Körper in der anatomischen Position zieht. Die Frontal- oder Coronalebene teilt den Körper in einen vorderen (ventralen) und hinteren (dorsalen) Anteil. Die Transversalebene (Axial- oder Horizontalebene) teilt den Körper in einen oberen und einen unteren Anteil. Die Sagittalebene trennt die eine Körperseite von der anderen (von links nach rechts). Die Medianebene ist die durch die Körpermitte verlaufende Sagittalebene, die den Körper in zwei Hälften teilt.

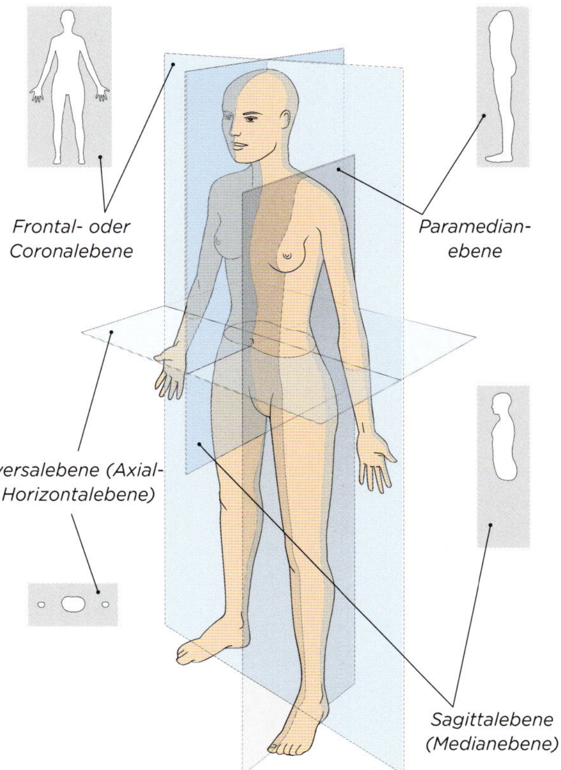

KARTE 5

ZELLSTRUKTUR

Zellen sind die Grundeinheiten des Körpers. Zellen sind von einer Zellmembran umhüllt, die das Zytoplasma enthält, eine Flüssigkeit mit Struktureinheiten namens Organellen. Dazu gehören das raue endoplasmatische Retikulum, die Mitochondrien und die Zentriolen. Eine Kernmembran trennt den Zellkern vom Zytoplasma. Zellen sind darauf spezialisiert, bestimmte Funktionen auszuüben.

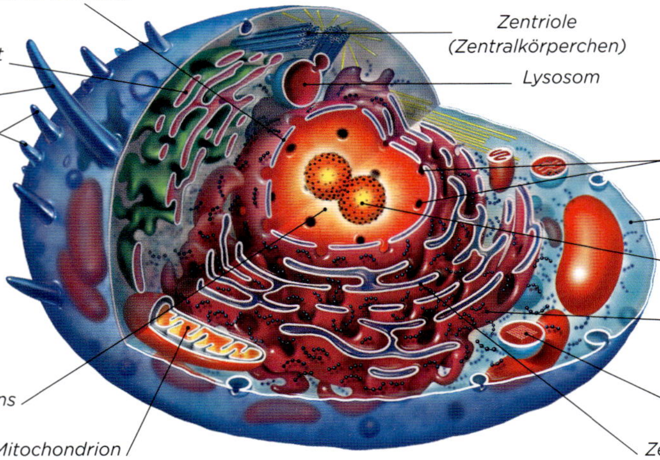

KARTE 6

HAUT

Die Haut besteht aus zwei Schichten: Oberhaut (Epidermis), die äußere Schicht, und Lederhaut (Dermis), die innere Schicht. In diesen beiden Schichten befinden sich Haarfollikel, Schweißdrüsen und Talgdrüsen. Die Haut ist ein Schutzorgan, das den Körper bedeckt und an den Körperöffnungen mit Schleimhäuten verschmilzt. Dank spezieller Nervenrezeptoren in der Haut kann der Körper Schmerzen, Hitze und Kälte, Berührung und Druck empfinden.

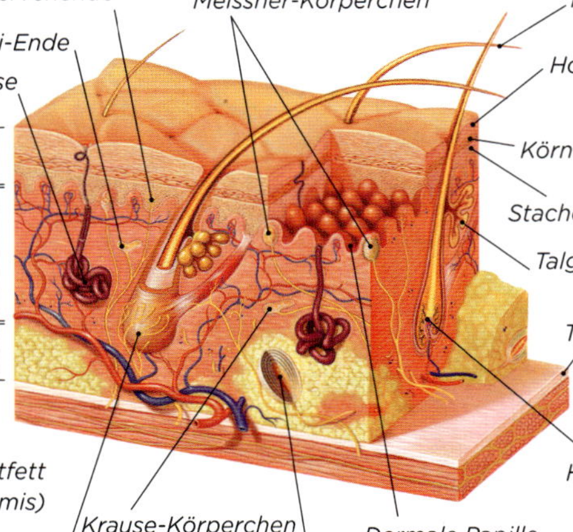

Hautschichten

KOPFHAUT UND HAAR

Die Kopfhaut ist durch das lockere oder aeroläre Bindegewebe und die Knochenhaut (Pericranium) mit dem Schädel verbunden. Das aus der Kopfhaut wachsende Haar schützt sie vor Wärmeverlust, leichten Abschürfungen und ultraviolettem Licht. Die Kopfhaut eines erwachsenen Menschen enthält rund 100 000 Haarfollikel.

Haar besteht aus Keratin und hat eine feine, fadenartige Struktur mit einer in der Haut eingebetteten Wurzel und einem aus der Hautoberfläche herausragenden Schaft. Die Wurzel endet in einer weichen, weißlichen Vergrößerung, der Haarzwiebel; diese steckt in einer länglichen Vertiefung, dem Follikel.

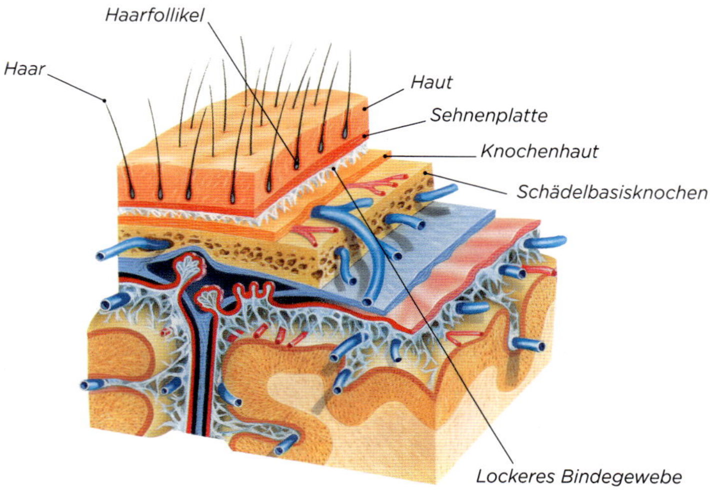

Kopfhaut

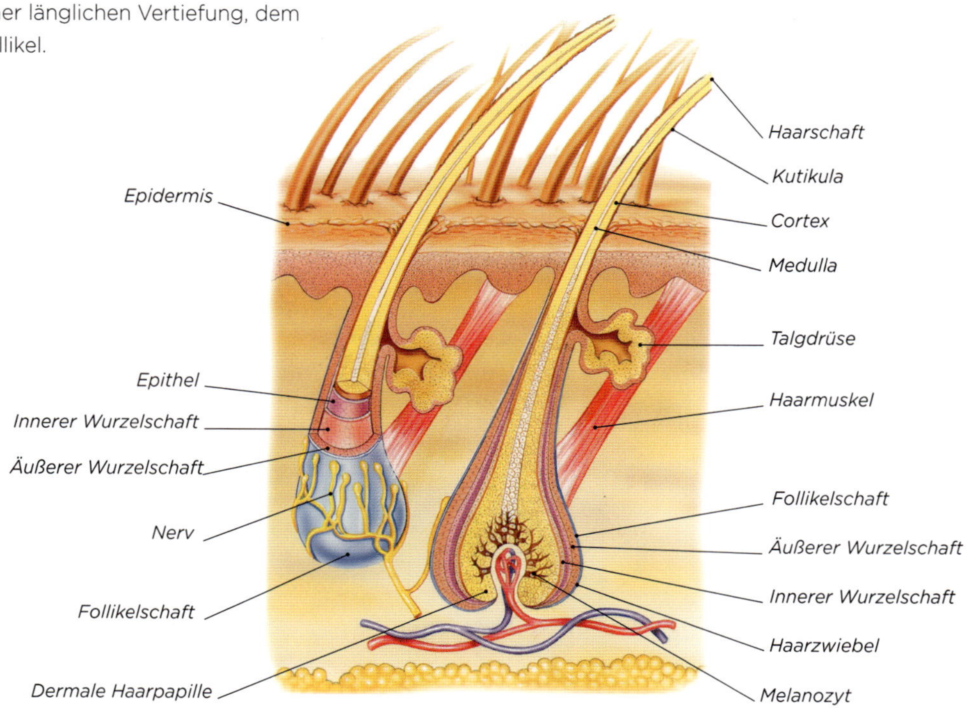

Haar

KARTE 8

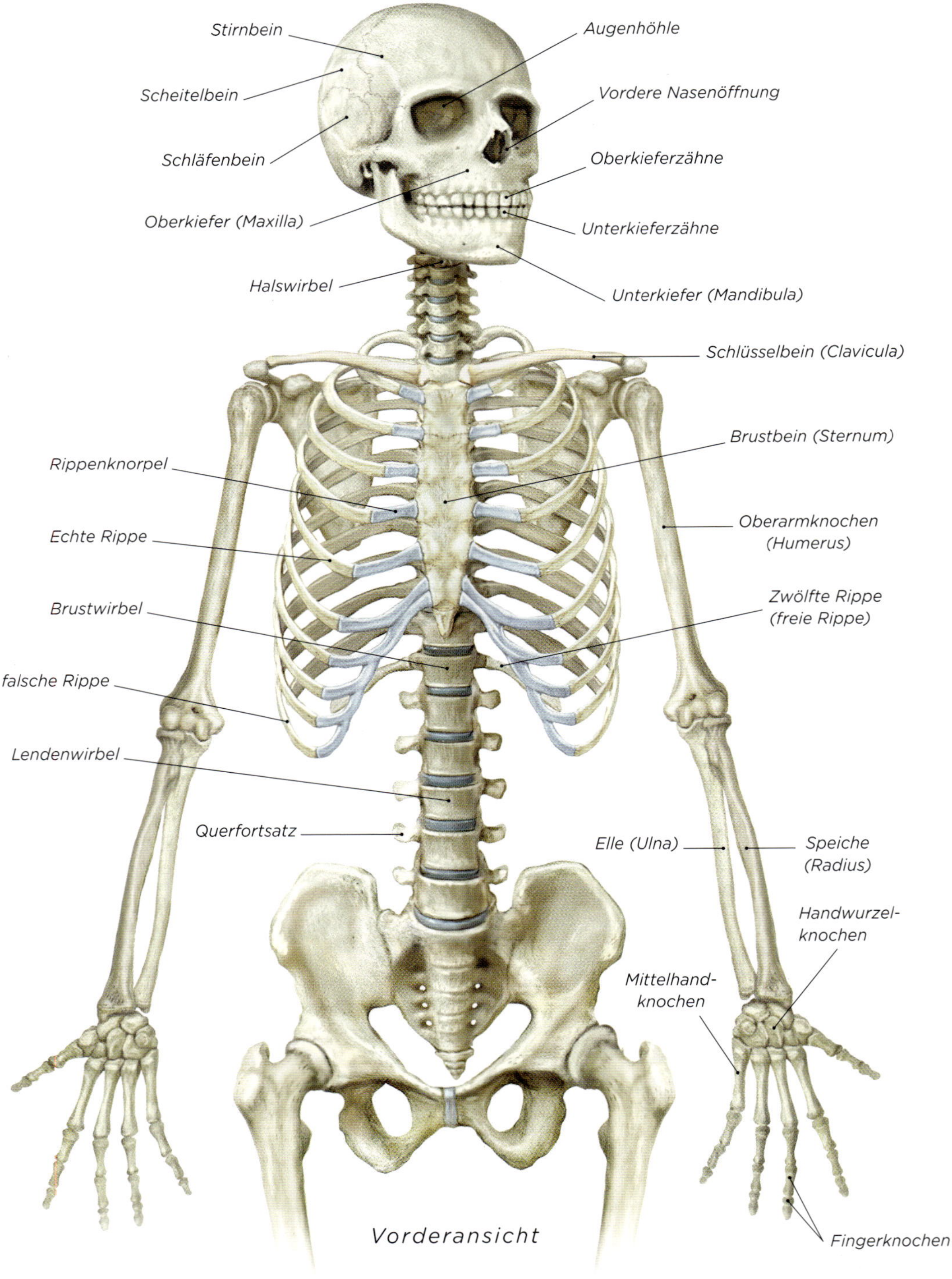
Stirnbein
Scheitelbein
Schläfenbein
Oberkiefer (Maxilla)
Halswirbel
Augenhöhle
Vordere Nasenöffnung
Oberkieferzähne
Unterkieferzähne
Unterkiefer (Mandibula)
Schlüsselbein (Clavicula)
Brustbein (Sternum)
Rippenknorpel
Echte Rippe
Brustwirbel
falsche Rippe
Lendenwirbel
Querfortsatz
Oberarmknochen (Humerus)
Zwölfte Rippe (freie Rippe)
Elle (Ulna)
Speiche (Radius)
Handwurzel-knochen
Mittelhand-knochen
Fingerknochen
Vorderansicht

SKELETTSYSTEM

Das Skelett bietet nicht nur einen schützenden Rahmen für den Körper und Befestigungspunkte für die Muskeln: Es ist auch ein wichtiger Speicherort für Calcium und Phosphat und das blutbildende (hämopoetische) Körpergewebe (rotes Knochenmark).

Das Skelett ist das Gerüst des Körpers – es stützt ihn und schützt die inneren Organe. Das Skelett wird für gewöhnlich in zwei Bereiche unterteilt: das Achsenskelett und das Extremitätenskelett. Das Achsenskelett wird aus dem Schädel, der Wirbelsäule und dem Brustkorb (Thorax) gebildet. Das Extremitätenskelett besteht aus den Glieder- und Schulterknochen sowie dem Beckengürtel.

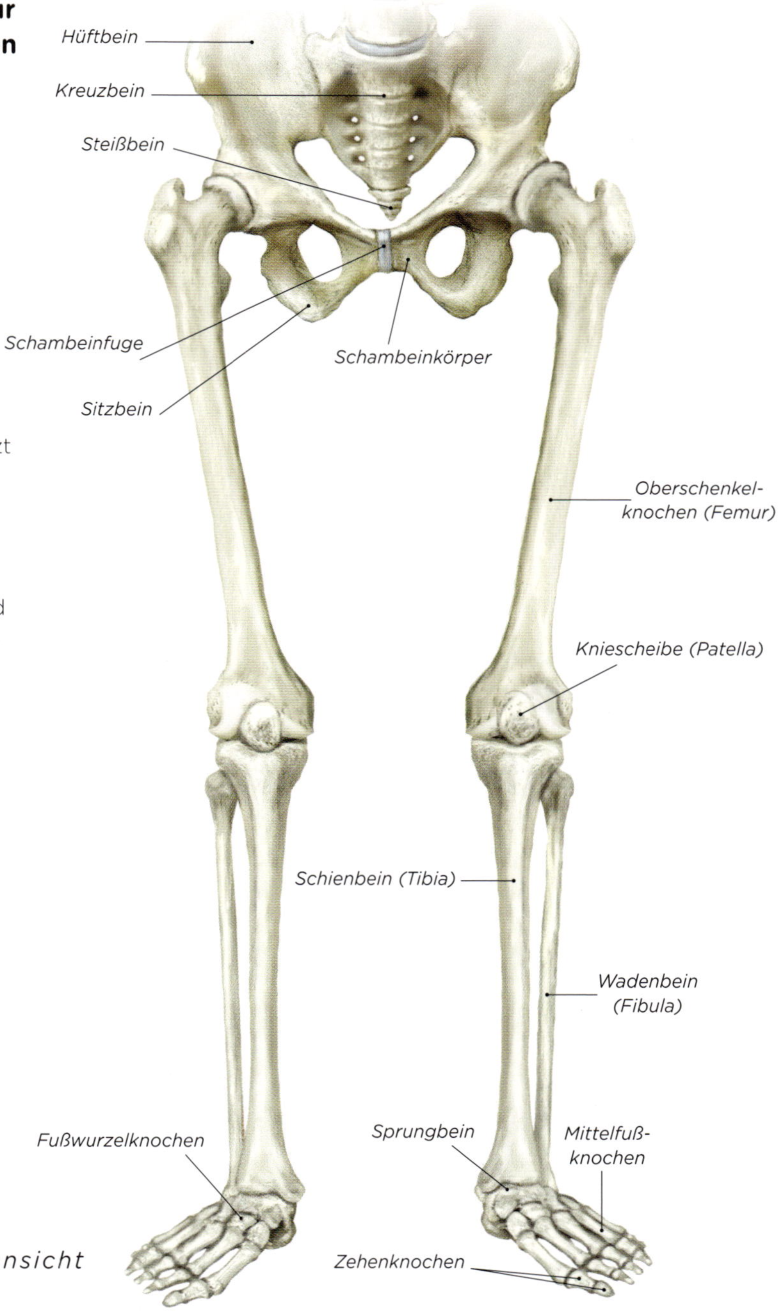

Vorderansicht

KARTE 10

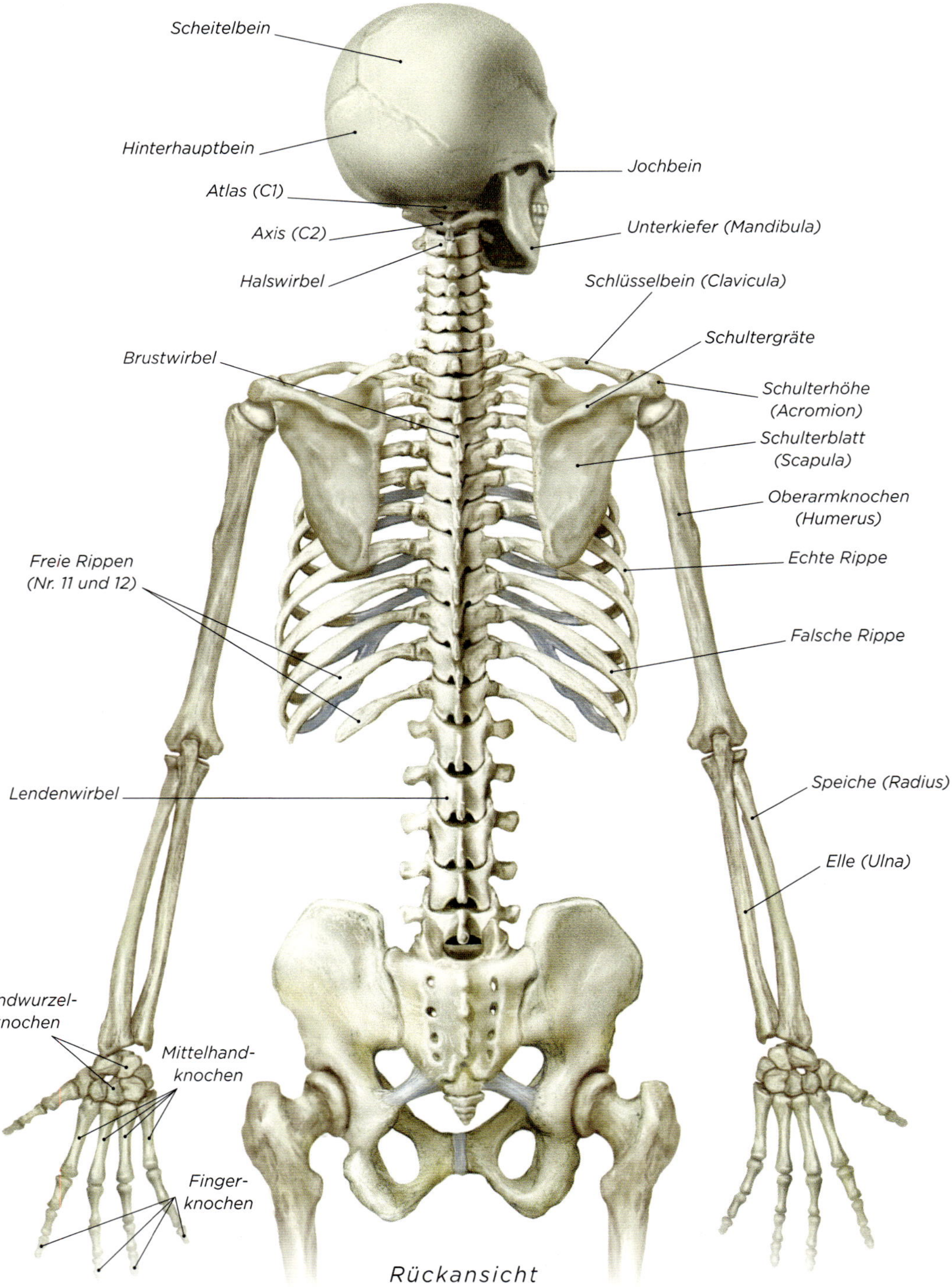

Rückansicht

Das Skelettsystem stützt den Körper bei Belastungen aller Art. Knochen an sich sind starre verkalkte Gewebe, die maximale Stärke bieten, ohne zu schwer zu sein. Wenn zwei Knochen miteinander in Kontakt kommen, entsteht ein Gelenk (bzw. eine Naht bei nebeneinanderliegenden Schädelknochen). Die Knochen können durch Knorpel oder Flüssigkeit getrennt sein. Im Körper gibt es mehrere Gelenktypen – Kugel- und Ellipsoidgelenk, Scharniergelenk, Gleit-, Dreh- und Sattelgelenk –, die jeweils unterschiedliche Bewegungen erlauben.

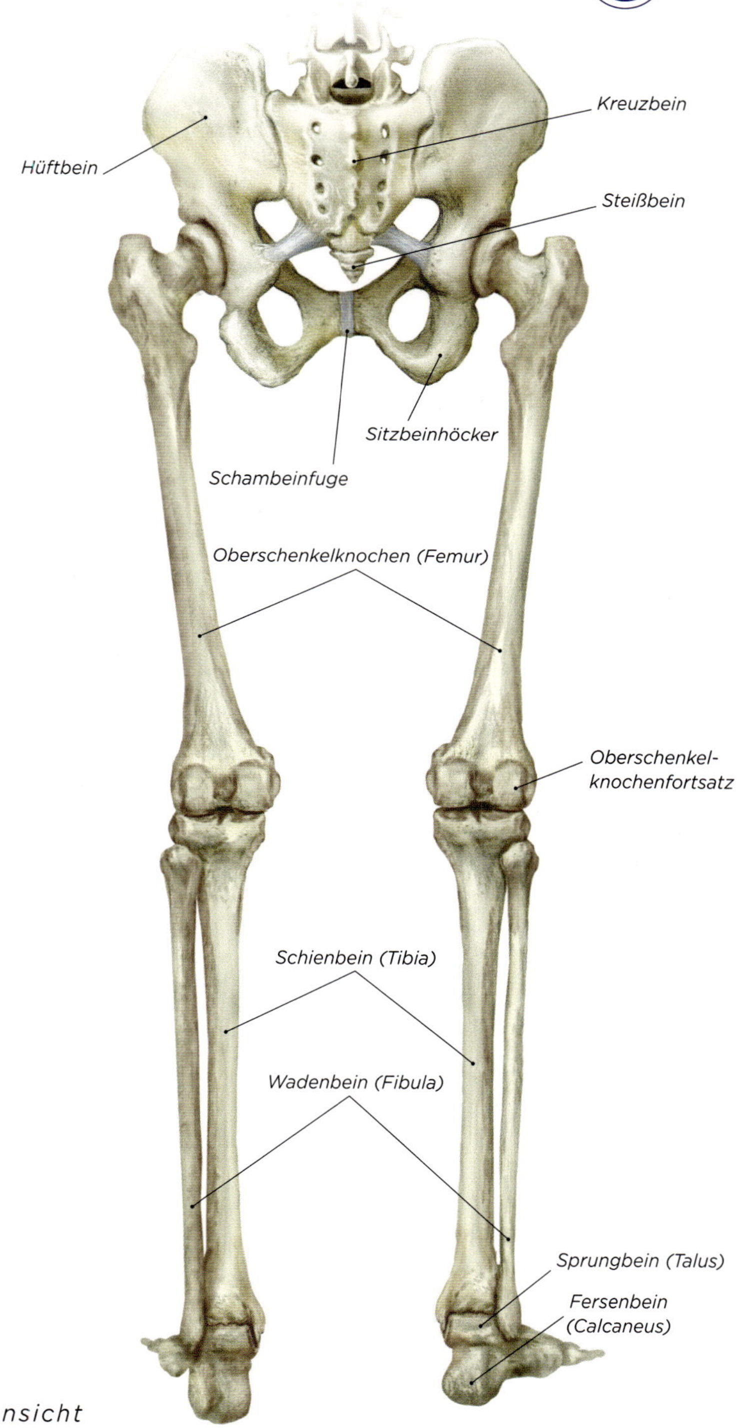

Rückansicht

KNOCHENBAU

Zu den Hauptbestandteilen der Zellmatrix gehören Mineralsalze, die für Härte sorgen, und Kollagenfasern, die Stärke bieten. Es gibt vier Arten von Zellen: Osteoprogenitorzellen, Osteoblasten, Osteozyten und Osteoklasten. Osteoprogenitorzellen entwickeln sich zu Osteoblasten, die das Knochengewebe bilden. Osteoblasten reifen zu Osteozyten heran, die das Knochengewebe erhalten. Osteoklasten sind für die Resorption der Matrix zuständig und werden für Knochenentwicklung, -wachstum und -reparatur benötigt.

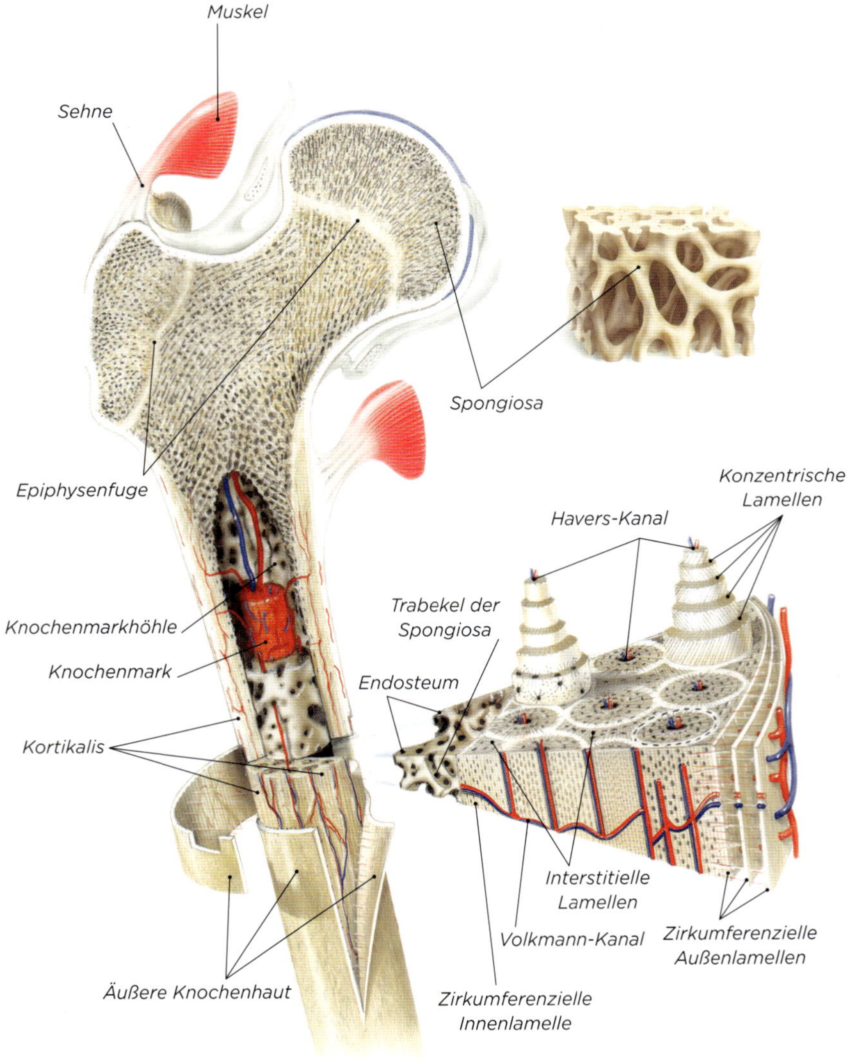

Querschnitt des proximalen Oberschenkelknochens

KNOCHENWACHSTUM

Röhrenknochen beginnen als Knorpelmodelle im Embryo. Knorpelzellen sondern Knorpelmatrix ab, was zu reifem Knorpel führt. Bei der Geburt hat die Ossifikation (Knochenbildung; Verknöcherung) schon fast die Gelenkenden (Epiphysen) der Knorpelmodelle erreicht. Neue Knochenwachstumszentren bilden sich auch in den Gelenkenden der sich entwickelnden Röhrenknochen. Eine Knorpelplatte (Wachstums- oder Epiphysenfuge) bleibt an der Vorderkante der Ossifikation bestehen und ist für die Verlängerung der sich entwickelnden Röhrenknochen verantwortlich. Die Wachstumsfuge bewegt sich stetig von der Knochenmitte zu den Knochenenden, bis der gesamte Knorpel ossifiziert und das Knochenlängenwachstum abgeschlossen ist. Im Alter von etwa 20 Jahren erreicht und umfasst die Knochenbildung die Wachstumsfuge, womit das Wachstum aufhört.

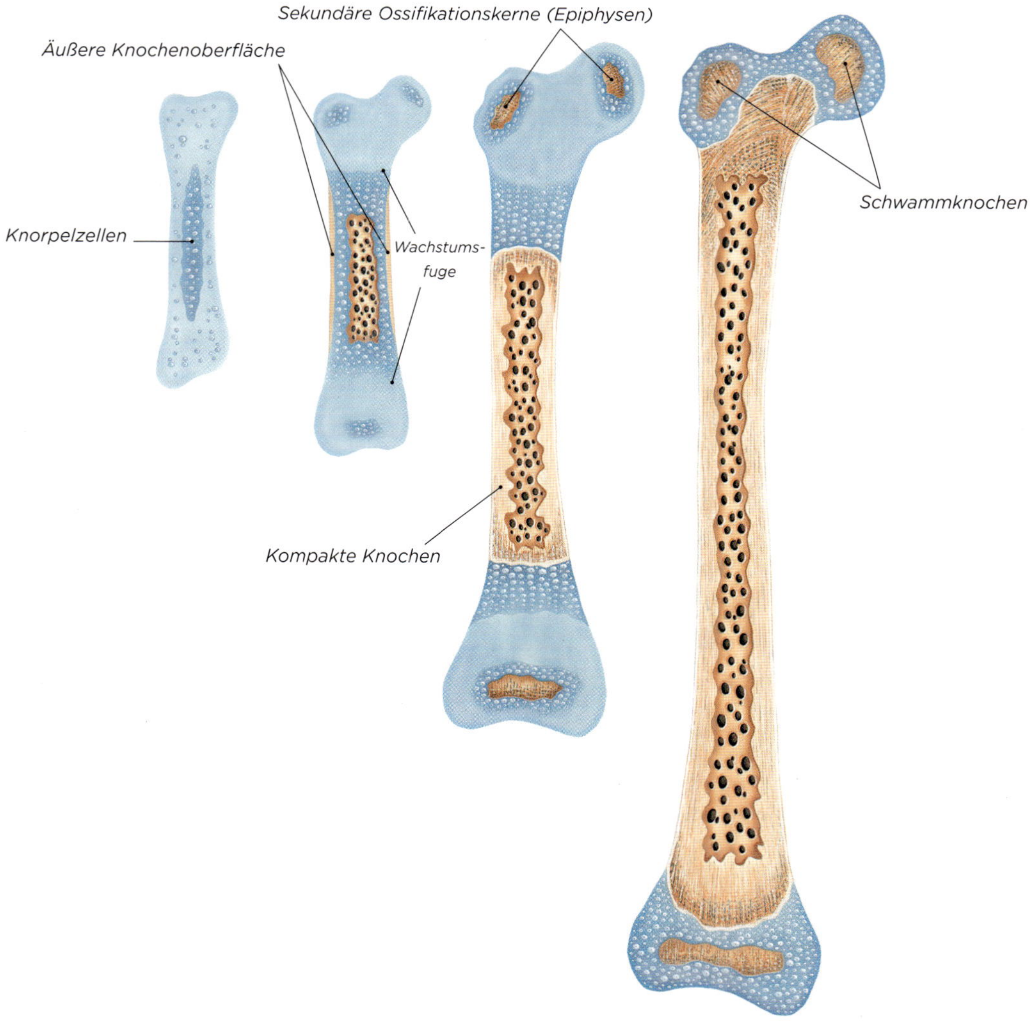

KARTE 14

SCHÄDELKNOCHEN

Vierzehn Knochen bilden den Gesichtsschädel, einschließlich der zwei Nasenbeine, die den oberen Teil der Nasenrückens ausmachen; der zwei Tränenbeine, die sich in jeder Augenhöhle neben der Nase und dicht bei den Tränenkanälen befinden; des Oberkieferknochens (Maxilla) und Unterkieferknochens (Mandibel); der zwei Gaumenbeine des Vordergaumens; des Pflugscharbeins, das zusammen mit einem Teil des Siebbeins die Nasenscheidewand bildet; und der beiden unteren Nasenmuscheln.

Die Schädelknochen sind durch die beiden als Nähte bezeichneten Gelenke verbunden, die nur im Schädel vorkommen; an diesen Gelenken findet keine aktive Bewegung statt. Die angrenzenden Knochen haben unregelmäßig ineinandergreifende Kanten, die durch faseriges Bindegewebe miteinander verbunden sind. Der Unterkiefer ist mit den Schläfenbeinen auf jeder Seite des Kiefergelenks verknüpft.

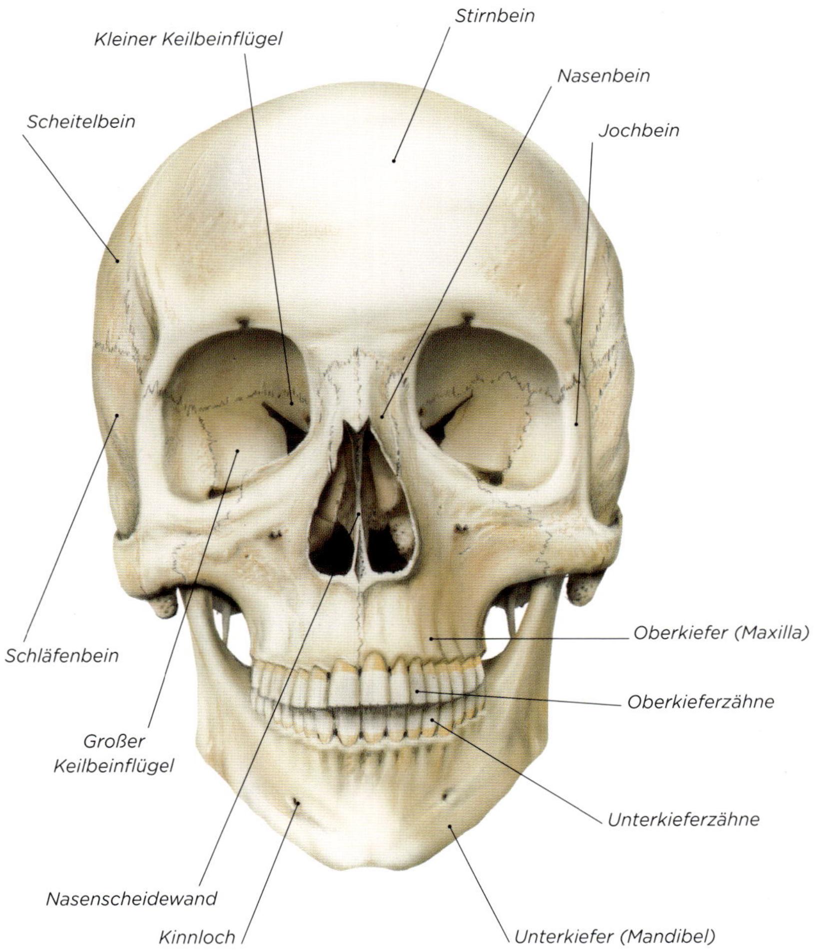

Vorderansicht

SCHÄDELRÜCKSEITE

Das Dach oder Gewölbe des Gehirnschädels (Neurocranium) wird von mehreren Hauptknochen gebildet: dem paarigen Scheitel- und Schläfenbein, dem Stirnbein und dem Hinterhauptbein. Letzteres dominiert die Rückansicht des Schädels in der Mittellinie unten, mit den Scheitelbeinen oben auf jeder Seite. Die Schädelknochen liegen über den vier entsprechend benannten Gehirnlappen.

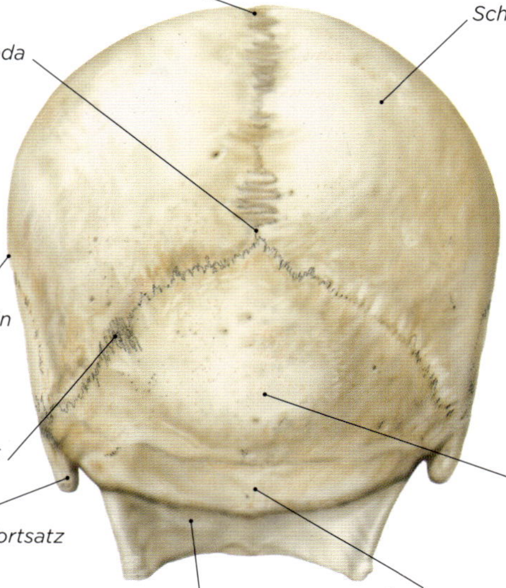

Rückansicht

SCHÄDELBASIS

Mehrere neurokraniale und faziale Schädelknochen bilden die Schädelbasis. Diese enthält eine Reihe von Zwischenwirbellöchern, durch die das Rückenmark, Hirnnerven und Blutgefäße ein- und austreten.

Die Schädelbasis ist gelenkig mit dem Atlas (C1), dem ersten Halswirbel der Wirbelsäule, verbunden.

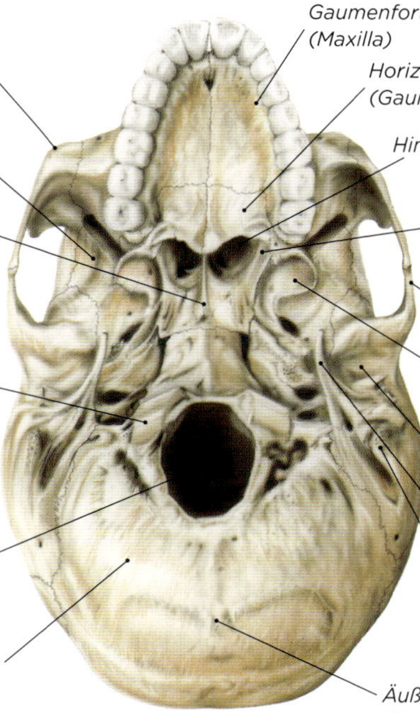

Ansicht von unten

KARTE 17

WIRBELSÄULE

Die Wirbel sind miteinander durch Bandscheiben verbunden. Jeder Wirbel kann sich nur um wenige Grad an seiner Bandscheibe bewegen, doch die Summe dieser Einzelbewegungen verleiht der Wirbelsäule eine große Beweglichkeit. Die Bewegungen der Wirbelsäule sind Flexion (nach vorne beugen), Lateralflexion (seitwärts beugen), Extension (nach hinten beugen), Rotation (um die eigene Achse drehen) und Zirkumduktion (eine Kombination dieser ganzen Bewegungen). Der Bewegungsumfang variiert in unterschiedlichen Regionen – der Hals- und Lendenbereich ist am beweglichsten; im Brustbereich ist aufgrund der Rippen weniger Bewegung möglich.

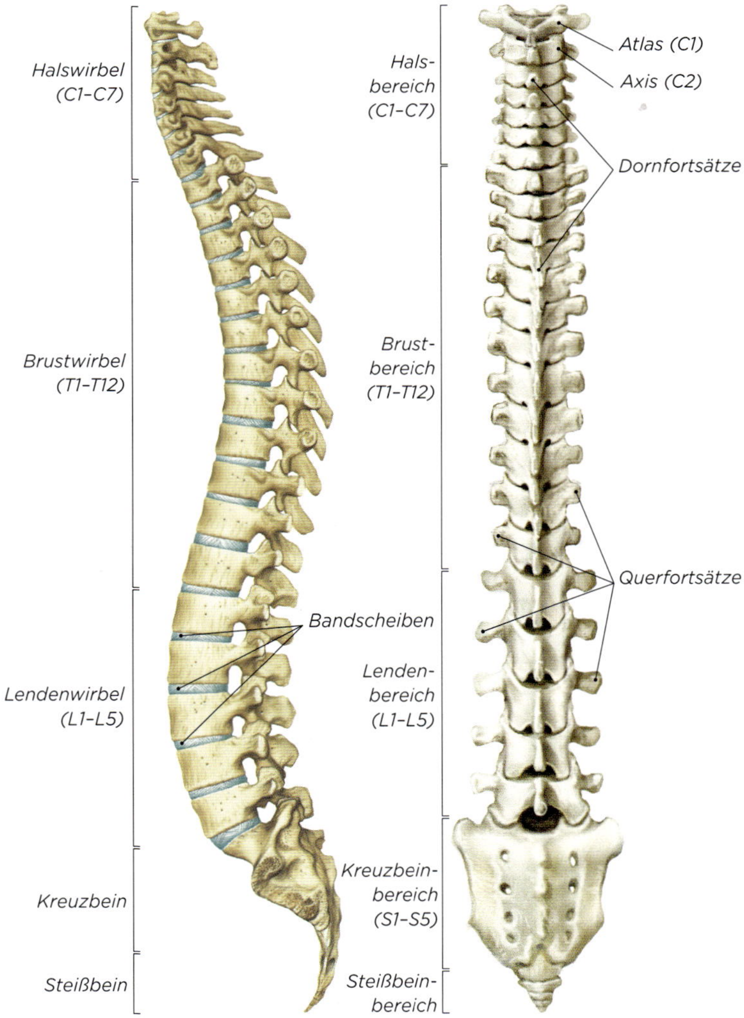

Seitenansicht Rückansicht

HALSWIRBEL

Die meisten Wirbel haben dieselben Grundelemente: einen Wirbelkörper, einen aus zwei Stielen und zwei Platten (Laminae) bestehenden Wirbelbogen und Wirbelfortsätze, die aus dem Wirbelbogen herausragen. Die Wirbelkörper liegen vorne, tragen die Last und werden zum unteren Ende der Wirbelsäule hin zunehmend größer. Die Stiele bilden die Seitenwände des Wirbellochs (Wirbelkanal); die beiden Laminae die Rückwände. Atlas und Axis sind spezielle Wirbel. Der erste Halswirbel, der Atlas (C1), ist ein Knochenring und hat im Gegensatz zu den anderen Wirbeln keinen Wirbelkörper und keinen Dornfortsatz.

Der Axis (C2) sitzt unterhalb des Atlas und bildet dort, wo die zwei Wirbel zusammentreffen, ein Drehgelenk (Atlantoaxialgelenk). Der Axis (C2) hat ein nach oben ragendes knöchernes Element, die Dens axis, die mittig mit dem Atlas ein Gelenk bildet. Dieses Gelenk hat Gelenke auf beiden Seiten und ermöglicht Drehbewegungen wie etwa ein Kopfschütteln beim Neinsagen.

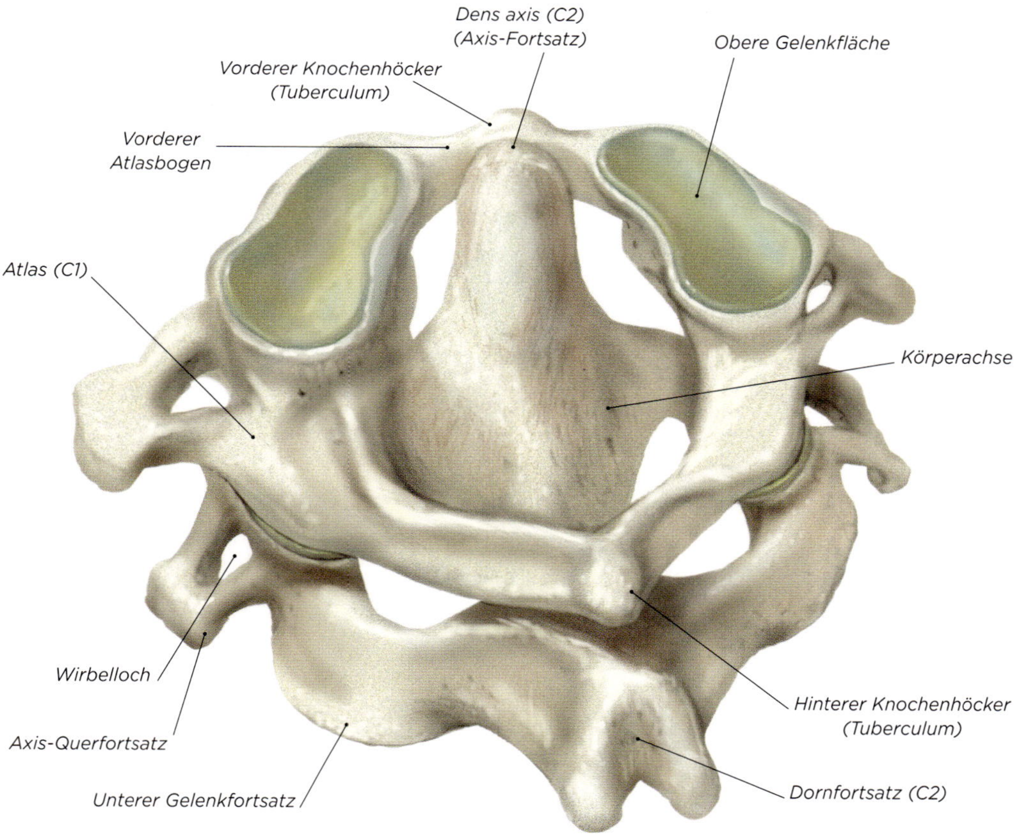

Halswirbel Atlas (C1) und Axis (C2)

KARTE 19

BRUSTKORB

Es gibt 12 Rippenpaare. Paar 1–7 bezeichnet man als „echte Rippen“, da sie direkt mit dem Brustbein verbunden sind. Von den Brustwirbeln hinten verlaufen diese Rippen nach vorne, wo sie durch Rippenknorpel mit dem Brustbein verknüpft sind. Paar 8–10 sind „falsche Rippen“, die zwar von den Wirbeln hinten nach vorne verlaufen, aber nicht direkt an das Brustbein angrenzen. Stattdessen verbinden sie sich mit dem Rippenknorpel der 7. Rippe. Paar 11 und 12 sind als „freie Rippen“ bekannt, da sie sich nicht an Rippenknorpel anschließen; sie verlaufen auch nicht ganz um den Brustkorb, sondern enden frei in der Bauchwand.

Das zentral im Brustkorb gelegene Brustbein (Sternum) hat drei Teile: das Manubrium oben, den Brustbeinkörper in der Mitte und den Schwertfortsatz (Xiphoid) an der Basis. Die „echten Rippen“ sind direkt mit dem Manubrium und dem Brustbeinkörper verbunden.

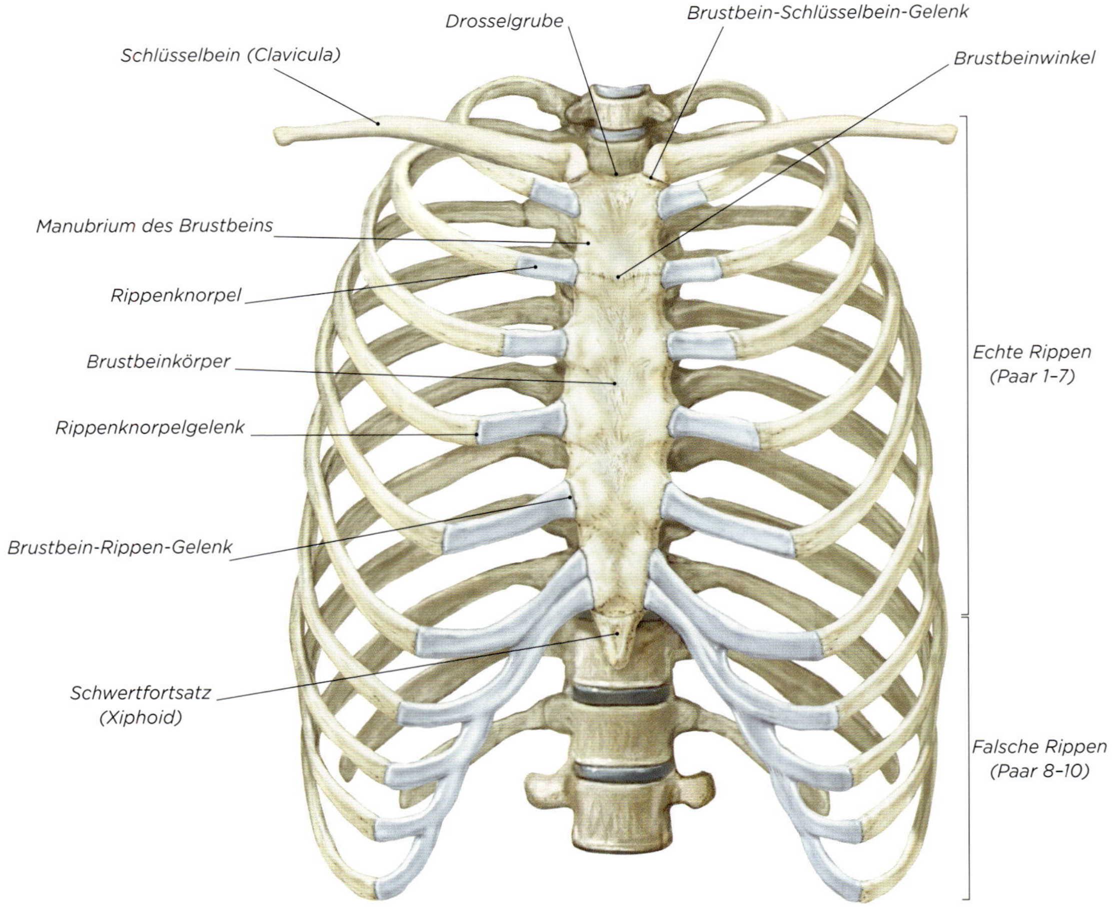

Vorderansicht

BECKENKNOCHEN: FRAU

Das knöcherne Becken umfasst die Hüftknochen, das Kreuzbein und das Steißbein. Die beiden Hüftknochen bestehen ihrerseits aus drei verschmolzenen Knochen (Darmbein, Sitzbein und Schambein). Jeder Hüftknochen vereint sich vorne an der Schambeinfuge und verbindet sich mit dem Kreuzbein dahinter am Iliosakralgelenk.

Im Allgemeinen hat das weibliche Becken einen größeren Beckeneingang und -ausgang als das männliche Becken. Die Länge des Beckenkanals im Becken der Frau ist außerdem kürzer, und seine Wände sind paralleler als beim Becken des Mannes. Der typische „gynoide" Beckeneingang ist eher breiter als tief; der Beckenausgang dagegen tiefer als breit.

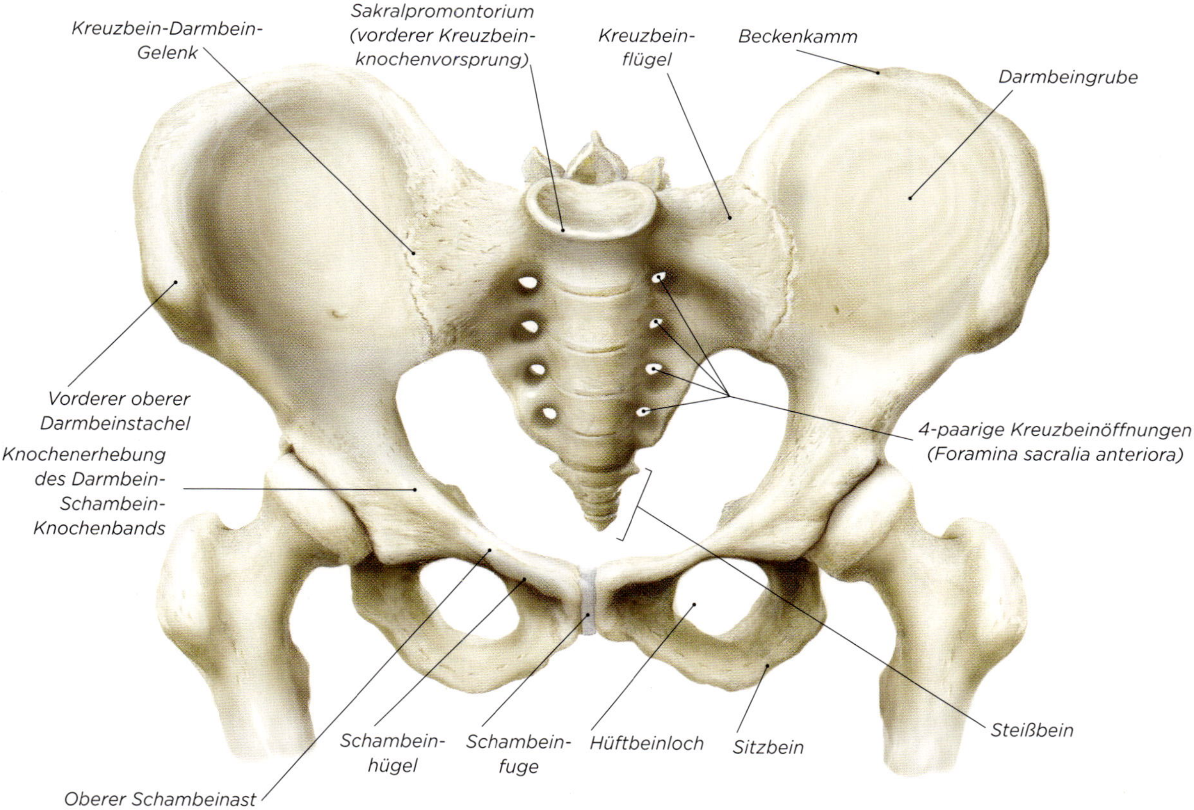

Vorderansicht

KARTE 21

KNOCHEN DER OBEREN EXTREMITÄT

Der Oberarmknochen (Humerus) ist am Schultergelenk am Schulterblatt (Scapula) befestigt. Beim Schultergelenk handelt es sich um ein Kugelgelenk, bei dem der Oberarmkopf in eine flache Gelenkpfanne am Schulterblatt einrastet. Die Form des Gelenks verleiht der oberen Extremität Beweglichkeit. Der Oberarmknochen artikuliert am Ellenbogen mit den zwei Unterarmknochen – der Elle (Ulna) und der Speiche (Radius). Das Gelenk zwischen Oberarmknochen und Elle ist ein Synovialscharniergelenk, das die Beugung (Flexion) und Streckung des Arms erlaubt. Elle und Speiche sind am Handgelenk mit den Handwurzelknochen verbunden, was eine Reihe von Bewegungen möglich macht.

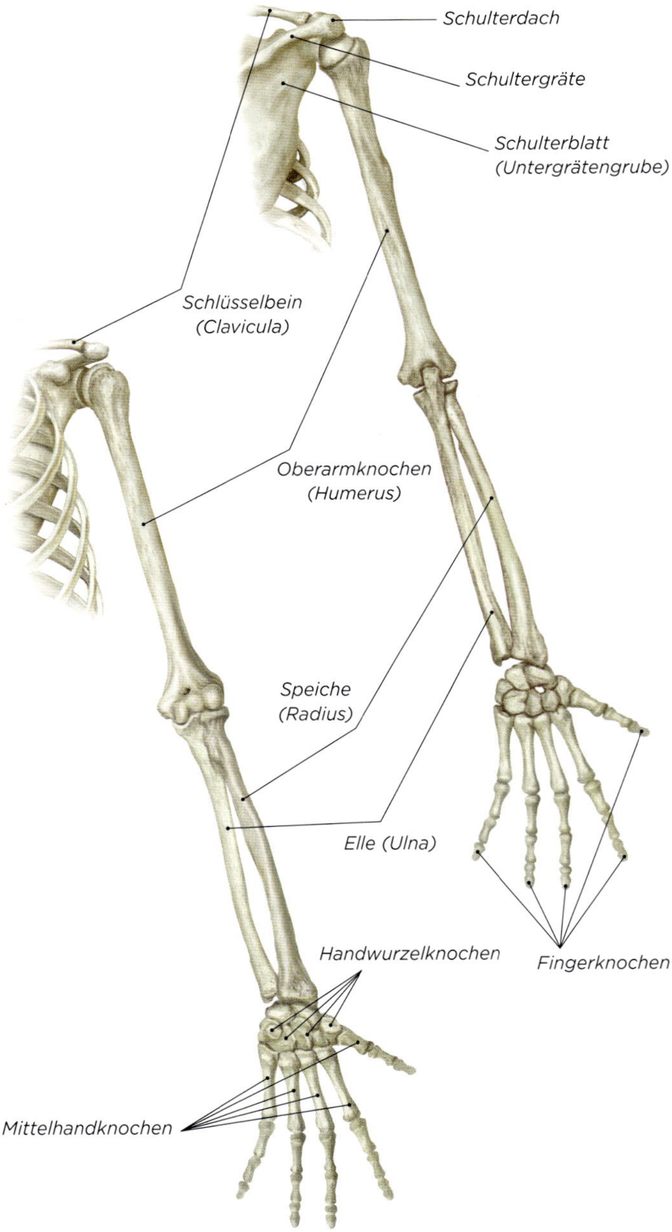

Vorder- und Rückansicht

KARTE 22

OBERARMKNOCHEN (HUMERUS)

Der Oberarmknochen (Humerus) besteht aus einem zylindrischen Schaft mit abgerundetem Kopf am proximalen Ende und gepaarten Kondylen am distalen Ende. Zu seinen anderen Orientierungspunkten gehören die Tuberositas deltoidea mit dem Deltamuskel; das mit der proximalen Speiche (Radius) vereinte Capitulum; und die Trochlea, die für Ellenbogenbewegung mit der Ulna (Elle) interagiert.

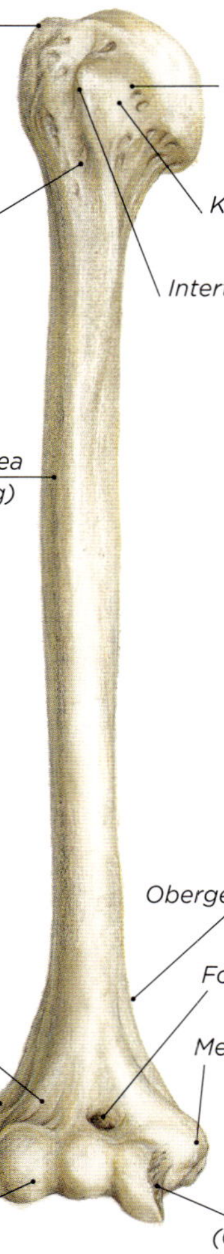

Vorderansicht

KARTE 23

SPEICHE UND ELLE (RADIUS UND ULNA)

Die Speiche (Radius) ist einer der beiden Knochen des Unterarms. Sie befindet sich auf der Daumenseite parallel zur Elle (Ulna) und rotiert um diese. Dicht am obersten Ende ist eine erhabene raue Fläche, die Speichenrauigkeit (Tuberositas radialis), an der der Bizeps ansetzt. Am größeren distalen Ende bildet die Speiche einen Teil des Handgelenks.

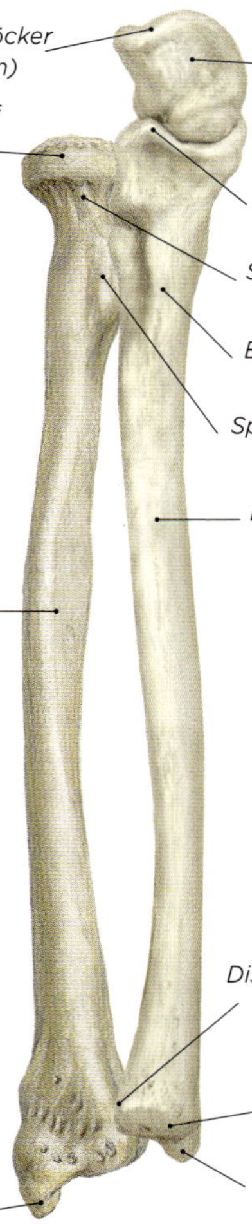

Vorderansicht

KARTE 24

KNOCHEN DER UNTEREN EXTREMITÄT

Der Oberschenkelknochen (Femur) artikuliert oben mit dem Hüftknochen und an der Basis mit der Kniescheibe (Patella) und dem Schienbein (Tibia). Schienbein und Wadenbein (Fibula) verbinden sich am Sprunggelenk mit dem Sprungbein (Talus), einem der Hinterfußknochen. Das Körpergewicht wird von der Wirbelsäule auf die Hüftknochen übertragen und dann auf die beiden Oberschenkelknochen.

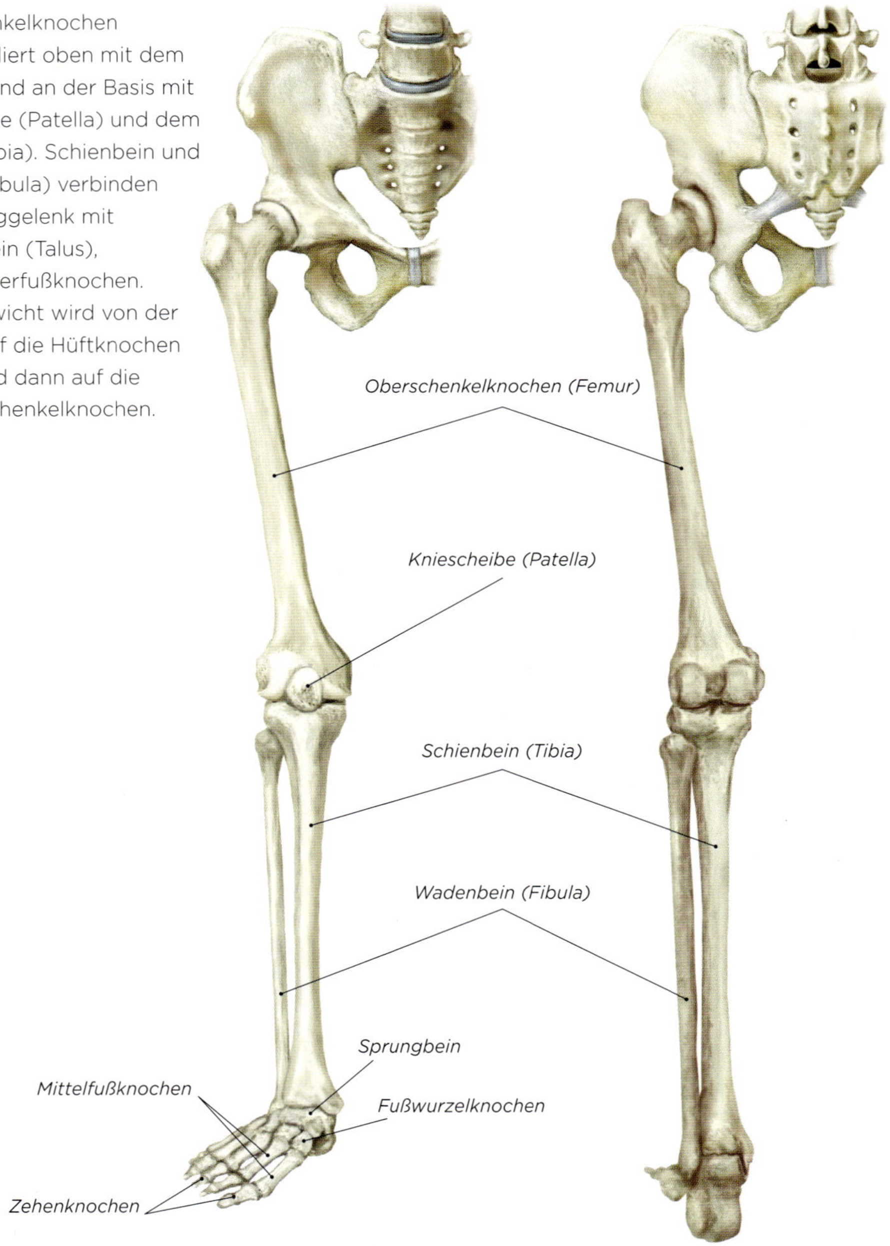

Vorder- und Rückansicht

KARTE 25

OBERSCHENKELKNOCHEN (FEMUR)

Der Oberschenkelknochen (Femur) erstreckt sich von der Hüfte bis zum Knie und ist der längste und stärkste Körperknochen. Zu seinen Merkmalen gehören ein abgerundeter Kopf und ein langer Hals mit zwei Erweiterungen - dem großen Rollhügel und dem kleinen Rollhügel. Diese bieten einen Ansatzpunkt für die Muskeln des Oberschenkels. Am distalen Ende des Oberschenkelknochen befinden sich lateral und medial zwei Knochenvorwölbungen (Kondylen).

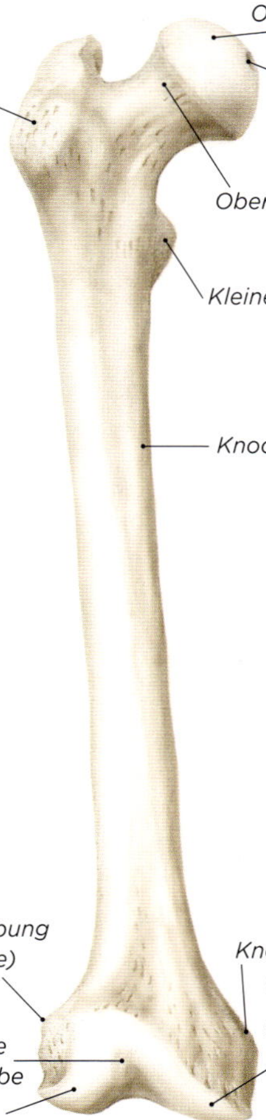

Vorderansicht

KARTE 26

SCHIENBEIN UND WADENBEIN (TIBIA UND FIBULA)

Das Schienbein (Tibia) ist der innerste Knochen des Unterschenkels und der dickere der beiden Knochen. Als zweitlängster Körperknochen hat es einen breiten Kopf und einen zylindrischen Schaft, der sich am unteren Ende erweitert und den Schienbein- oder Innenknöchel umfasst. Der Innenknöchel ist der kleine hervorstehende Höcker auf der Innenseite des Knöchels.

Das Wadenbein (Fibula) befindet sich auf der Außenseite des Beins und erstreckt sich von knapp unterhalb des Knies bis zum Knöchel, wo sein unteres Ende die Außenseite des Sprunggelenks bildet. Das Sprunggelenk trägt kein Gewicht, sondern dient als Befestigung für einige Beinmuskeln.

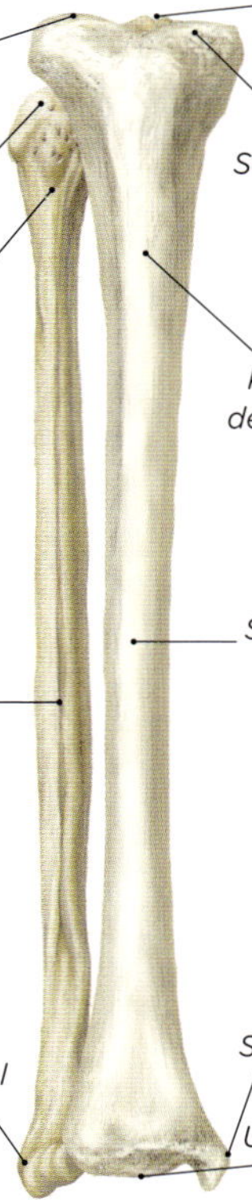

Vorderansicht

GELENKE

Die beweglichsten Gelenke sind die Synovialgelenke, die sich im Extremitätenskelett befinden. Glatter Knorpel bedeckt die Gelenkflächen, die von einer mit Membran ausgekleideten Kapsel umschlossen sind. Die Synovialmembran gibt Synovialflüssigkeit ab, die das Gelenk gleitfähig macht und die Reibung verringert. Das Gelenk wird durch Bänder verstärkt, die aus Bindegewebsfasern bestehen. Es gibt sechs Arten von Synovialgelenken im Extremitätenskelett: Kugelgelenk, Ellipsoidgelenk (Eigelenk), Arthrodialgelenk (ebenes oder planes Gelenk), Scharnier-, Dreh- und Sattelgelenk. Diese Gelenke ermöglichen jeweils eine unterschiedliche Reihe von Bewegungen, wobei das Kugelgelenk das beweglichste Gelenk ist.

Arthrodial- oder Gleitgelenk (ebenes oder planes Gelenk)

Ein Gleitgelenk erlaubt nur geringe Gleitbewegungen. Mithilfe der Synovialflüssigkeit gleiten die Knochen im Gelenk in begrenzter Bewegung übereinander. Zu den Gleitgelenken gehören u. a. die Gelenke zwischen den Handwurzelknochen des Handgelenks und zwischen den Fußwurzelknochen des Knöchels.

Kugelgelenk

Der beweglichste Gelenktyp im Körper, der die größte Bewegungsfreiheit liefert. Der abgerundete Kopf eines Knochens verbindet sich mit der Gelenkpfanne eines anderen Knochens. Beispiele für Kugelgelenke: Schulter- und Hüftgelenk.

Ellipsoidgelenk (Eigelenk)

Ein Gelenk, das Bewegungen in zwei Richtungen erlaubt, z. B. zwischen den distalen Oberflächen der Unterarmknochen (Speiche und Elle) und den angrenzenden Handwurzelknochen.

Sattelgelenk

Das hochbewegliche Gelenk, das Gleitbewegungen in zwei Richtungen zulässt, findet sich dort, wo der Mittelhandknochen des Daumens auf das Vieleckbein des Handgelenks trifft.

Scharniergelenk

Dieser Gelenktyp, der sich nur auf einer Ebene bewegen kann, ermöglicht Beugung und Streckung. Ein typisches Beispiel: das Humeroulnargelenk des Ellenbogens.

Drehgelenk

Ein Drehgelenk erlaubt eine Rotationsbewegung um eine einzelne Achse, wie man sie etwa zwischen Atlas (C1) und Axis (C2) der Wirbelsäule findet.

KARTE 27

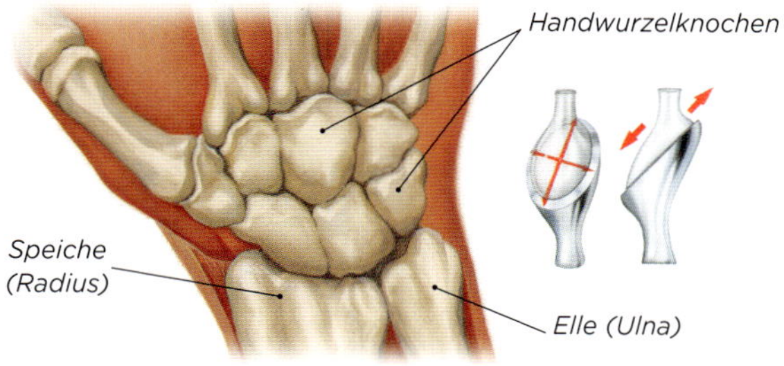

Arthrodialgelenk (Ebenes Gelenk)

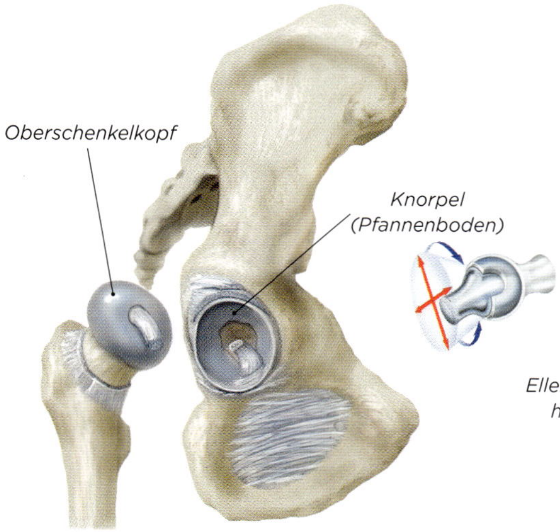

Kugelgelenk

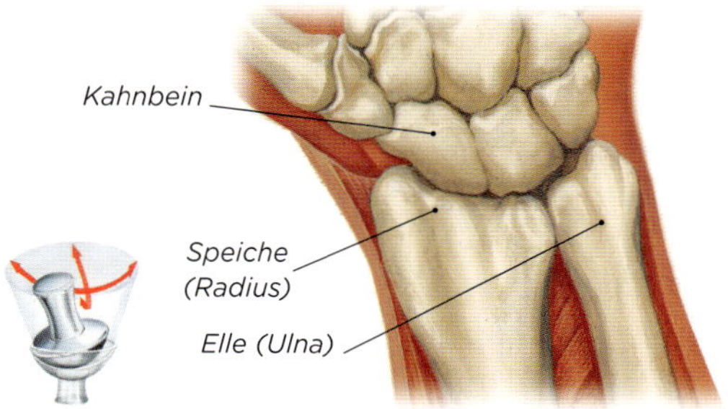

Ellipsoidgelenk (Eigelenk)

KARTE 28

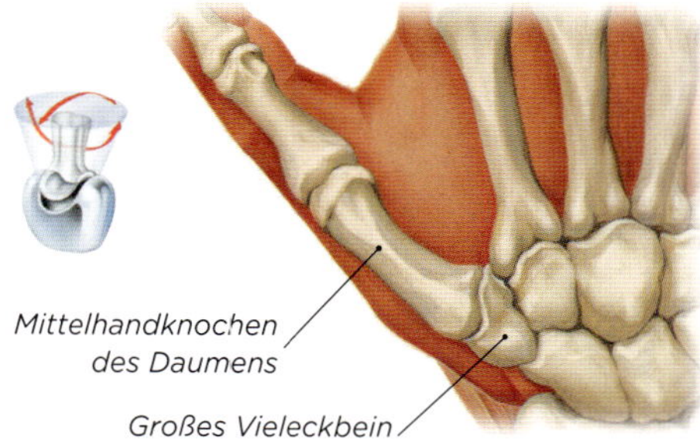

Sattelgelenk

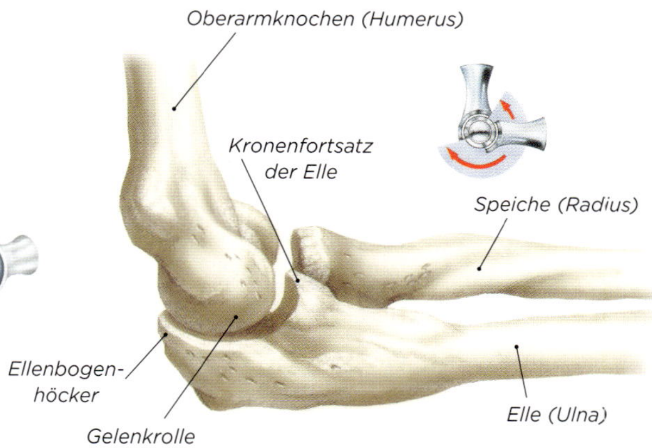

Scharniergelenk

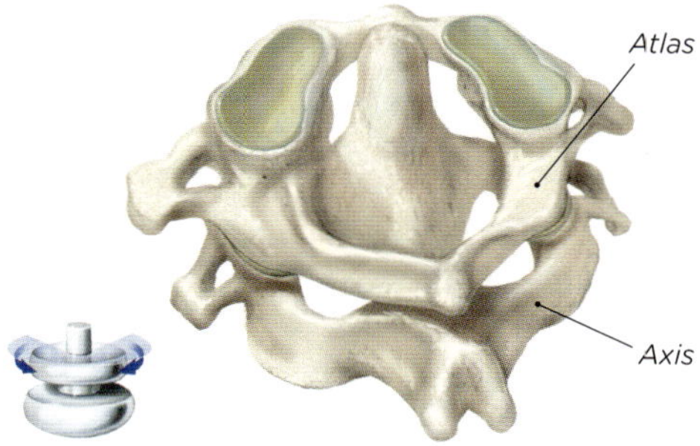

Drehgelenk

KARTE 29

GELENKBÄNDER DER SCHULTER

Mehrere starke Bänder stabilisieren das Schultergelenk, darunter die Glenohumeralbänder, die den Oberarmknochen (Humerus) und das Schulterblatt (Scapula) verbinden, und das Coracohumeralband, das den Oberarmknochen und das Coracoid verbindet. Das Schulterdachband schließt sich an das Coracoid und das Acromion (Schulterdach) an; das Acromioclavicularband verbindet das Acromion mit dem Schlüsselbein (Clavicula); und das Coracoclavicularband schließt sich an das Acromion und das Schlüsselbein an. Das Querband des Oberarmknochens überspannt die zwei Tuberkel am Kopf des Oberarmknochens.

KARTE 30

KNOCHEN UND GELENKBÄNDER DES KNIES

Bänder stärken das Kniegelenk und begrenzen übermäßige Bewegungen. Die mediale Seite wird durch das mediale Kollateralband verstärkt; die laterale Seite durch das laterale Kollateralband. In der Gelenkkapsel befinden sich die zwei Kreuzbänder, die das Schienbein (Tibia) durch das Ende des Oberschenkelknochens (Femur) führen und ein übermäßiges Vor- und Zurückgleiten beim Beugen und Strecken des Knies verhindern. An der Oberseite jedes Schienbeinknorrens sind zwei faserknorpelige Menisken befestigt.

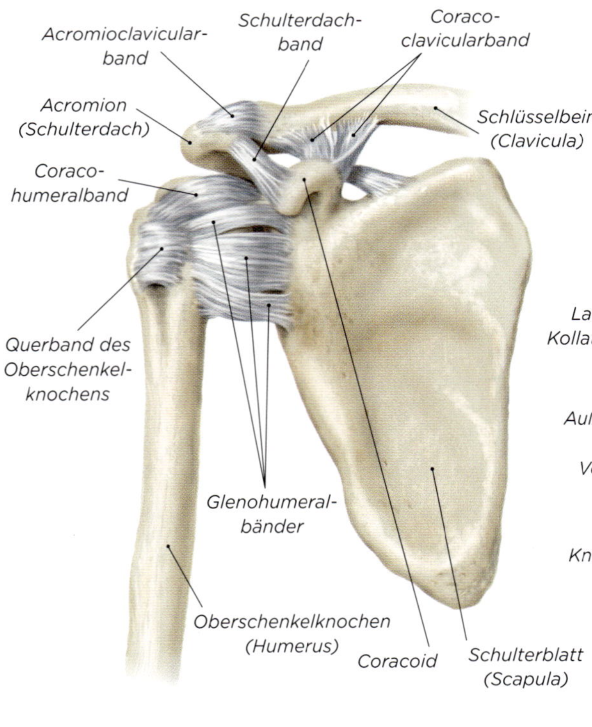

Vorderansicht

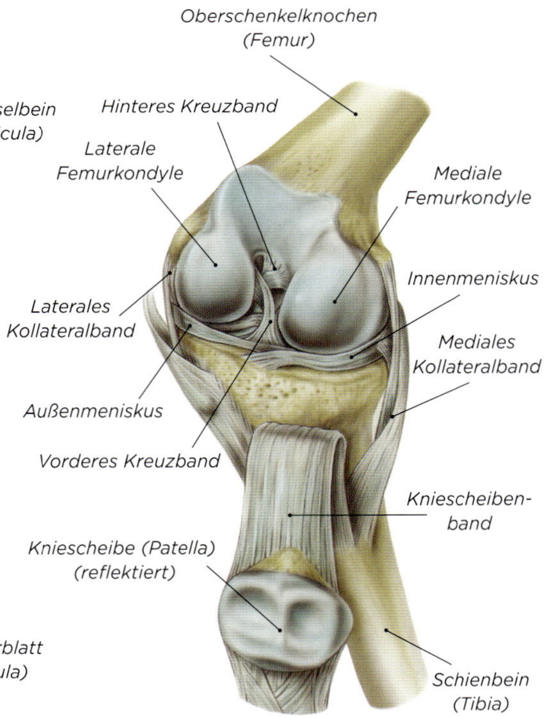

Vorderansicht

KNOCHEN UND GELENKBÄNDER DES KNÖCHELS

Der Knöchel verbindet das Schienbein (Tibia) und Wadenbein (Fibula) des Beins mit dem Sprungbein (Talus), einem der Knöchelknochen. Zu den herausragenden Merkmalen des Sprunggelenks gehören der Innenknöchel des Schienbeins und der Außenknöchel am Ende des Wadenbeins. Mehrere Bänder sorgen dafür, dass das Sprunggelenk stark und stabil ist. Auf der medialen Seite des Gelenks verbindet das breite starke, dreieckige mediale Deltaband den Schienbeinknöchel mit drei der Fußwurzelknochen (Sprungbein, Kahnbein und Fersenbein). Auf der lateralen Seite des Gelenks befestigen drei schnurartige Bänder (vorderes Sprungbein-Wadenbein-Band, hinteres Schienbein-Wadenbein-Band und Fersenbein-Wadenbein-Band) den Außenknöchel des Wadenbeins am Sprung- und am Wadenbein.

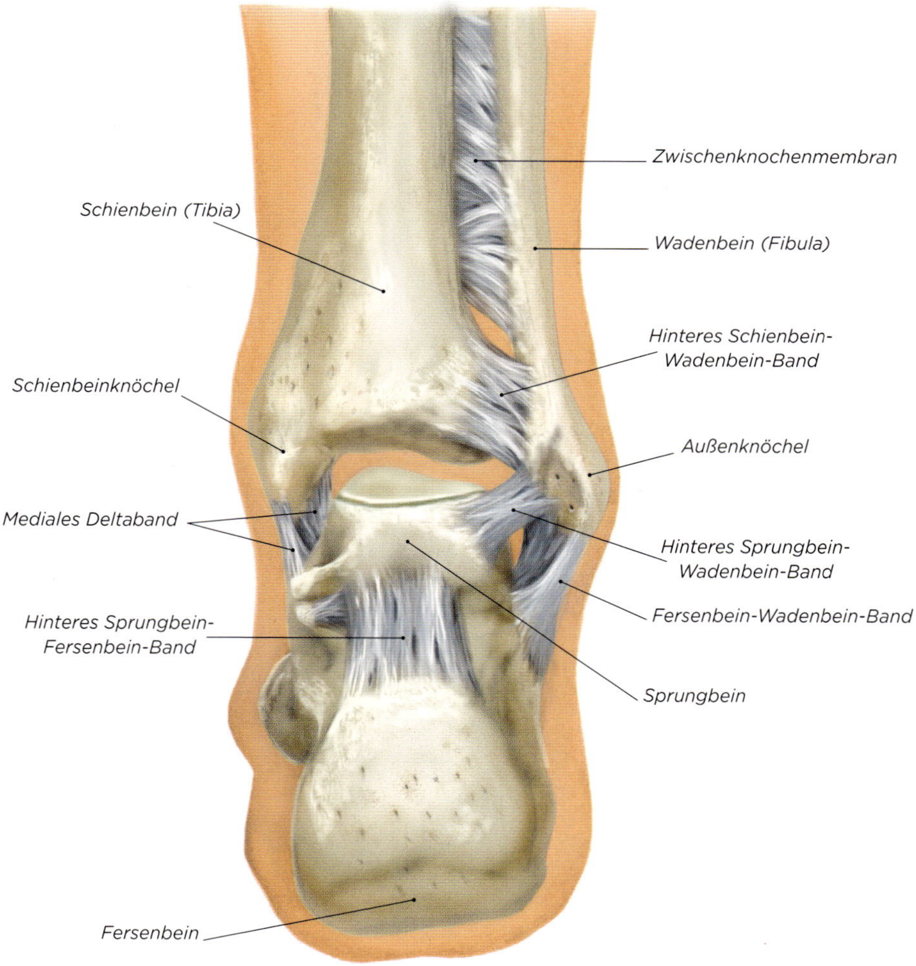

Rückansicht

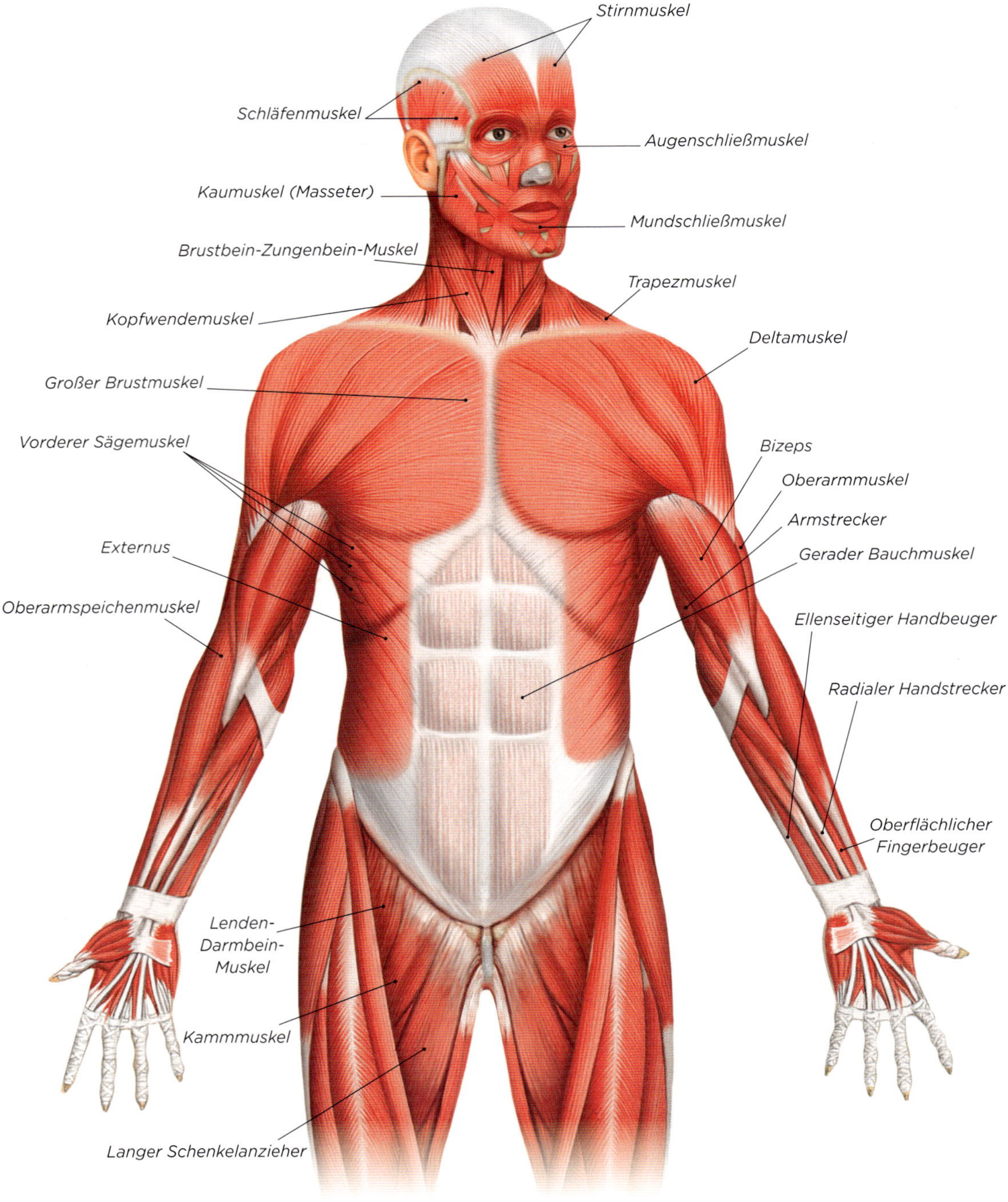

Vorderansicht

MUSKULATUR

Zur Muskulatur, die die Bewegung des Körpers auslöst, gehören die willkürlichen Körpermuskeln. Der menschliche Körper hat ungefähr 700 Muskeln in den unterschiedlichsten Größen – von den winzigen Muskeln, die das Stirnrunzeln verursachen, bis zu den großen Muskeln des Oberschenkels.

Muskelfasern heften sich entweder direkt an einen Knochen an oder an eine Sehne, die an einem Knochen befestigt ist. Die durch die Kontraktion der Muskelfasern erzeugte Kraft wird von der Sehne auf den Knochen übertragen.

Jede Bewegung eines Glieds, wie einfach sie auch sein mag, ist das Ergebnis der Zusammenarbeit verschiedener Muskeln. Gewöhnlich zieht sich ein Muskel zusammen, wenn er aktiviert wird; ist die Kraft einer Muskelkontraktion größer als die Kraft, die dem Zusammenziehen Widerstand leistet, so ist die Kontraktion isotonisch. Wenn der Kontraktionswiderstand gleich der im Muskelgewebe erzeugten Kraft ist, zieht sich der Muskel nicht zusammen – dies bezeichnet man als isometrische Kontraktion.

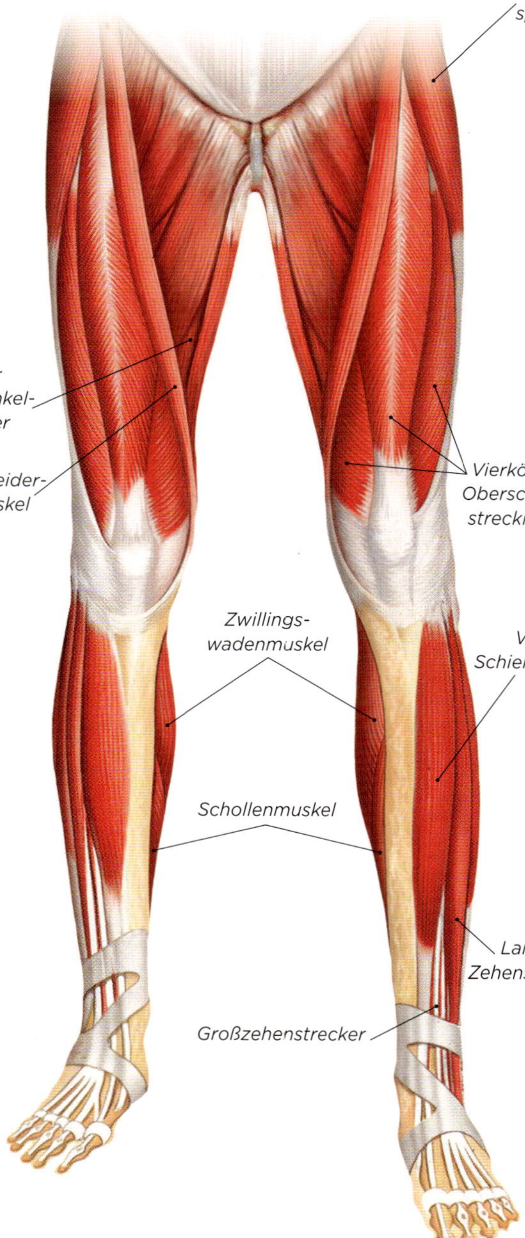

Vorderansicht

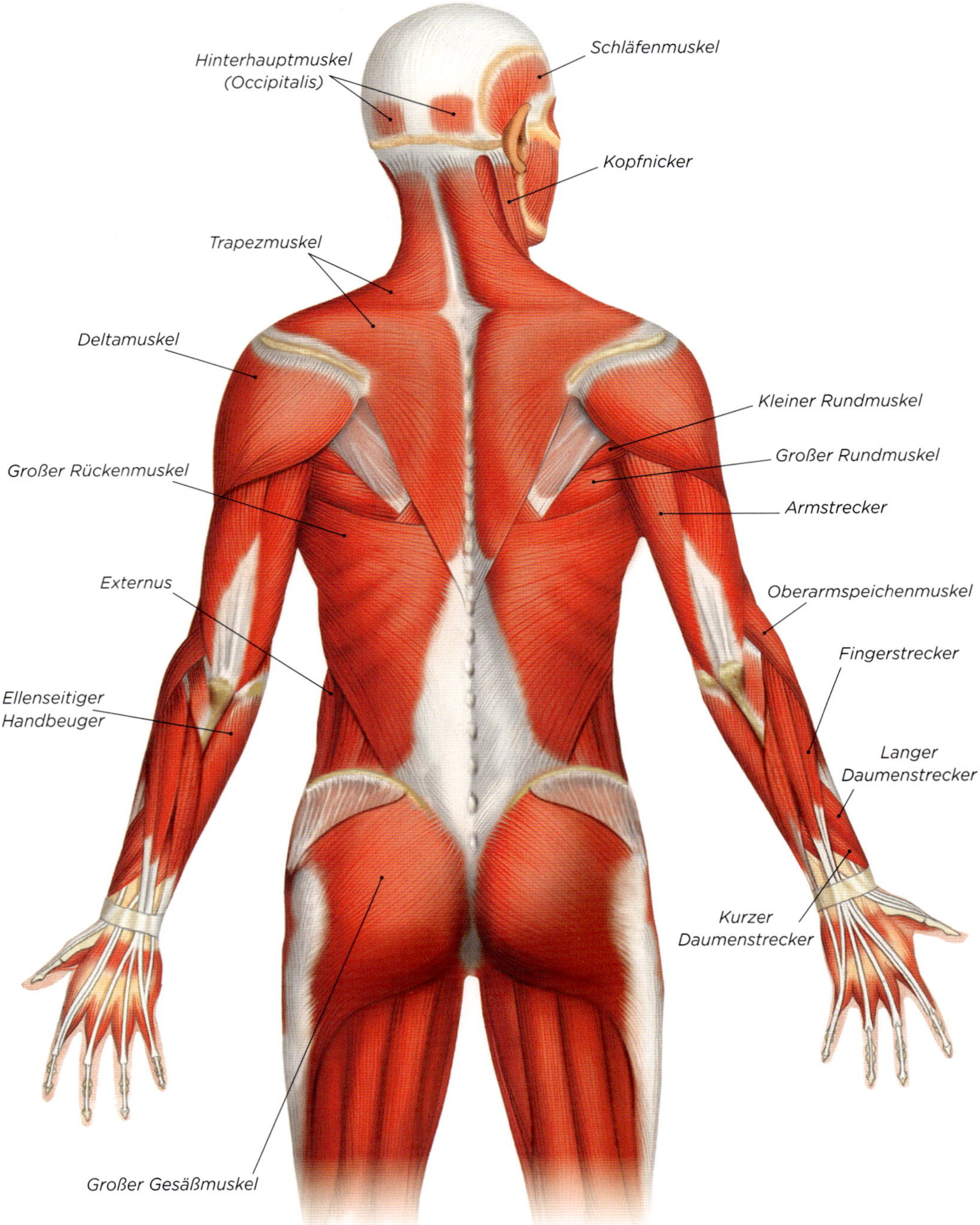

Rückansicht

SKELETTMUSKELN

Der wichtigste Teil im Körper sind die Skelettmuskeln, die bis zu 60 Prozent der Körpermasse ausmachen können. Sie sind an beiden Enden mit Sehnen an den Skelettknochen befestigt. Die Skelettmuskeln stehen unter bewusster Kontrolle und werden daher als willkürliche Muskeln bezeichnet.

Einige Skelettmuskeln sind unter der Hautoberfläche sichtbar und zusammen mit dem Skelettsystem für den Körperbau einer Person verantwortlich.

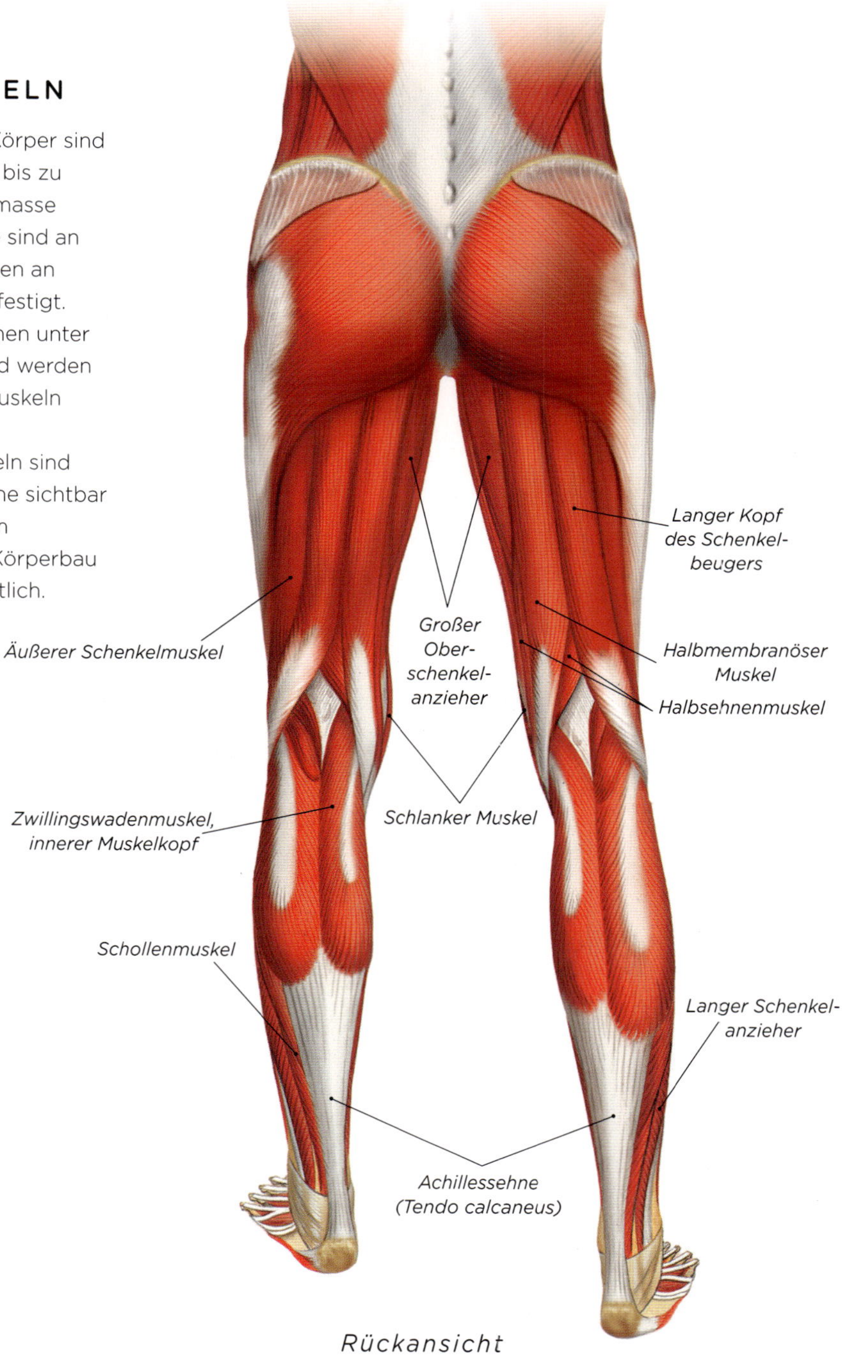

Rückansicht

OBERFLÄCHLICHE KOPF- UND HALSMUSKELN

Die Hinterhaupt- und Stirnmuskeln führen mehrere Handlungen aus. Der Hinterhauptmuskel (Occipitalis), der am Hinterkopf gelegene Teil des Epicranius (Kopfhaubenmuskel), zieht die Kopfhaut nach hinten; der Stirnmuskel (Frontalis), der vordere Teil, hebt die Augenbrauen an. Der Riemenmuskel des Kopfes bewegt den Kopf nach hinten. Der Schulterblattheber und der Trapezmuskel heben und drehen das Schulterblatt (Scapula). Die drei Treppenmuskeln heben die Rippen und beugen den Hals. Der Kopfnicker oder Kopfwendemuskel ermöglicht das Drehen des Kopfes.

Die Mimikmuskeln arbeiten gemeinsam zum Erzeugen unterschiedlicher Gesichtsbewegungen. Einige Muskeln der Augenregion werden durch das autonome Nervensystem reguliert. Die Mundmuskulatur wird beim Sprechen und bei Verdauungsprozessen sowie beim Ausdruck eingesetzt. Der kleine und der große Jochbeinmuskel ziehen die Mundwinkel nach oben und außen; der Mundwinkelsenker zieht sie nach unten. Der Backenmuskel drückt die Backen zusammen. Der Oberlippenheber hebt die Oberlippe an; der Oberlippen- und Nasenflügelheber hebt die Oberlippe an und weitet die Nasenlöcher. Der Augenringmuskel erlaubt das Schließen der Augenlider.

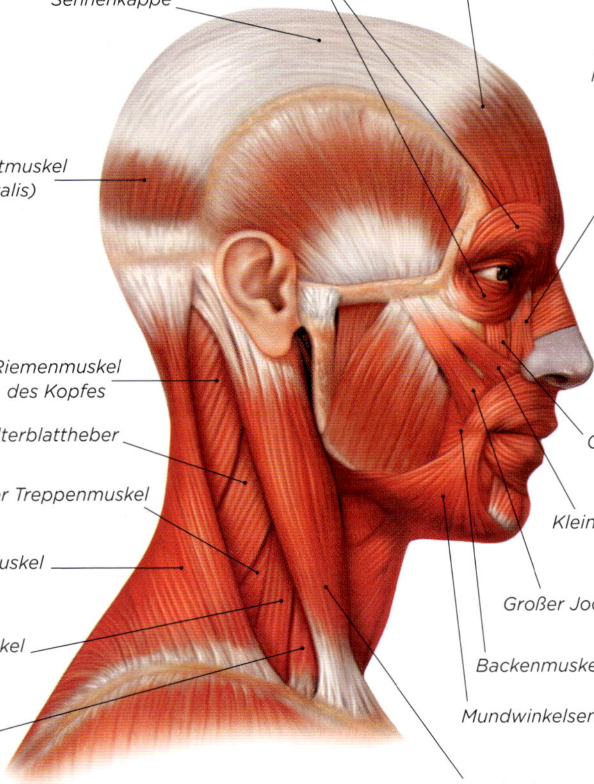

Seitenansicht

TIEFE KOPF- UND HALSMUSKELN

Zu den Kaumuskeln gehören der Schläfenmuskel, der von der Schläfengrube hinter dem Auge ausgeht, der Kaumuskel (Masseter) an der Seite des Kiefers und die tieferen Kaumuskeln (siehe unten). Die meiste Kaukraft liegt im Masseter - aufgrund seiner Größe ist er der stärkste Körpermuskel - und im Schläfenmuskel.

Die tiefen Kiefermuskeln (der innere Flügelmuskel und der seitliche Flügelmuskel) ermöglichen zahlreiche Bewegungen des Unterkiefers (Mandibula). Die inneren Flügelmuskeln heben den Kiefer und schließen ihn. Abwechselnde Bewegungen der zwei inneren Flügelmuskeln führen zum Kieferknirschen. Die seitlichen Flügelmuskeln wirken zusammen, um den Unterkiefer nach vorn zu schieben. Abwechselnde Bewegungen der beiden seitlichen Flügelmuskeln führen zur Seitwärtsbewegung des Unterkiefers.

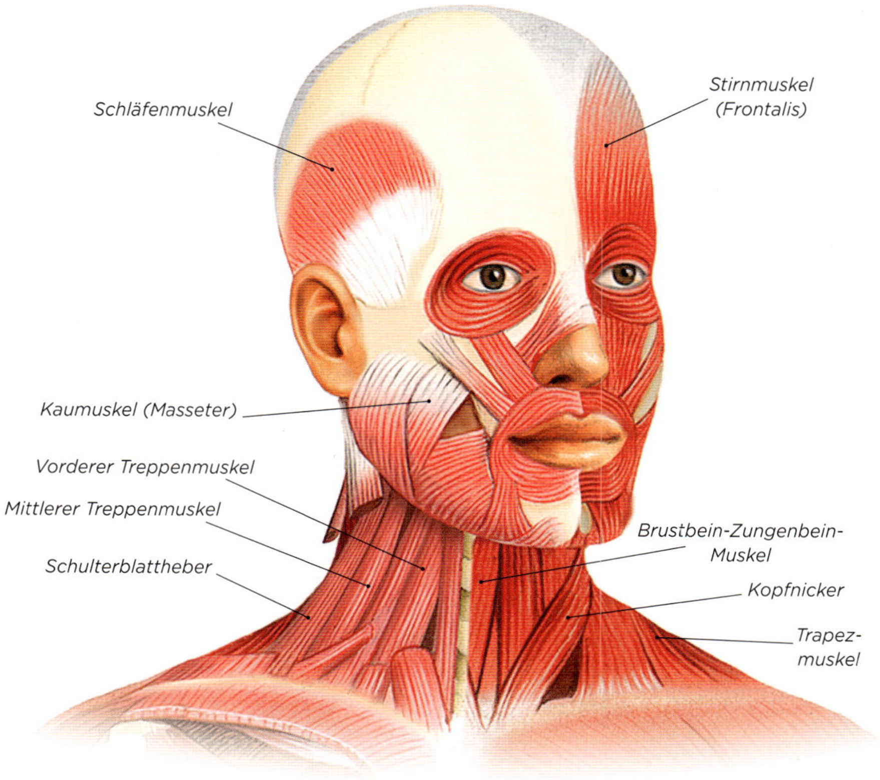

Vorderansicht

KARTE 38

OBERFLÄCHLICHE RÜCKENMUSKELN

Zu den äußeren Muskeln der Rückenregion gehören der Trapezmuskel, der vom Nacken ausgeht und den oberen Rücken in einer in der Mittellinie spitz zulaufenden Dreiecksform bedeckt, und der große Rückenmuskel, eine fächerförmige Muskelschicht, die sich von der Wirbelsäule erstreckt und sich über den Rücken zum Oberarmknochen (Humerus) hin verjüngt. Der äußere schräge Bauchmuskel verläuft von den unteren acht Rippen zum Beckenkamm.

Der Trapezmuskel und der große Rückenmuskel bedecken zwar einen Großteil des Rückens, doch sie sind in erster Linie für die Bewegungen von Schulterregion und Oberarmknochen zuständig. Der äußere schräge Bauchmuskel trägt zur Bewegung der Wirbelsäule bei und ist am Beugen und Biegen beteiligt.

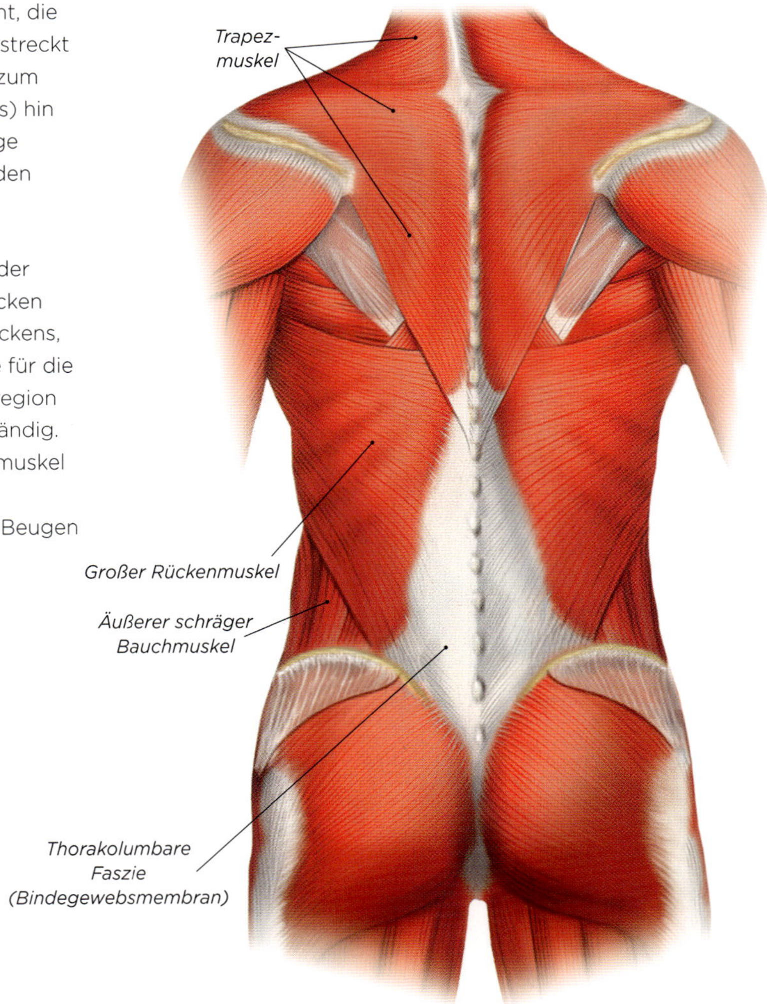

Rückansicht

ZWISCHENMUSKELN UND TIEFE MUSKELN DES RÜCKENS

Der Rückenstrecker ist eine große Gruppe von Wirbelsäulenstreckmuskeln, die in den oberflächlichen bis tiefen Schichten des Rückens liegen. Der Riemenmuskel im oberen Rückenbereich trägt zur Kopfbewegung bei. Der hintere obere Sägemuskel hebt die Rippen an; der hintere untere Sägemuskel zieht sie nach unten. Die äußeren Zwischenrippenmuskeln heben den Brustkorb. Der innere schräge Bauchmuskel ist bei der Bewegung der Wirbelsäule beteiligt. Der kleine hintere gerade Kopfmuskel und der obere schräge Kopfmuskel dehnen den Kopf. Der untere schräge Kopfmuskel hilft beim Drehen des Kopfes.

Der große hintere gerade Kopfmuskel dehnt und dreht den Kopf. Der hintere Treppenmuskel stabilisiert den Hals und beugt ihn seitwärts. Der Halbdornmuskel der Brust und der Riemenmuskel des Halses dehnen den Brust- und Halsbereich der Wirbelsäule. Die Rotatormuskeln und die vielgefiederten Muskeln dehnen und drehen die Wirbelsäule. Der quadratische Lendenmuskel zieht die zwölfte Rippe nach unten und stabilisiert sie.

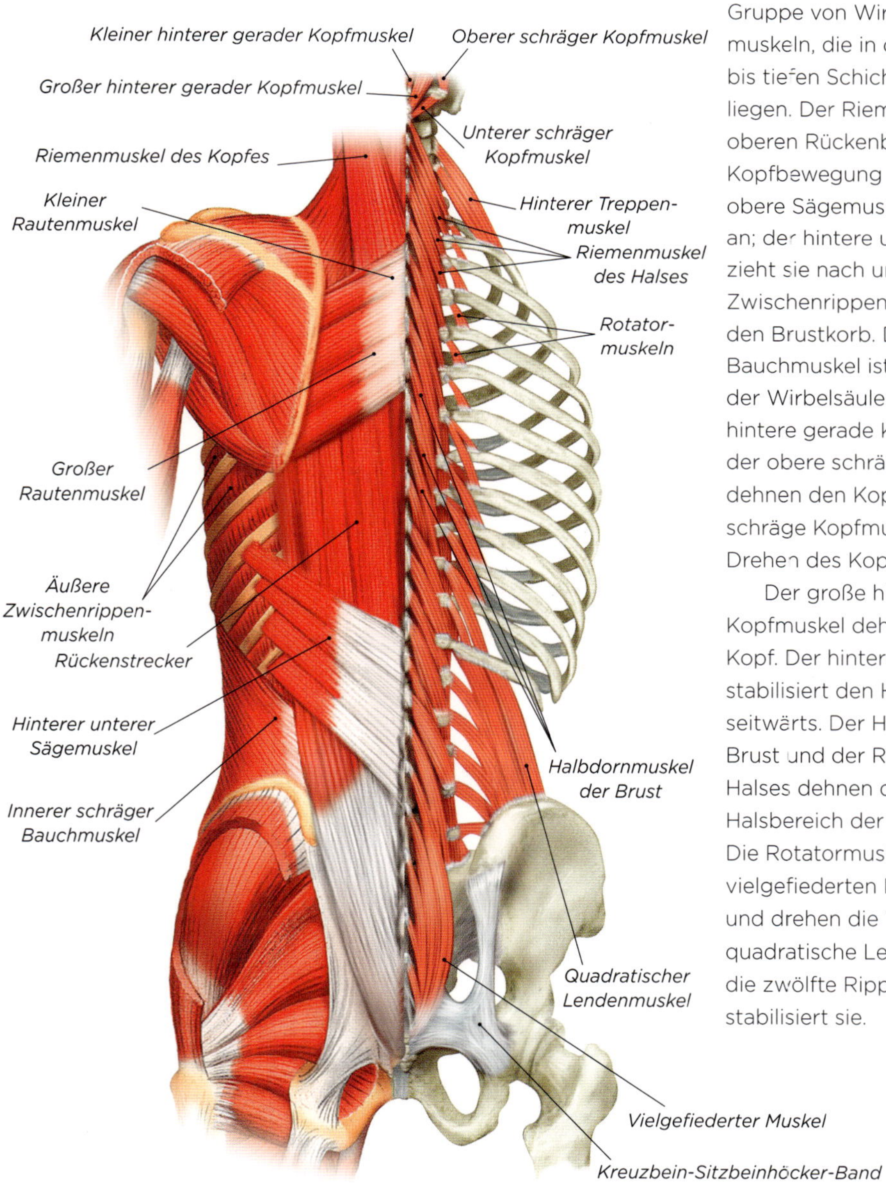

Rückansicht

KARTE 40

OBERFLÄCHLICHE UND TIEFE MUSKELN DES BRUSTKORBS UND BAUCHS

Die oberflächlichen Muskeln des Brustkorbs sind der große Brustmuskel und der vordere Sägemuskel. Die aus blattförmigen Muskelschichten bestehende Bauchdecke stützt die Bauchorgane. Der erste oberflächliche Bauchmuskel ist der äußere schräge Bauchmuskel.

Der große Brustmuskel ist an verschiedenen Bewegungen des Oberarmknochens (Humerus) beteiligt. Der vordere Sägemuskel hilft bei der Schulterbewegung und bei der Bewegung der Rippen beim Einatmnen. Der äußere schräge Bauchmuskel unterstützt die Bauchpresse.

Die tiefen Muskeln des Brustkorbs und des Bauches helfen beim Atmen und unterstützen außerdem die inneren Organe.

Der kleine Brustmuskel bewegt die Schulter und den Oberarmknochen. Die inneren Zwischenrippenmuskeln senken die Rippen. Der große Rückenmuskel adduziert, dehnt und dreht den Oberarmknochen. Der innere schräge Bauchmuskel, der quere Bauchmuskel und der gerade Bauchmuskel sind bei der Bauchpresse beteiligt und helfen beim Bewegen der Wirbelsäule.

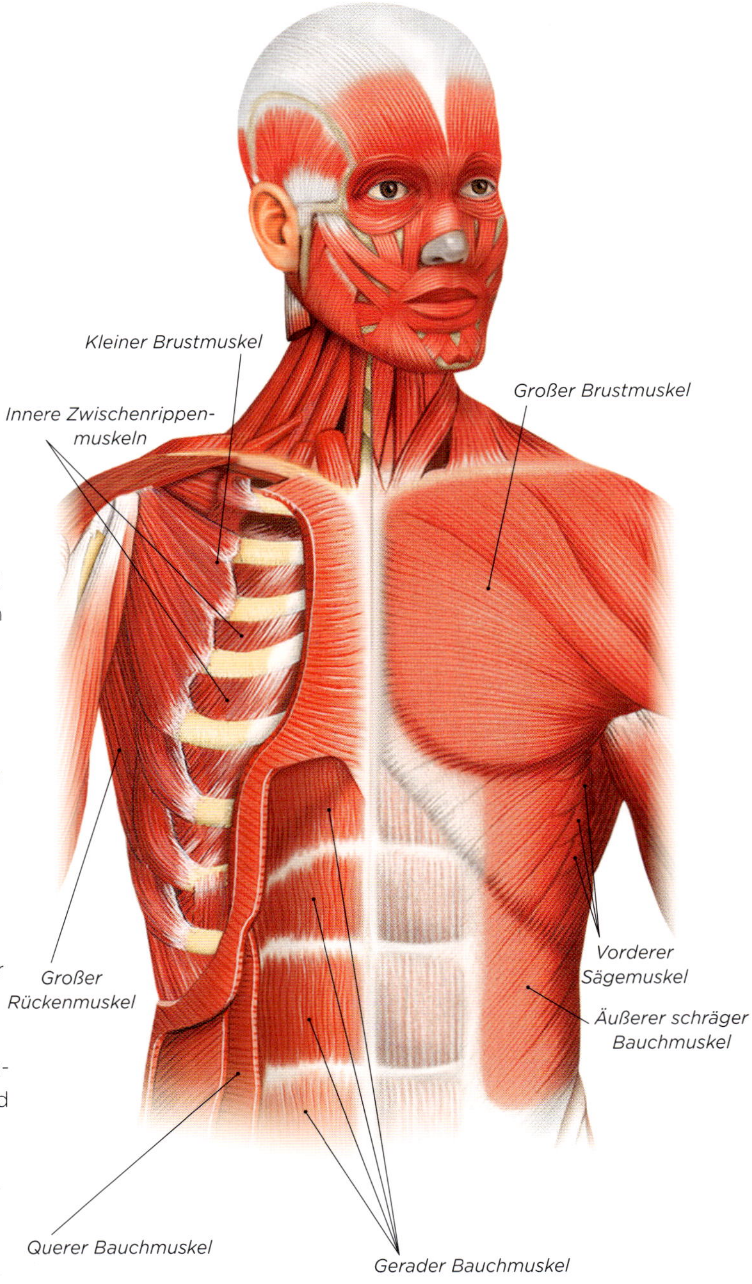

Vorderansicht

MUSKELN DER RÜCKWAND DER BRUST- UND BAUCHHÖHLE

Die Muskeln, die die Wände der Brust- und Bauchhöhle auskleiden, sorgen für die Körperbewegung und unterstützen die inneren Organe. Die Muskeln der Brusthöhle helfen auch bei der Atmung. Die innersten Zwischenrippenmuskeln liegen tief unter den inneren Zwischenrippenmuskeln. Die Zwischenrippenmuskeln erstrecken sich zwischen dem oberen und unteren Rand benachbarter Rippen.

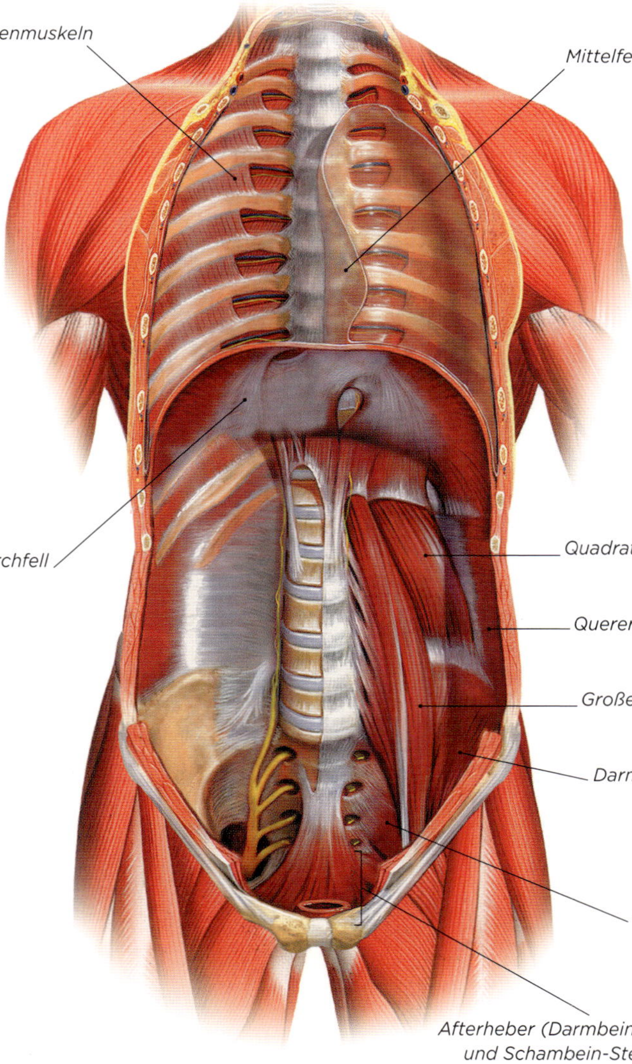

Vorderansicht

KARTE 42

OBERFLÄCHLICHE UND TIEFE MUSKELN DER SCHULTER

Die mit der Schulter und dem Brustgürtel verbundenen Muskeln lassen sich in zwei Gruppen einteilen: diejenigen, die den Oberarmknochen (Humerus) mit dem Schultergürtel und der Rumpfwand verbinden, und die, die den Schultergürtel mit dem Rumpf verbinden. Der große Deltamuskel erstreckt sich über drei Seiten des Schultergelenks und ist daher an den meisten Schulterbewegungen beteiligt. Der Deltamuskel ist ein leistungsstarker Abduktor und Flexor des Arms; der große Brustmuskel ist für die Beugung und Adduktion (siehe auch Karte 43) des Arms wichtig. Der kleine Brustmuskel bewegt das Schulterblatt (Scapula) nach vorn und hebt das Rippenpaar 3–5 bei forcierter Einatmung an. Der vordere Sägemuskel ist bei der Schulterdrehung und -dehnung wichtig.

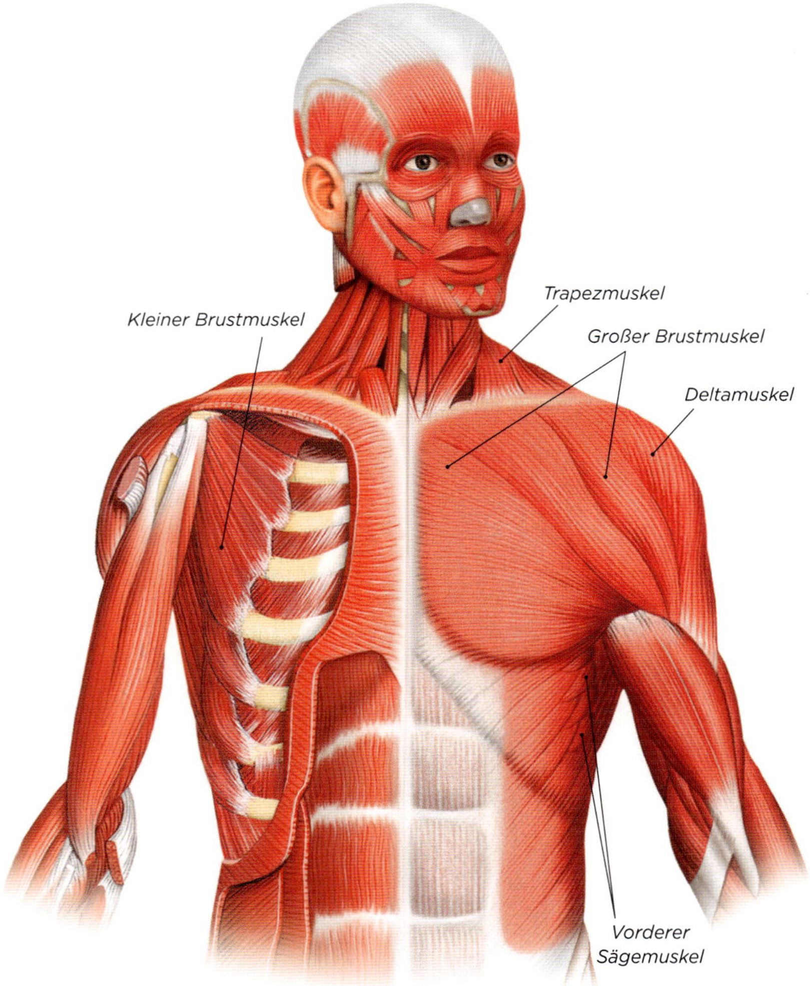

Vorderansicht

OBERFLÄCHLICHE UND TIEFE MUSKELN DER RÜCKSEITE DER SCHULTER

Der Trapezmuskel spielt eine Rolle beim Aufwärtsdrehen der Schulter; die Rautenmuskeln sind beim Abwärtsdrehen beteiligt. Der Deltamuskel hilft beim Beugen, Strecken und Seitwärtsdrehen des Arms sowie beim Wegführen (Abduzieren; Abduktion) des Arms vom Körper. Der große Rückenmuskel wirkt beim Strecken und Seitwärtsdrehen des Arms sowie beim Hinführen (Adduzieren; Adduktion) des Arms mit. Der Untergrätenmuskel dreht den Arm nach außen; der Obergrätenmuskel hilft dem Deltamuskel beim Heben oder Abduzieren des Arms.

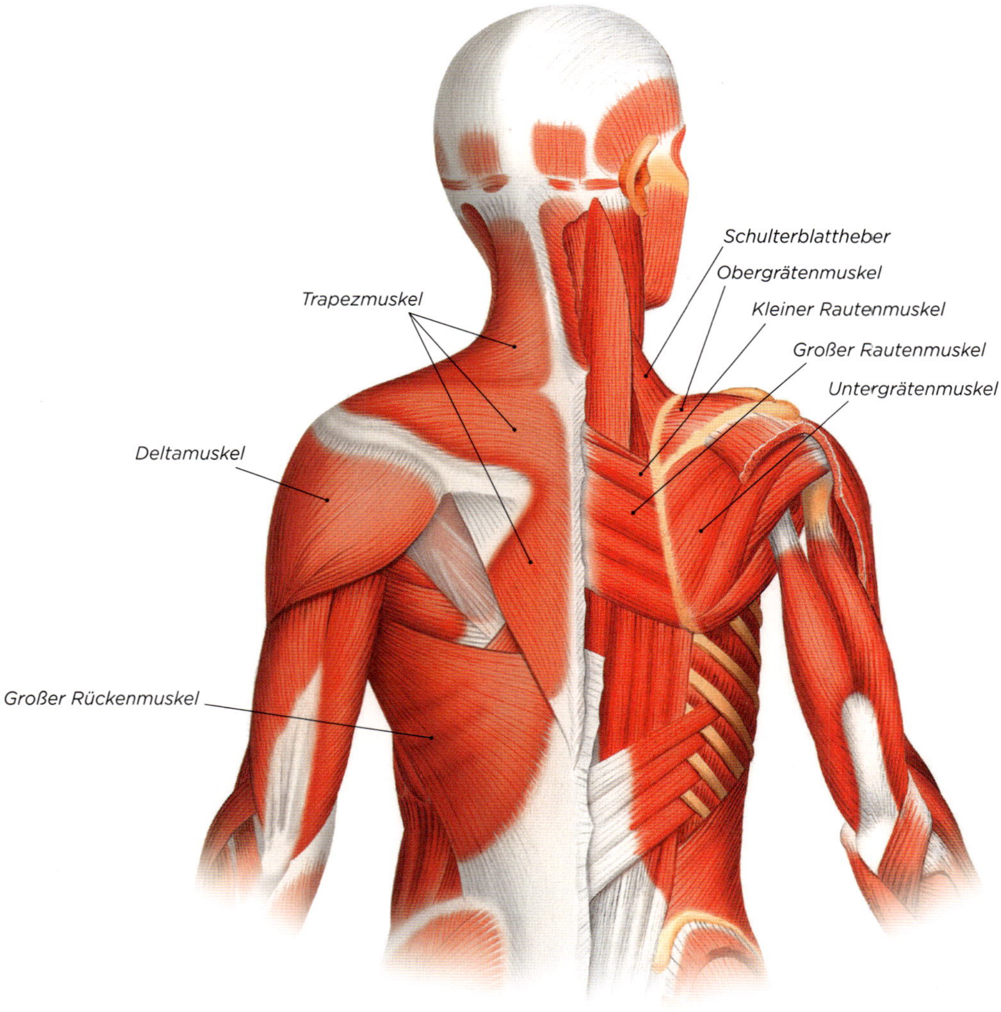

Rückansicht

KARTE 44

OBERFLÄCHLICHE MUSKELN DER OBEREN EXTREMITÄT

Zu den wichtigen Muskeln an der Schulter gehören der Deltamuskel mit seiner abgerundeten Kontur über die obere Arm- und Schulteroberfläche; der große Brustmuskel; der große Rückenmuskel; und der große und kleine Rundmuskel.

Zu den für die Beugung wichtigen Muskeln am Ellenbogengelenk gehören der Bizeps und der Oberarmmuskel sowie der Hauptstreckmuskel des Trizeps.

Im Unterarm befinden sich viele der bei der Handbewegung beteiligte Muskeln. Die meisten der kräftigen Greifmuskeln liegen an der Innenseite (Vorderseite) des Unterarms.

Auf der Außenseite (Rückseite) des Unterarms liegen die zum Strecken der Finger dienenden Streckmuskeln. Der Fingerstrecker streckt den zweiten bis vierten Finger; der Kleinfingerstrecker den kleinen Finger.

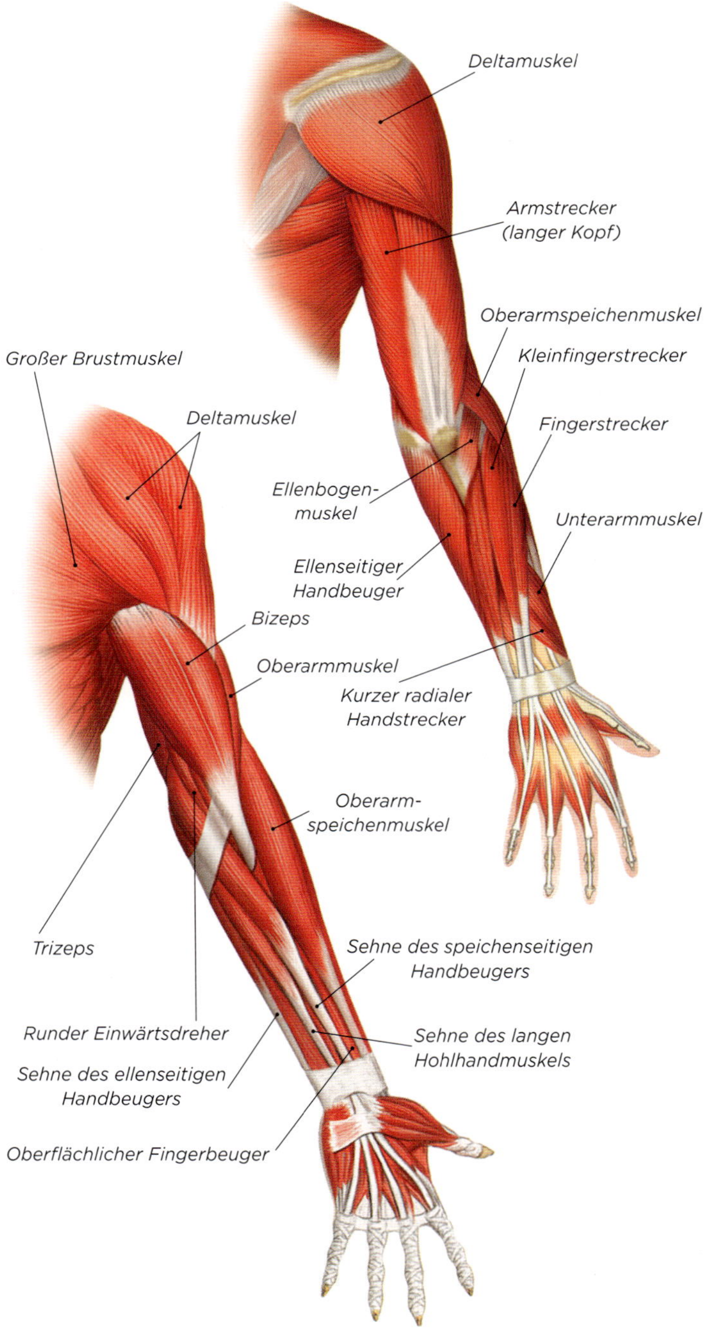

Vorder- und Rückansicht

TIEFE MUSKELN DER OBEREN EXTREMITÄT

Die obere Extremität enthält kräftige Muskeln, die an der Bewegung von Schulter, Ellenbogen und Hand beteiligt sind.

Zur Schulterbewegung trägt die Rotatormanschettenmuskulatur bei (Untergrätenmuskel, Obergrätenmuskel und kleiner Rundmuskel im hinteren Schulterbereich und der Unterschulterblattmuskel an der Vorderseite).

Die tiefen Muskeln von Arm und Unterarm helfen bei der allgemeinen Beweglichkeit der oberen Extremität. Die für die Greifbewegungen der Hand verantwortlichen Beugemuskeln liegen an der Vorderseite des Unterarms.

Die Streckmuskeln auf der Rückseite des Arms und des Unterarms bewirken das Strecken des Arms an der Schulter, des Unterarms am Ellenbogen, der Hand am Handgelenk und der Finger in der Hand.

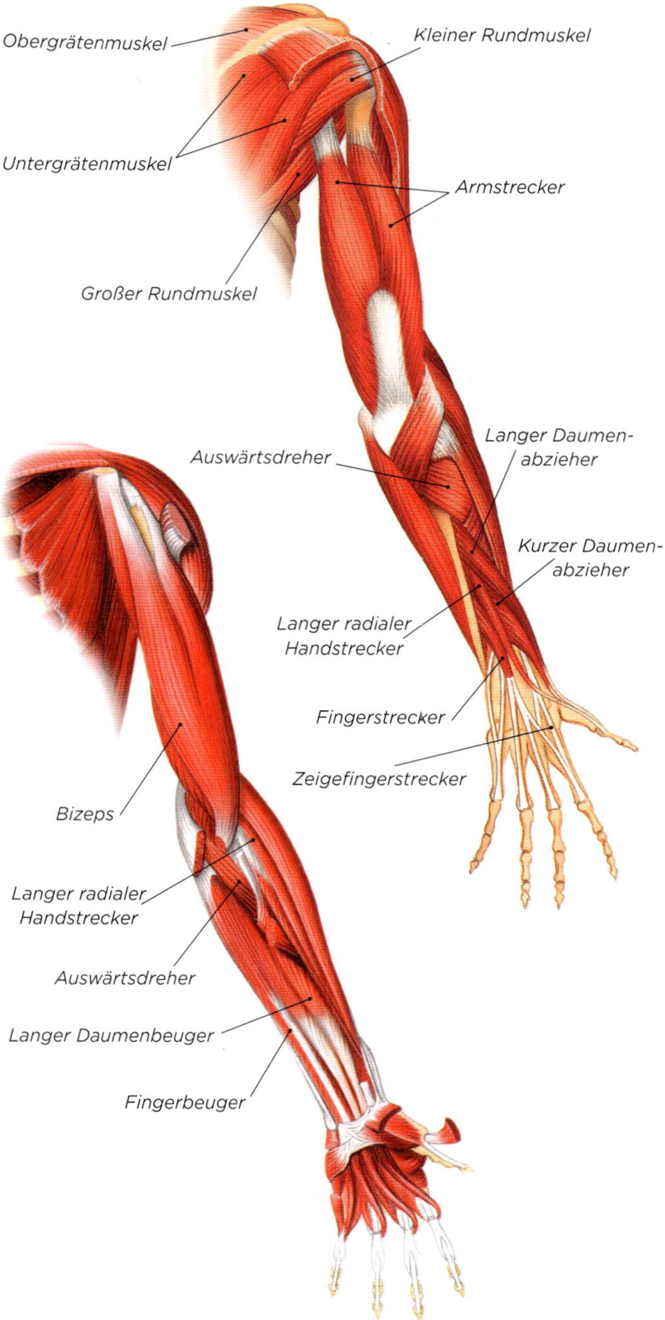

Vorder- und Rückansicht

OBERFLÄCHLICHE MUSKELN DER UNTEREN EXTREMITÄT

Der Gesäßbereich wird vom Gesäßmuskel bestimmt, der den Oberschenkel beim Laufen und Klettern kraftvoll streckt.

Der vierköpfige Oberschenkelmuskel (äußerer Schenkelmuskel, langer Schenkelanzieher, innerer Schenkelmuskel und mittlerer Schenkelmuskel) strecken das Knie und machen es gerade, und der gerade Schenkelmuskel beugt am Becken auch den Oberschenkel. Die Oberschenkelmuskulatur (halbmembranöser Muskel, Halbsehnenmuskel und der lange Kopf des Schenkelbeugers) im hinteren Kompartiment streckt das Hüftgelenk und biegt das Kniegelenk. Die heranziehenden Muskeln (Adduktoren) des medialen Oberschenkels bilden die dritte Gruppe.

Im vorderen Beinkompartiment befinden sich die Muskeln, die den Fuß nach oben bewegen. Das seitliche Kompartiment enthält den langen Wadenmuskel und den langen und kurzen Wadenbeinmuskel, die die Fußsohle nach außen strecken (Eversion). Im dritten (hinteren) Kompartiment gibt es den Zwillingswadenmuskel und den Schollenmuskel.

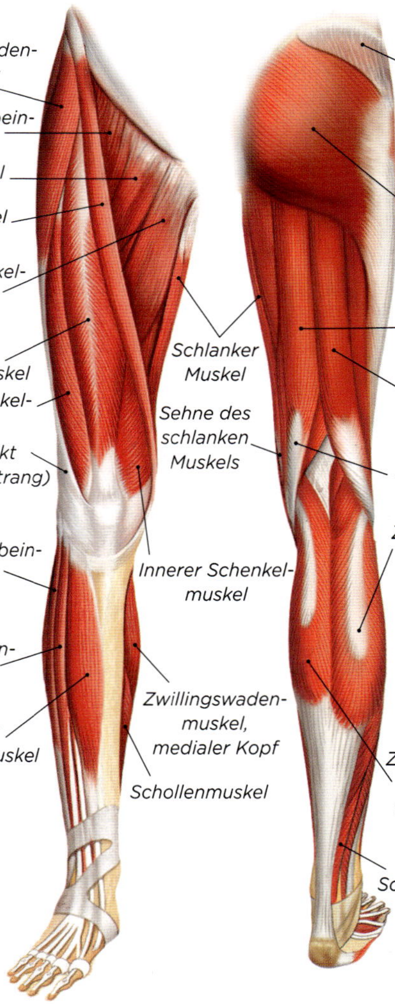

Vorder- und Rückansicht

TIEFE MUSKELN DER UNTEREN EXTREMITÄT

Zu den tiefen Muskeln des medialen Oberschenkels gehören die Adduktoren – großer Oberschenkelanzieher, langer Schenkelanzieher und kurzer Schenkelanzieher –, die medial des vierköpfigen Oberschenkelstreckmuskels liegen. Die Adduktoren dienen zum Drehen, Beugen und Adduzieren des Oberschenkels und sind wichtig, um beim Gehen das Wirken des mittleren Gesäßmuskels und des kleinen Gesäßmuskels (Abduktoren der Hüfte) auszugleichen. Zu den tiefen Muskeln des Vorderbeins gehören die Streckmuskeln – vorderer Schienbeinmuskel, Großzehenstrecker und langer Zehenstrecker –, die den Fuß am Knöchel strecken (Dorsalflexion des Knöchels) und die Zehen dehnen.

Das hintere Kompartiment der Wade enthält eine Gruppe tiefer Muskeln. Der größte dieser Muskeln, der lange Großzehenbeuger, ist beim Gehen entscheidend für das Abstoßen vom großen Zeh aus. Weitere Flexoren beugen die Zehen (langer Zehenbeuger) und drehen den Fuß um (hinterer Schienbeinmuskel).

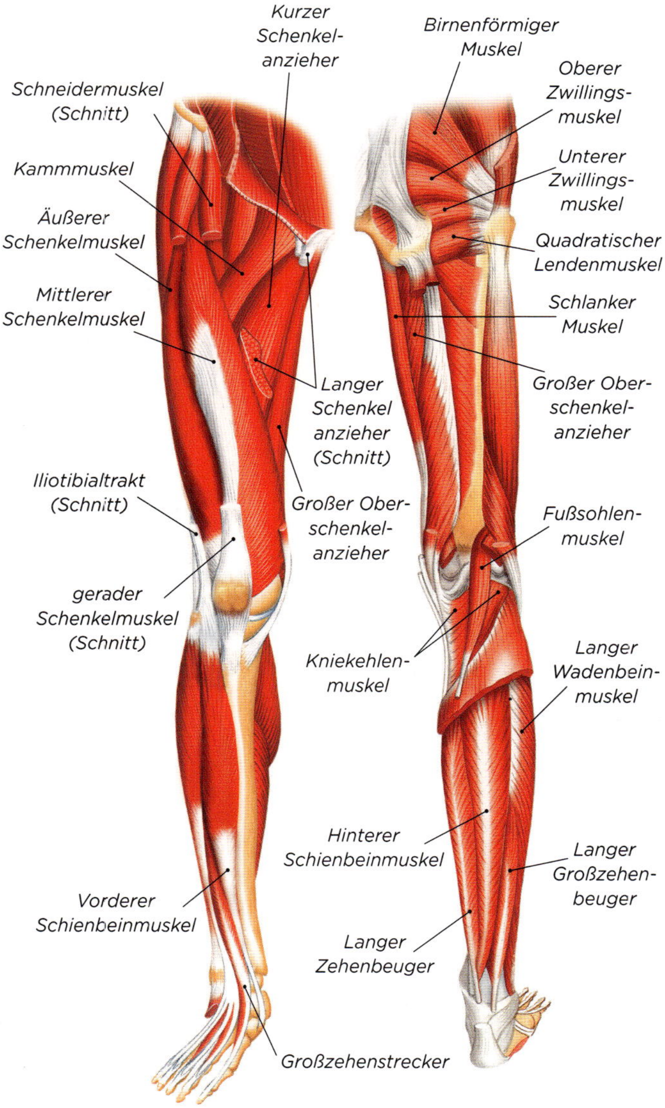

Vorder- und Rückansicht

VERDAUUNGSSYSTEM

Das Verdauungssystem befasst sich mit der Aufnahme von Nahrung und Flüssigkeiten, dem Aufspaltung der Nahrung in einfachere Moleküle, der Aufnahme dieser Moleküle in den Blutkreislauf und die Lymphflüssigkeit sowie der Ausscheidung von Abfallprodukten als Fäkalien.

VERDAUUNGSTRAKT

Die Organe des Verdauungstrakts bestehen aus dem Verdauungskanal, der sich vom Mund bis zum Anus erstreckt, und den Nebenorganen Leber, Gallenblase und Pankreas (Bauchspeicheldrüse). Die mechanische Wirkung des Verdauungstrakts optimiert die chemische Wirkung von Enzymen. Der gesamte Trakt hat glatte Muskelfasern, die in Kreis- und Längsrichtung verlaufen. Die kreisförmigen Fasern ziehen sich nacheinander entlang des Trakts zusammen (Peristaltik), um den Inhalt mit Verdauungsenzymen zu kneten oder verdaute Nahrung im Trakt weiterzuleiten.

Der Verdauungsprozess zerlegt Nahrung in kleine einfache Moleküle, die als Energiequellen und Bausteine von Zellen aufgenommen werden.

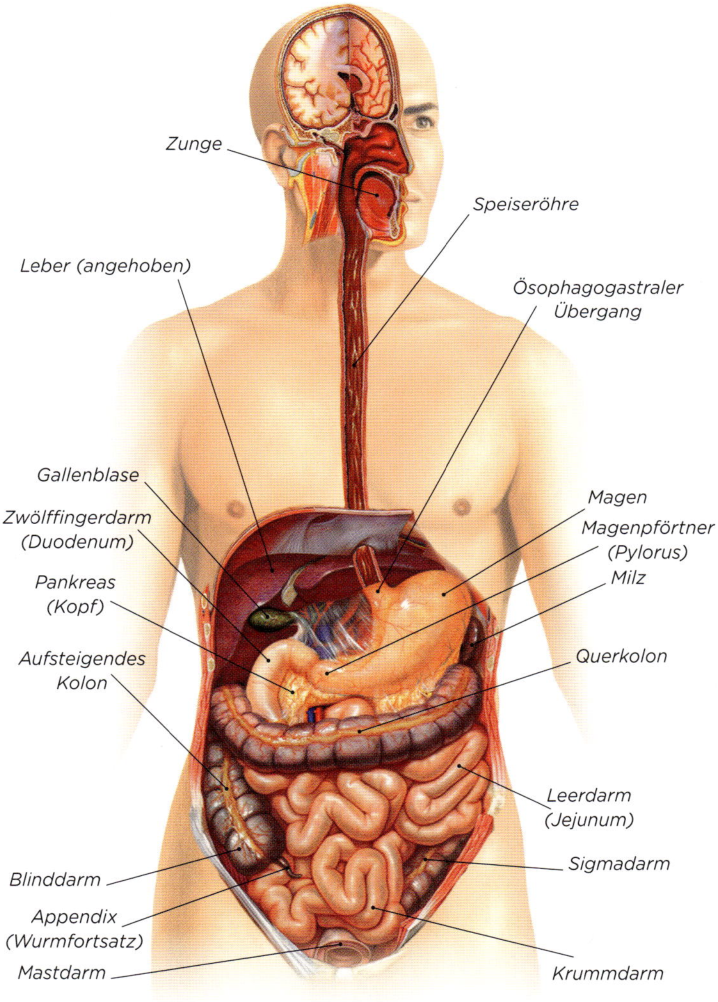

Vorderansicht

MUNDHÖHLE

Beim erwachsenen Menschen sind 32 bleibende Zähne in zwei Arkaden von je 16 Zähnen angeordnet. Auf jeder Seite jedes Kiefers befinden sich acht Zähne. Die Zunge ist ein Muskelorgan, das am Mundboden befestigt ist. Sie wird durch die V-förmige Furche des Sulcus terminalis in zwei Hauptbereiche unterteilt. Der vordere Teil besteht zu ungefähr zwei Dritteln aus der Zunge und ist mit Geschmacksknospen bedeckt. Das hintere Drittel ist mit dem Lymphgewebe der Zungenmandel überzogen und ebenfalls mit Gaumenknospen versehen. Die Zunge ist auf jeder Seite durch die Gaumenzungenbögen mit dem Gaumen verbunden; direkt hinter diesen Bögen befinden sich die Gaumenmandeln.

Die wichtigsten Speicheldrüsen sind die Ohrspeicheldrüse, die Unterkieferspeicheldrüse und die Unterzungenspeicheldrüsen, deren separate Gänge im Mund enden.

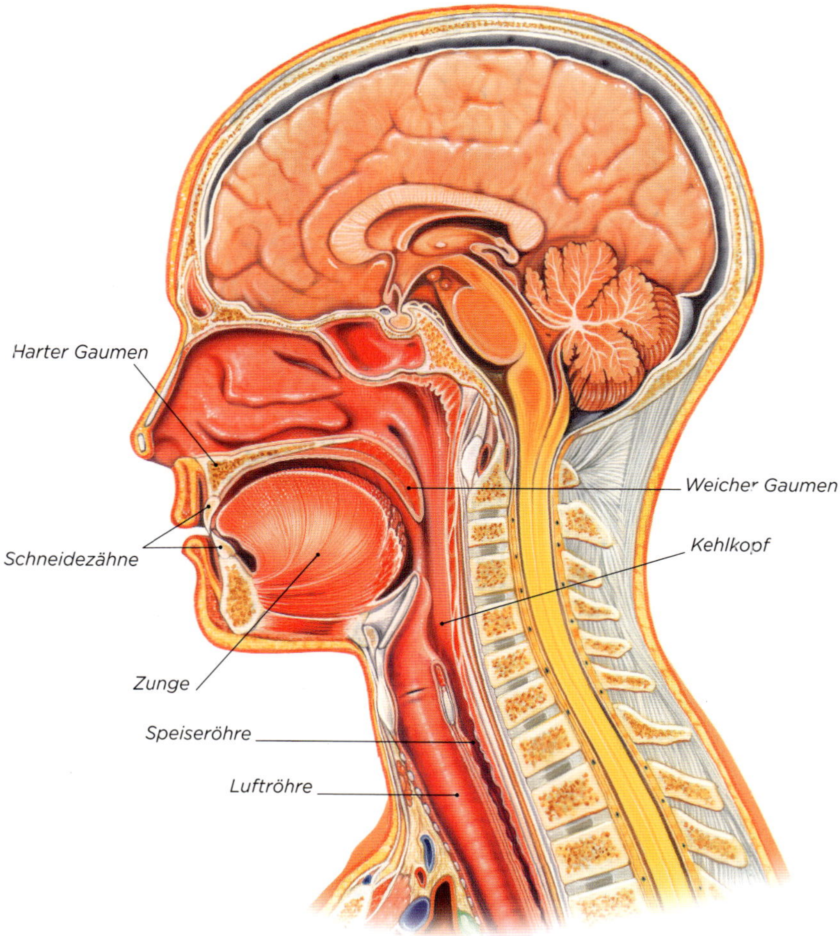

Sagittale Ansicht

KARTE 50

ZUNGE

Die Muskeln der Zunge lassen sich in zwei Hauptgruppen einteilen: intrinsische und extrinsische Muskeln. Die intrinsischen Muskeln liegen in der Zunge und sind für die Veränderung ihrer Form verantwortlich. Die extrinsischen Muskeln verändern die Position der Zunge.

Der Zungenrücken ist mit vier Arten von Papillen besetzt: fadenförmige und pilzförmige Papillen sowie Blatt- und Wallpapillen. Fadenförmige Papillen sind winzige kegelartige Erhebungen, die zum Greifen von Nahrung dienen. Pilzförmige Papillen können Geschmacksknospen enthalten. Blattpapillen erscheinen als Streifen auf der Zunge. Im hinteren Bereich der Zunge befindet sich eine Gruppen von sieben bis 12 V-förmigen Wallpapillen. Diese Papillen haben eine von einer tiefen Rille umgebene zentrale Erhebung; die Rille ist mit Geschmacksknospen versehen. Im Rachenbereich der Zunge hinter den Wallpapillen befindet sich die Zungenmandel.

Die Unterseite der Zunge ist weich und wird durch Speicheldrüsensekrete feucht gehalten. Das Frenulum, eine dünne Schleimhautfalte, bildet einen Mittellinienkamm auf der Zungenunterseite.

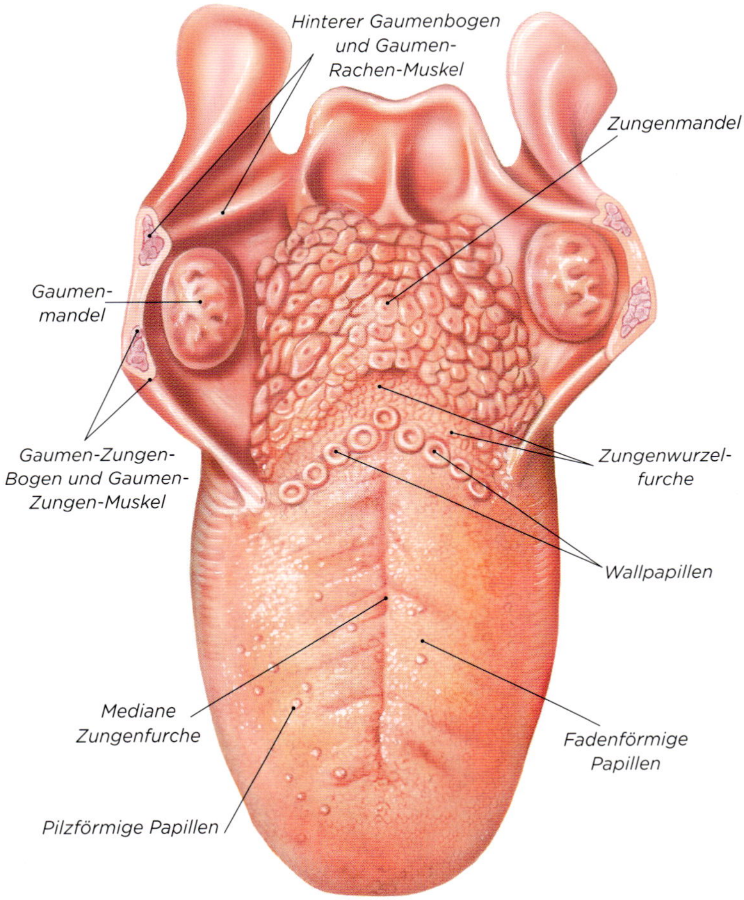

Ansicht von oben

KARTE 51

ZÄHNE

Die Zahnkrone – der Teil oberhalb des Zahnfleischrands – ist mit Zahnschmelz, der härtesten Substanz im Körper, bedeckt. Unter dem Zahnschmelz befindet sich das etwas weichere Dentin, das den Hauptteil des Zahns ausmacht. Das Dentin unterhalb der Zahnfleischlinie ist mit Cementum (Wurzelzement) versehen, einer harten Knochensubstanz, die die Zahnwurzeln bedeckt. Dentin ist ein empfindliches Gewebe, und Millionen von Kanälchen münden in das Zahnmark (Pulpa).

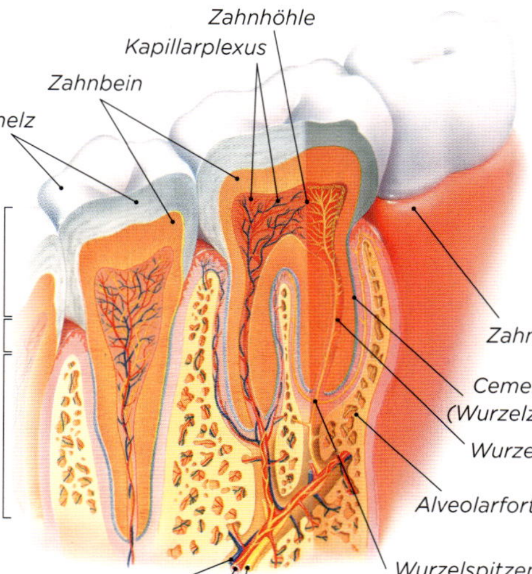

Längsschnitt

KARTE 52

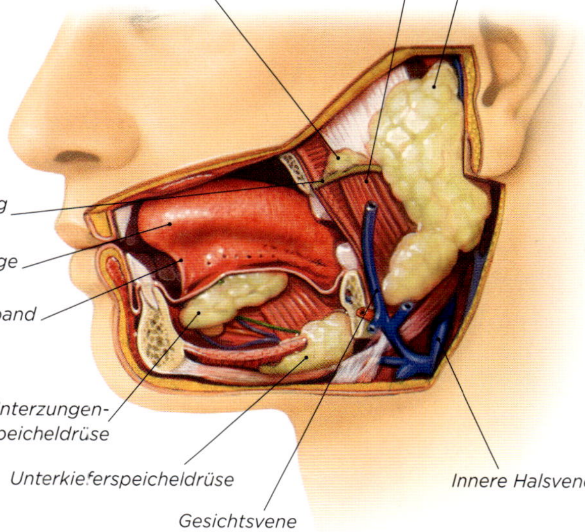

Seitenansicht

SPEICHELDRÜSEN

Die großen Speicheldrüsen bestehen aus drei Drüsenpaaren: Ohrspeicheldrüse, Unterkieferspeicheldrüse und Unterzungenspeicheldrüse. Die Mundspeicheldrüsen sind mikroskopisch klein und im Mund, Gaumen und in der Kehle verteilt.

In jedem Ohr befindet sich eine Ohrspeicheldrüse. Die Unterkieferspeicheldrüsen liegen unter dem Unterkiefer (Mandibula) auf beiden Seiten des Halses, etwa 2,5 cm vor dem Kieferwinkel. Die Unterzungenspeicheldrüsen sind klein und befinden sich unter der Zunge in Rillen auf dem Mundboden.

VERDAUUNGSORGANE UND DARMNETZ IN SITU

Das Bauchfell kleidet die Bauchhöhle aus und erstreckt sich in diese, um die darin befindlichen Organe zu bedecken. Bauchfellfalten befestigen die Organe an der Rückseite der Bauchhöhle und ermöglichen gleichzeitig die Bewegungen des Darms, um das Bewegen der Nahrung durch den Verdauungskanal zu unterstützen. Andere Bauchfellfalten - das Gekröse und das Bauchnetz - bieten Nerven, Blutgefäßen und Lymphgefäßen Zugang zu jedem Organ. Das Bauchnetz ist eine große Bauchfellfalte, die vor dem Dünndarm hängt. Es kann an Infektionsherden im Bauch haften und diese isolieren. Zu diagnostischen Zwecken ist der Bauch in vier Quadranten unterteilt: rechts oben, rechts unten, links oben und links unten.

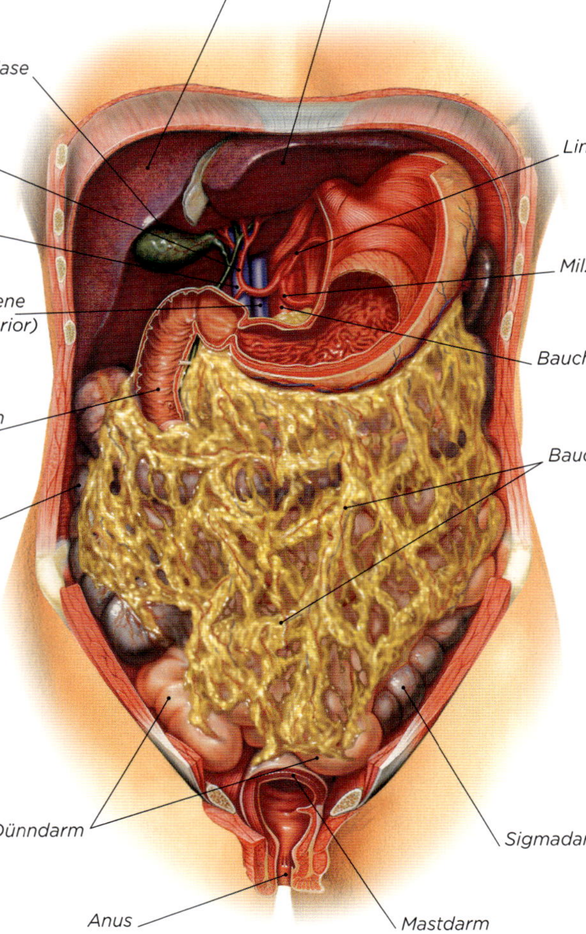

Vorderansicht

GALLENGÄNGE

Die Gallengänge sind auch als Gallenbaum bekannt. Die Lebergänge transportieren Galle von der Leber zur Gallenblase zum Lagern oder zum Zwölffingerdarm zum Verwenden. Der linke und rechte Lebergang bilden den Gallengang, der die Galle zum Zwölffingerdarm transportiert. Der Gallenblasengang transportiert Galle von der Gallenblase zum Gallengang.

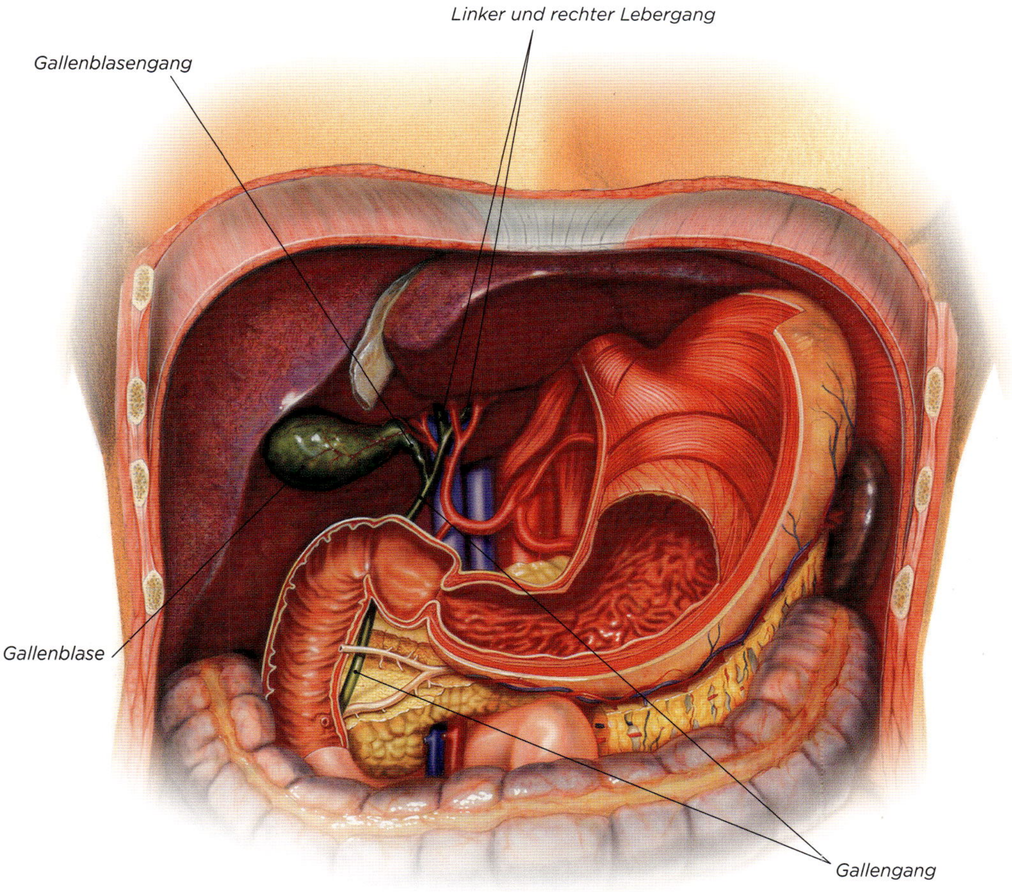

Vorderansicht

KARTE 55

PFORTADERSYSTEM

Das Pfortadersystem ist das Venennetzwerk, das die Hauptbestandteile des Verdauungstrakts mit der Leber verbindet. Die wichtigsten Venen in diesem Netzwerk sind die oberen Mesenterialvenen, Milzvenen und unteren Mesenterialvenen. Blut, das aus kleinen Venen im Verdauungstrakt abfließt, wird durch die Mesenterial- und Milzvenen zur Pfortader transportiert.

In die Pfortader mündet auch die linke Magenvene, die den oberen Magenteil entleert, und die Blasenvenen, die die Gallenblase entleeren.

Im Rahmen des Verdauungsprozesses wird nährstoffreiches Blut vom Dick- und Dünndarm, Magen, von der Milz, Bauchspeicheldrüse und der Gallenblase über dieses Pfortadersystem zur Leber transportiert. Nach der Verarbeitung durch die Leber wird das Blut über die untere Hohlvene (Vena cava inferior) zum Herz zurückgeführt.

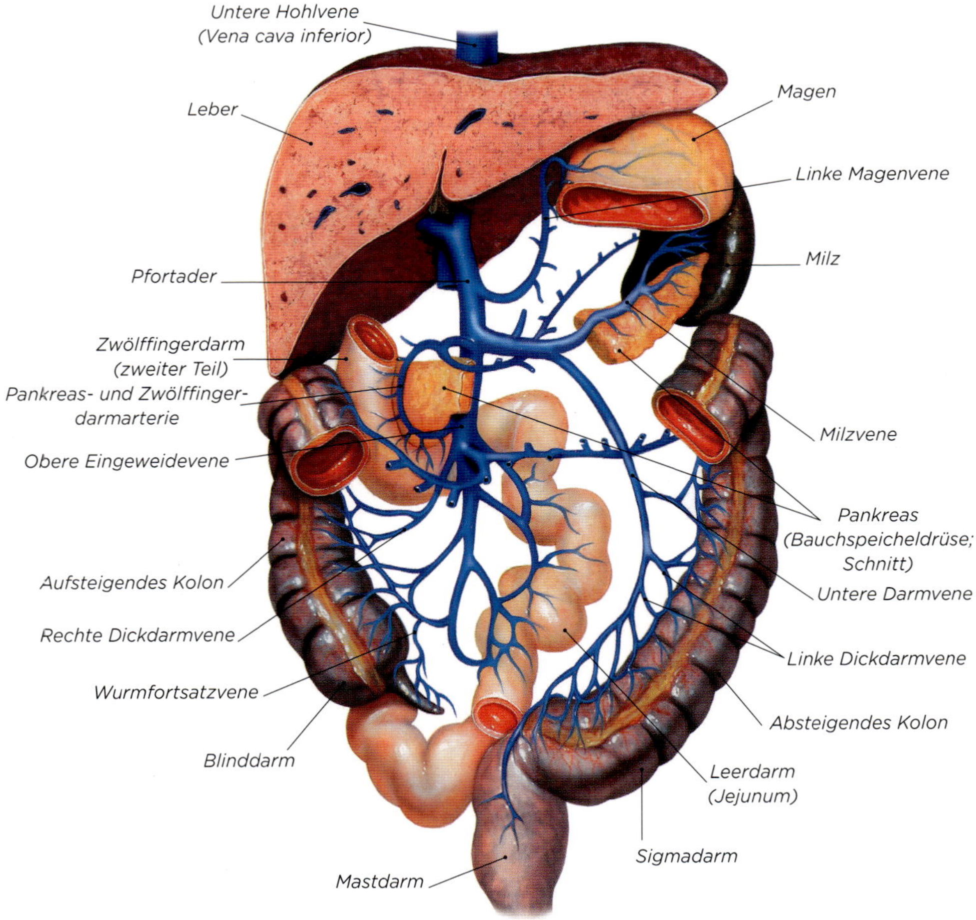

Vorderansicht

PANKREAS (VERDAUUNGSFUNKTION)

Der Pankreas (Bauchspeicheldrüse) liegt hinter dem Magen und vor der Aorta und der unteren Hohlvene (Vena cava inferior). Vom Kopf aus nach links erstrecken sich der Hals, Körper und der Pankreasschwanz. Letzterer trifft auf der linken Magenseite auf die Milz.

Der Hauptgang des Pankreas sammelt Bauchspeicheldrüsensekrete und führt zusammen mit dem Gallengang durch die sogenannte Vater-Ampulle (Ampulla Vateri) in den Zwölffingerdarm. Der Großteil des Verdauungsprozesses findet mithilfe von Pankreasenzymen im Zwölffingerdarm statt. Der Pankreas ist eine Mischdrüse und gehört zum Verdauungssystem und zum endokrinen System.

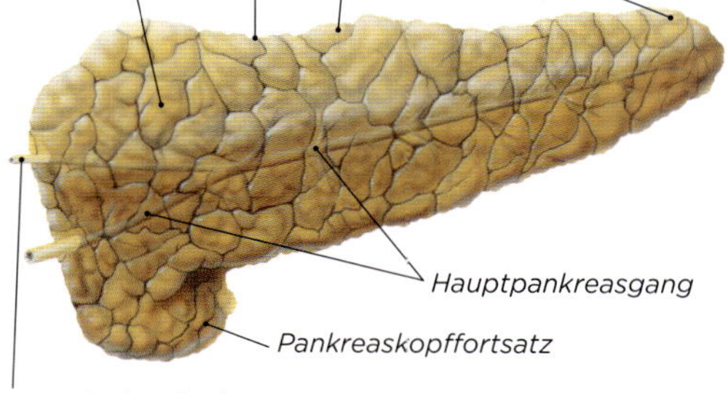

Vorderansicht

MAGEN

Der Magen besteht aus mehreren Teilen: Der Mageneingang befindet sich am Eingang der Speiseröhre in den Magen (ösophagogastraler oder ösophagokardialer Übergang). Der Magengrund liegt linker Hand des Mageneingangs; der Magenkörper ist der große zentrale Körper, der sich vom Magengrund zum Magenpförtner erstreckt. Der Magenpförtner besteht aus der Pförtnerhöhle, die zum Pförtnerkanal führt.

Der Magen enthält Nahrung aus der Speiseröhre und führt den Verdauungsprozess fort. Er dient als Reservoir und Mischer. Wenn der Magen leer ist, enthält er rund ein Zwölftel eines halben Liters Flüssigkeit, kann sich aber bis zur Aufnahme von einem Liter erweitern. Der Magen vermischt Nahrung mit sauren Magensäften und Enzymen, die Proteine und Kohlenhydrate verdauen, bevor sie halbverdaute Nahrung an den Zwölffingerdarm abgeben.

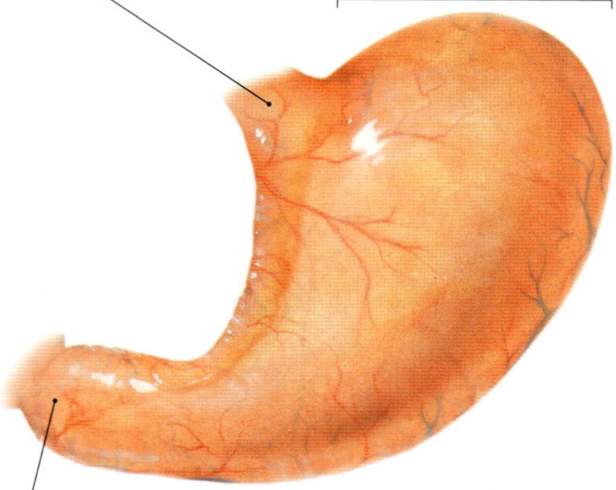

Vorderansicht

KARTE 58

MAGEN UND DARM

Der Magen und der Dünn- und Dickdarm sind die wichtigsten Organe, die an der Aufspaltung und Verdauung von Nahrung beteiligt sind.

Der Darm nimmt die unteren zwei Drittel der Bauchhöhle ein und besteht aus zwei Teilen: dem Dünndarm (Zwölffingerdarm und Krummdarm) und dem Dickdarm (Kolon und Mastdarm). Der Dünndarm geht vom Magen aus, der Dickdarm vom Dünndarm. Der Dickdarm ist wie ein Rahmen um den Magenrand angeordnet und besteht aus einem Anfangsteil, dem Blinddarm, mit einem kleinen Wurmfortsatz (Appendix); zum Dickdarm gehören auch das aufsteigende Kolon, Querkolon, absteigendes Kolon, der Sigmadarm und der Mastdarm.

Der Dünndarm sorgt vornehmlich für die Aufnahme von Nährstoffen aus der Nahrung nach der Verdauung. Der Dickdarm nimmt Wasser und Salz auf.

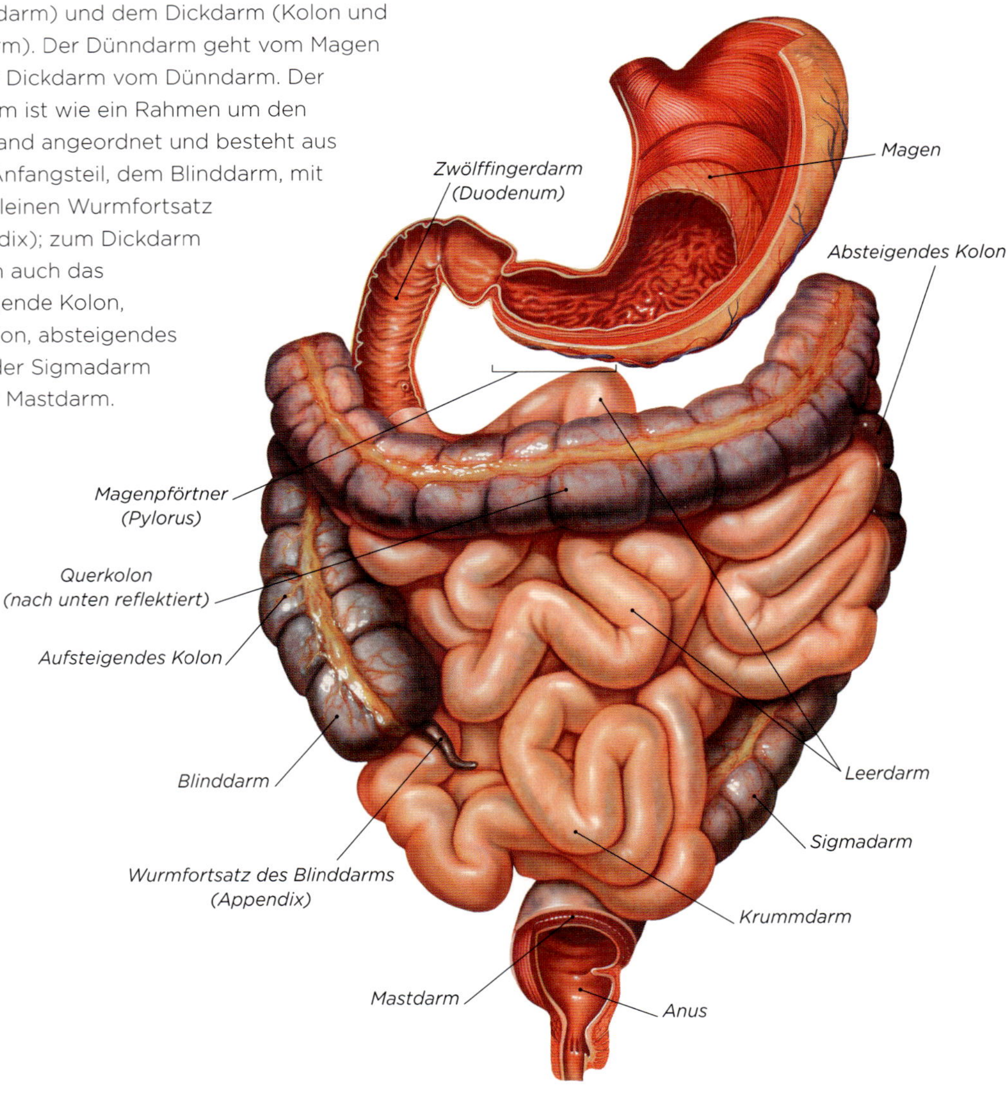

Vorderansicht

KARTE 59

LEERDARM

Der Leerdarm ist von glatter Muskulatur bedeckt; ihre innere kreisförmige Ringmuskelschicht (Muscularis externa) ist dicker als ihre äußere Längsmuskelschicht. Die Auskleidung des Leerdarms hat viele kleine Ringfalten oder Kerckring-Falten und winzige fingerartige Vorwölbungen, die Darmzotten. Die Ringfalten und Darmzotten vergrößern die für die Aufnahme von Nährstoffen vorhandene Oberfläche.

Die Muskelschichten des Leerdarms erzeugen wellenartige Kontraktionen, die verdaute Nahrung durch den Trakt bewegen.

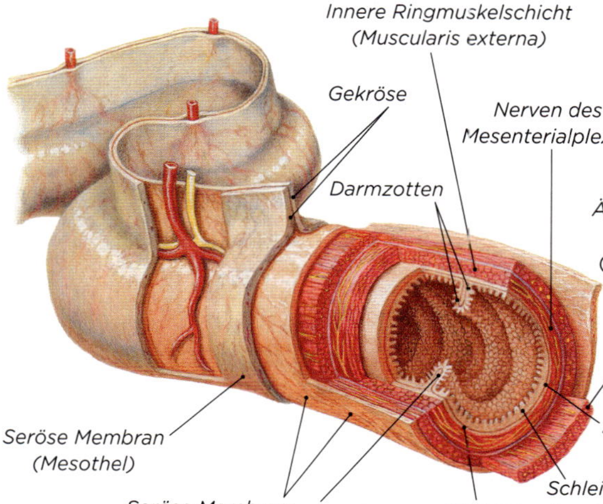

Querschnittsansicht

KARTE 60

MASTDARM

Der obere Teil des Mastdarms hat eine Reihe von Falten in seinen Wänden, die Analventile (Valvulae anales). Am unteren Ende befinden sich längs verlaufende Falten, die Analsäulen. Die unteren Enden dieser Säulen sind durch Analventile miteinander verbunden und bilden die Kryptenlinie. Unmittelbar über jedem Analventil liegt ein Analsinus, in den die Analdrüsen münden. Unter der Kryptenlinie befindet sich der Analkanal, der zur äußeren Umgebung führt. Afterschließmuskeln kontrollieren die Ausscheidung von Kot.

Der Mastdarm nimmt Fäkalien aus dem Sigmadarm auf und speichert es für kurze Zeit, bis sich der Stuhl bequem ausscheiden lässt.

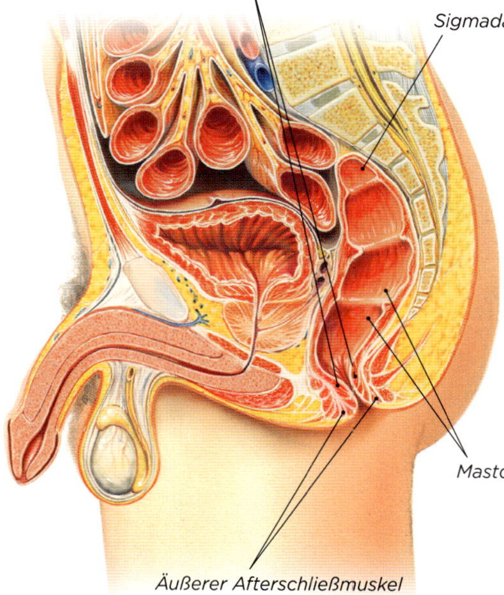

Sagittale Ansicht

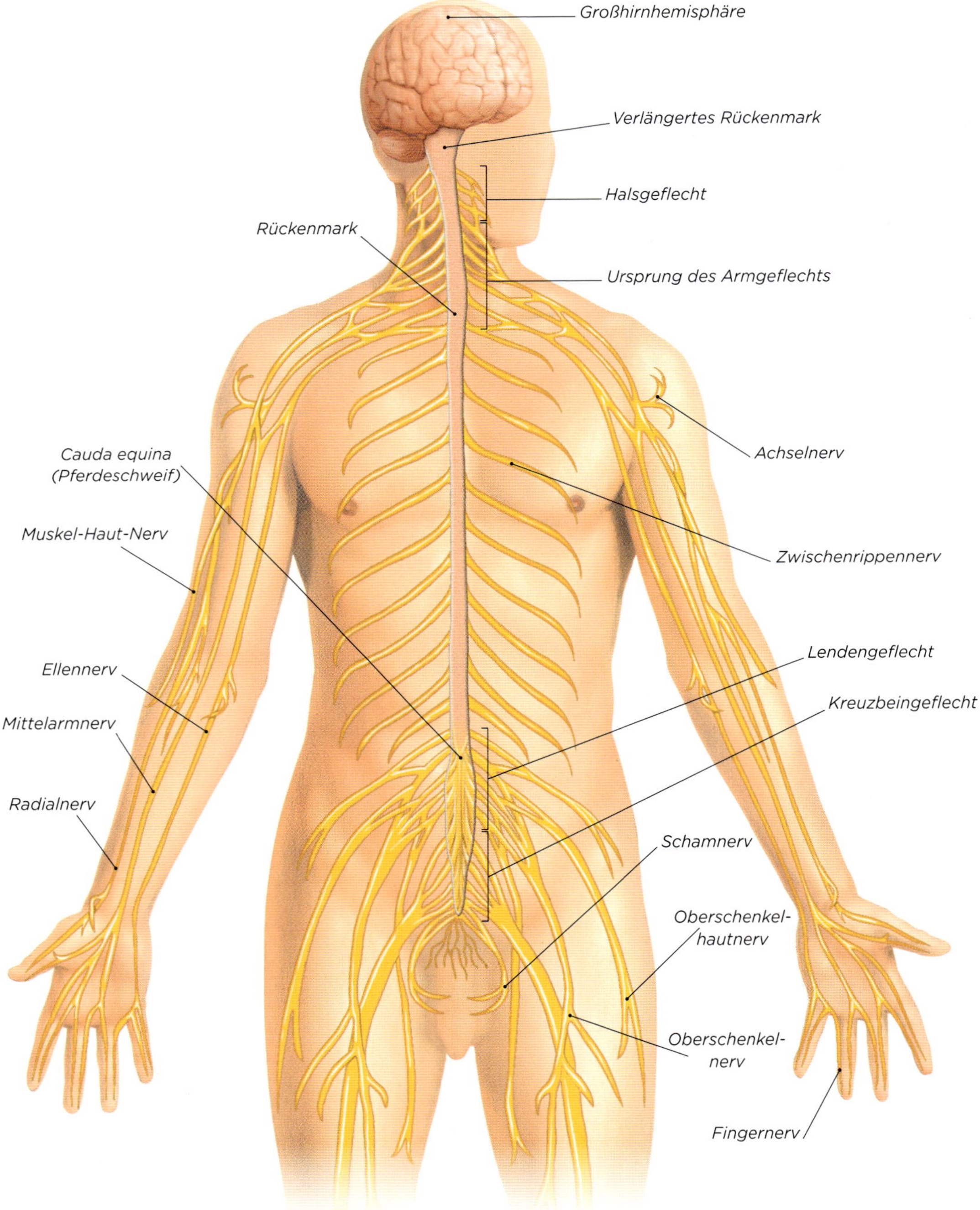

Vorderansicht

NERVENSYSTEM

Das Nervensystem verarbeitet sensorische Informationen aus der Umgebung, trifft Entscheidungen über Verhalten und Handlungen und führt diese Handlungen durch die Steuerung der Muskeln, Drüsen und Blutgefäße des Körpers aus.

Das Nervensystem erhält Informationen über die Außenwelt und innere Organe und reagiert umgehend darauf. Informationen werden von Nervenzellen verarbeitet und übertragen, die elektrische Signale namens Aktionspotenziale senden und sich mit Geschwindigkeiten von fast 98 m pro Sekunde an Nervenfasern entlangbewegen können.

Das Nervensystem ist in ein zentrales Nervensystem (ZNS) und ein peripheres Nervensystem (PNS) unterteilt. Das zentrale Nervensystem besteht aus dem Gehirn und dem Rückenmark; das periphere Nervensystem aus den Nerven im übrigen Körper.

Das zentrale Nervensystem lässt sich in Teile gliedern, die sich mit sensorischen Informationen (Sensorsysteme), mit der Steuerung der Körperfunktion (Motorsysteme) und mit höheren Gehirnfunktionen (Gedächtnis, Sprache usw.) befassen.

Das periphere Nervensystem besteht aus Nervenfasern (Axone), die sensorische Informationen zurück zum Rückenmark oder Hirnstamm transportieren und die Muskelaktivität kontrollieren. Die sensorischen Axone entstehen aus Zellkörpern in Klumpen oder Ganglien entlang des Rückenmarks; die motorischen Axone stammen aus Zellkörpern im Vorderhorn des Rückenmarks.

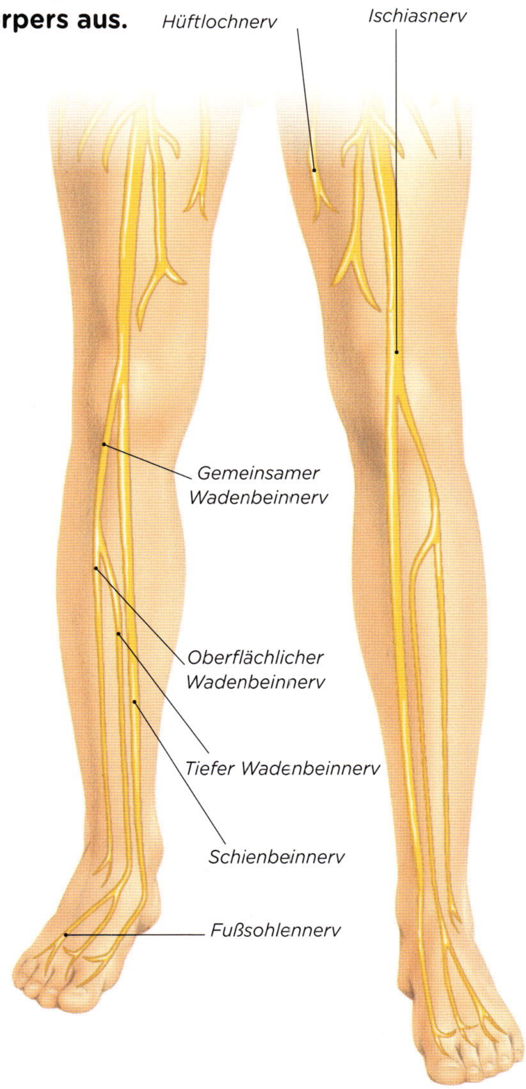

Vorderansicht

KARTE 63

ZENTRALES NERVENSYSTEM

Nerven verbinden das Gehirn und das Rückenmark (zentrales Nervensystem oder ZNS) mit peripheren Regionen wie Muskeln, Haut und Eingeweiden (peripheres Nervensystem oder PNS). Die Aufgabe der Nerven besteht darin, Signale zu übertragen, die uns Empfindungen geben oder unsere Muskeln und Organe steuern. Vom Gehirn gehen 12 Nervenpaare aus, die Hirnnerven. Die vom Rückenmark zwischen den Wirbeln ausgehenden Nerven sind als Spinalnerven bekannt. Es gibt 31 Paare von Spinalnerven, die den Rumpf und die Gliedmaßen versorgen.

Das Rückenmark ist eine zylindrische Struktur, die sich im Wirbelkanal befindet, einer Höhle, die sich über die gesamte Länge der Wirbelsäule erstreckt. Bei Erwachsenen nimmt das Rückenmark allerdings nicht die ganze Länge der Wirbelsäule ein: Das kegelförmig auslaufende untere Ende des Rückenmarks (Conus medullaris) liegt gewöhnlich in der Höhe der Wirbel L1 oder L2.

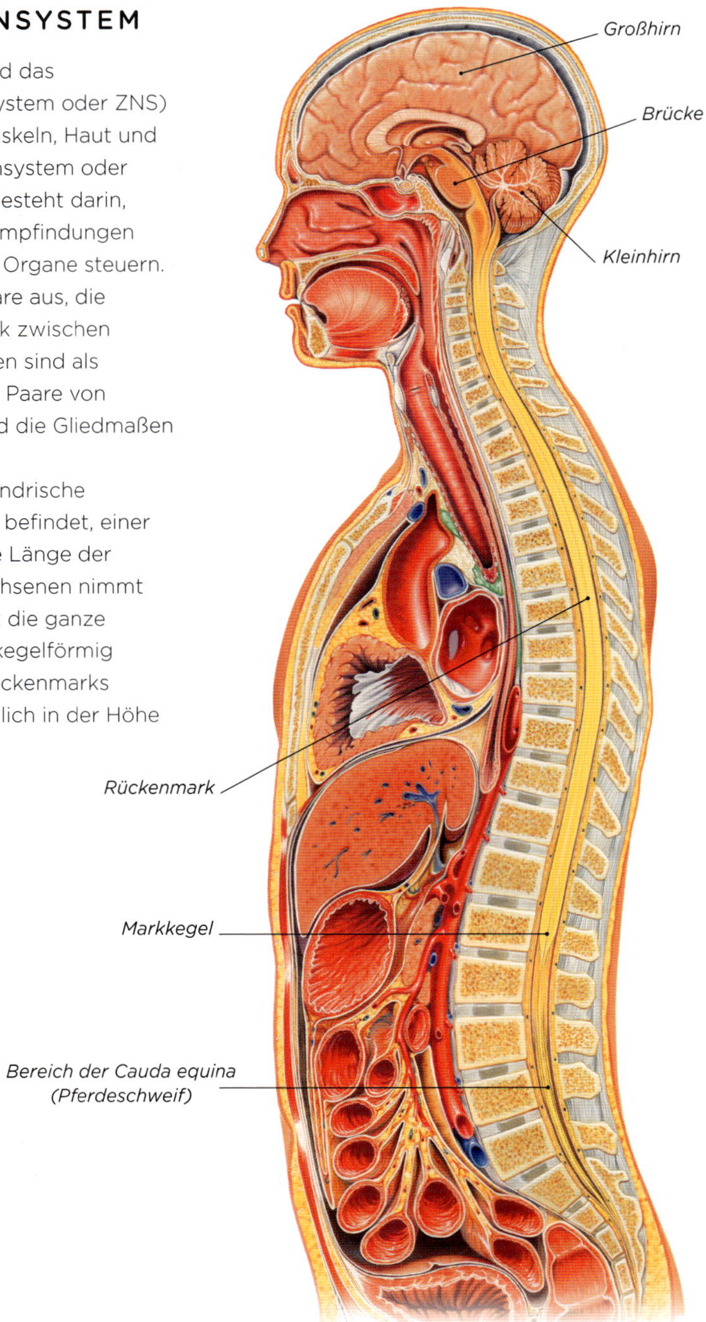

Sagittale Ansicht

HIRNHÄUTE

Die Hirnhäute sind drei konzentrische Schutzmembranen, die das Gehirn und das Rückenmark umhüllen. Die äußerste Schicht ist die Dura mater (harte Hirnhaut), eine zähe Faserschicht. Die mittlere Membran, die Arachnoidea (Spinngewebshaut), besteht aus einem netzartigen Geflecht von Kollagen und Elastinfasern. Die innerste Membran, die Pia mater (weiche Hirnhaut) ist eine empfindliche Schicht aus Kollagen und Elastinfasern mit vielen Blutgefäßen. Der Raum zwischen der Arachnoidea und der Pia mater ist mit Rückenmarksflüssigkeit gefüllt.

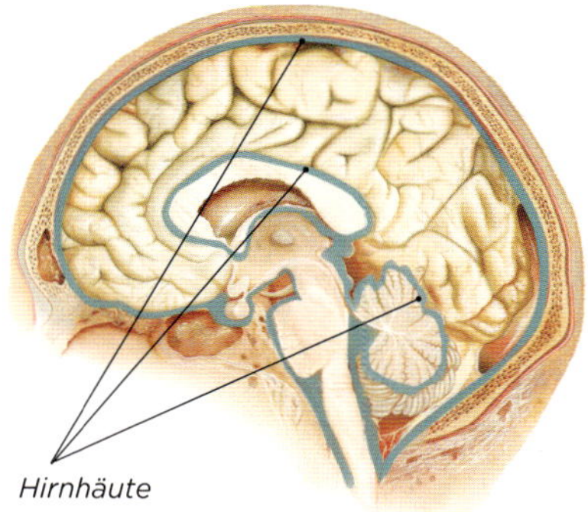

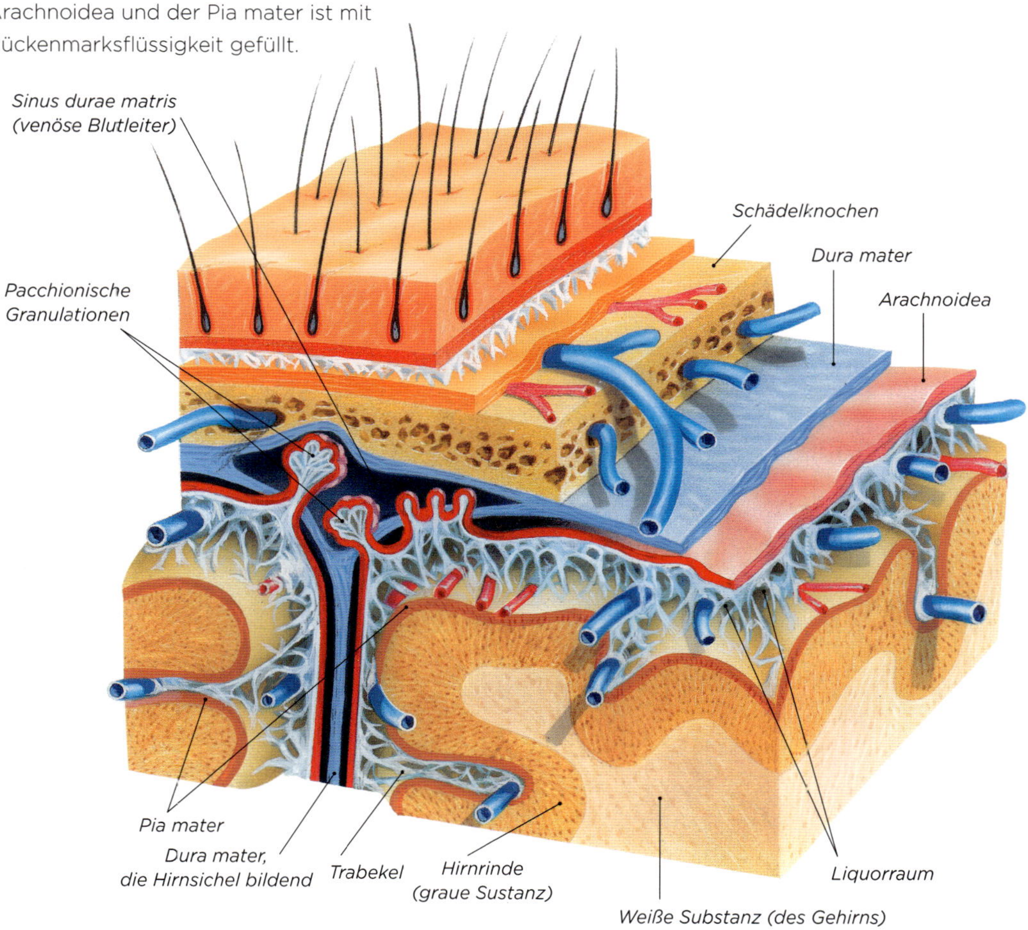

Querschnittsansicht

KARTE 65

DAS GEHIRN

Anatomisch ist das Gehirn in drei Regionen unterteilt – Vorderhirn, Mittelhirn und Hinterhirn.

Das Vorderhirn enthält den Großteil der Hirnsubstanz und wird von der stark gefalteten Großhirnrinde abgedeckt. Das Vorderhirn ist eine wichtige und komplexe Region. An seiner Oberfläche ist die Großhirnrinde jeder Hemisphäre grob in den Stirnlappen, den Hinterhauptlappen hinten, den Scheitellappen in der Mitte und den Schläfenlappen darunter gegliedert. Jeder Lappen enthält verschiedene Bereiche mit bestimmten Funktionen.

Das Mittelhirn und das Hinterhirn tragen viele Nervenfaserbündel, die Informationen zu und von den oberen Teilen des Gehirns übermitteln. Das Hinterhirn lässt sich weiter in Brücke, verlängertes Rückenmark (Medulla oblongata) und Kleinhirn unterteilen. Das Mittelhirn, die Brücke und die Medulla oblongata, zusammenfassend als Hirnstamm bezeichnet, enthalten zahlreiche Nervenzellgruppen, die die Gesichts- und Kopfmuskeln steuern.

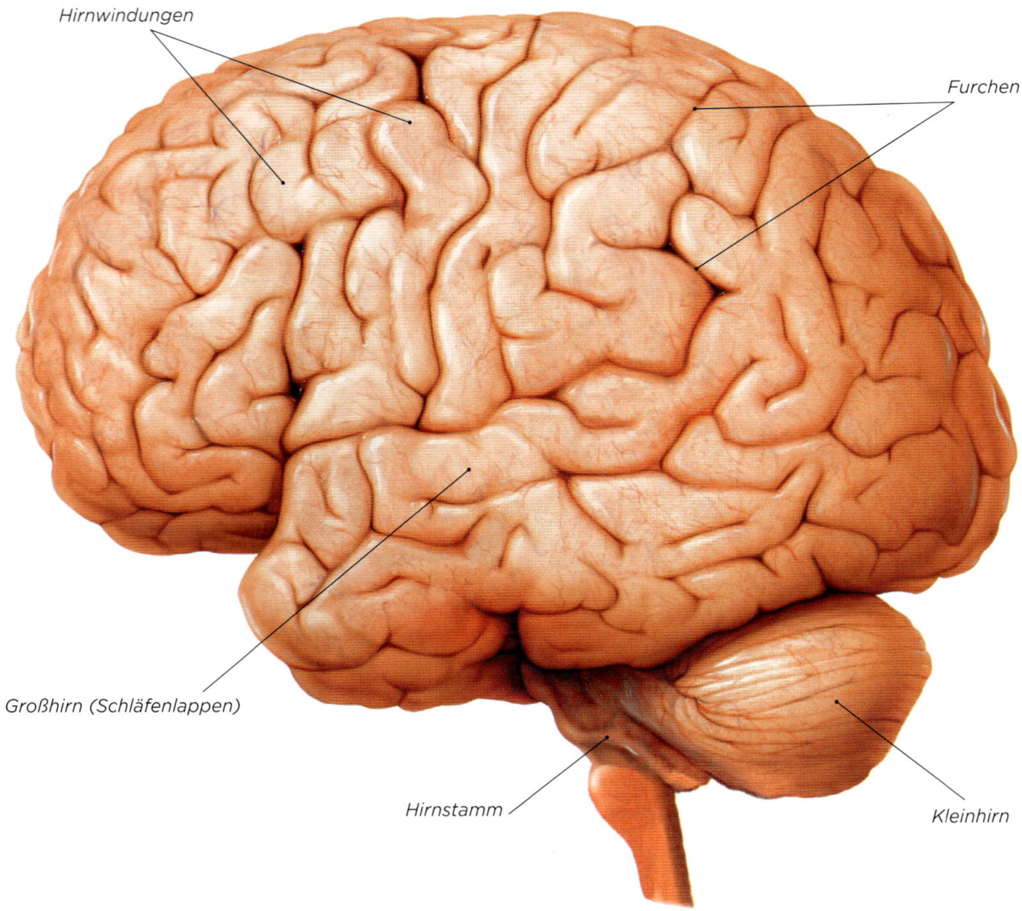

Seitenansicht

IM HIRNINNEREN

Das Gehirn ist in vier Hauptteile gegliedert: Großhirn, Zwischenhirn, Hirnstamm und Kleinhirn. Der größte Teil ist das Großhirn, das aus den beiden Großhirnhemisphären besteht, die durch ein Bündel weißer Substanz, dem Hirnbalken, miteinander verbunden und von der Großhirnrinde bedeckt sind.

Das Zwischenhirn liegt unterhalb der Großhirnhemisphären und besteht aus zwei Hauptstrukturen – Thalamus und Hypothalamus. Der Thalamus fungiert als Relaiszentrum für sensorische Informationen. Der Hypothalamus hat Einfluss auf unterschiedliche Körperfunktionen. Der Hirnstamm besteht aus Mittelhirn, Brücke und verlängertem Rückenmark (Medulla oblongata).

Das Kleinhirn ist mit dem Großhirn verbunden und hat eine stark gefaltete Oberfläche.

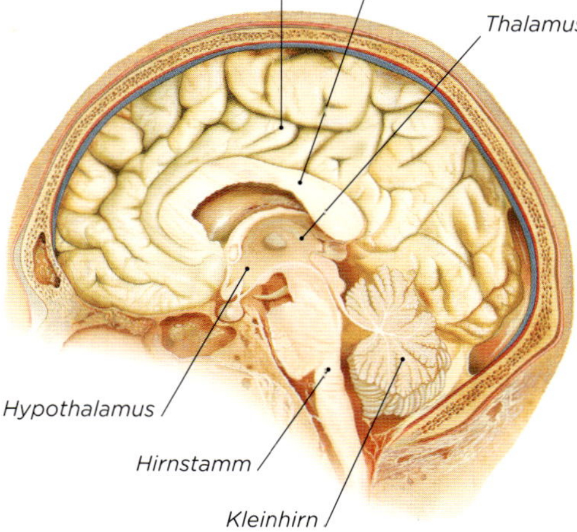

Sagittale Ansicht

QUERSCHNITT DES GEHIRNS

Der Horizontalschnitt des Gehirns zeigt die graue Substanz der Hirnrinde und die darunter liegende weiße Substanz.

Die Hirnrinde ist eine stark gefaltete Schicht grauer Substanz. Die unter der Hirnrinde liegende dicke Masse weißer Substanz besteht aus Fasern, die Informationen zwischen verschiedenen Teilen der Hirnrinde sowie zwischen Hirnrinde und anderen Teilen des Gehirns übermitteln. In der weißen Substanz sind Inseln aus grauer Substanz – die Basalganglien – eingebettet, die an der Bewegungskontrolle und teils an der Kognition beteiligt sind.

Die meisten Botschaften vom Gehirn beginnen in der Großhirnrinde, wo auch die höheren Gehirnfunktionen wie Denken, Sprechen, Sehen und Hören stattfinden.

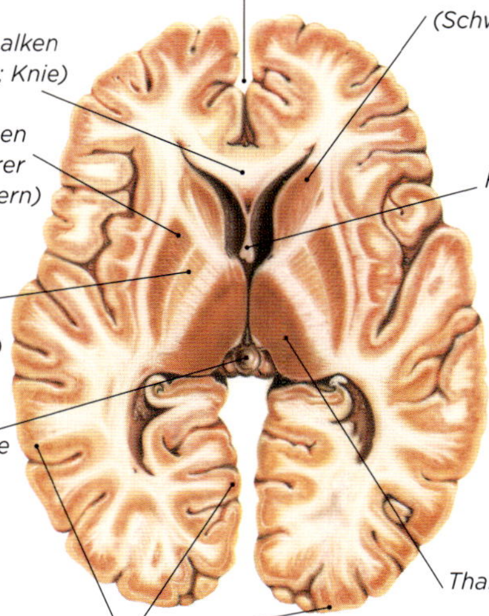

Horizontalschnitt

KARTE 68

HIRNLAPPEN

Das Gehirn wird durch die Längsfurche in zwei Hemisphären geteilt; jede Hemisphäre ist in Lappen unterteilt, die durch Furchen und Risse in den Falten der Großhirnrinde gekennzeichnet sind.

Die Zentralfurche trennt den Stirnlappen an der Vorderseite des Gehirns vom Scheitellappen dahinter. Im hinteren Teil des Gehirns befindet sich der Hinterhauptlappen. Der Schläfenlappen liegt unter dem Stirn- und Scheitellappen. Jeder Lappen ist nach dem über ihm liegenden Schädelknochen benannt und eng mit einer bestimmten Funktion verbunden, doch nicht auf diese beschränkt. Der Stirnlappen beispielsweise ist an Bewegung, Denken, Verhalten und Persönlichkeit beteiligt; der Scheitellappen an Berührung und Sprachverständnis. Die Funktion des Schläfenlappens bezieht sich auf das Gedächtnis.

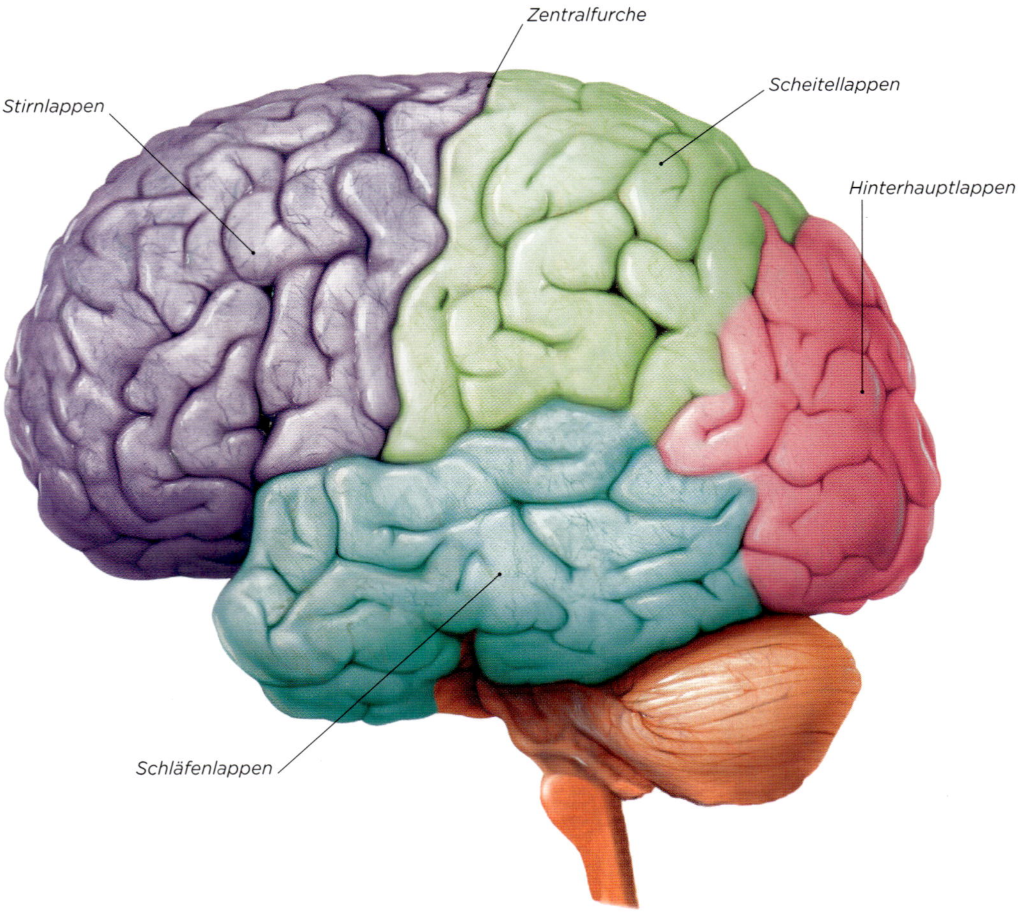

Seitenansicht

FUNKTIONSBEREICHE DES GEHIRNS

Die vier Hirnlappen enthalten jeweils Bereiche mit unterschiedlichen Funktionen. Der präfrontale Bereich am Stirnlappen befasst sich mit sozialem Verhalten, Motivation und Planung. Dahinter liegen die prämotorische Rinde, die motorisches Handeln plant, und die primär motorische Rinde, die die motorischen Befehle in die Tat umsetzt. Der untere Teil des Stirnlappens enthält das für Artikulation und Sprachbildung zuständige motorische Sprachzentrum. Im Hinterhauptlappen befinden sich mehrere Sehbereiche. Der Scheitellappen befasst sich mit der Verarbeitung sensorischer Informationen über Berühring, Schmerz und Gelenkstellung. Weiter hinten im Scheitellappen liegt eine Region, die unser Gefühl für die räumliche Organisation der Außenwelt erzeugt. Der Schläfenlappen enthält für Hören, Riechen und Gedächtnis zuständige Bereiche. Das Wernicke-Sprachzentrum ist für das Sprachverständnis verantwortlich.

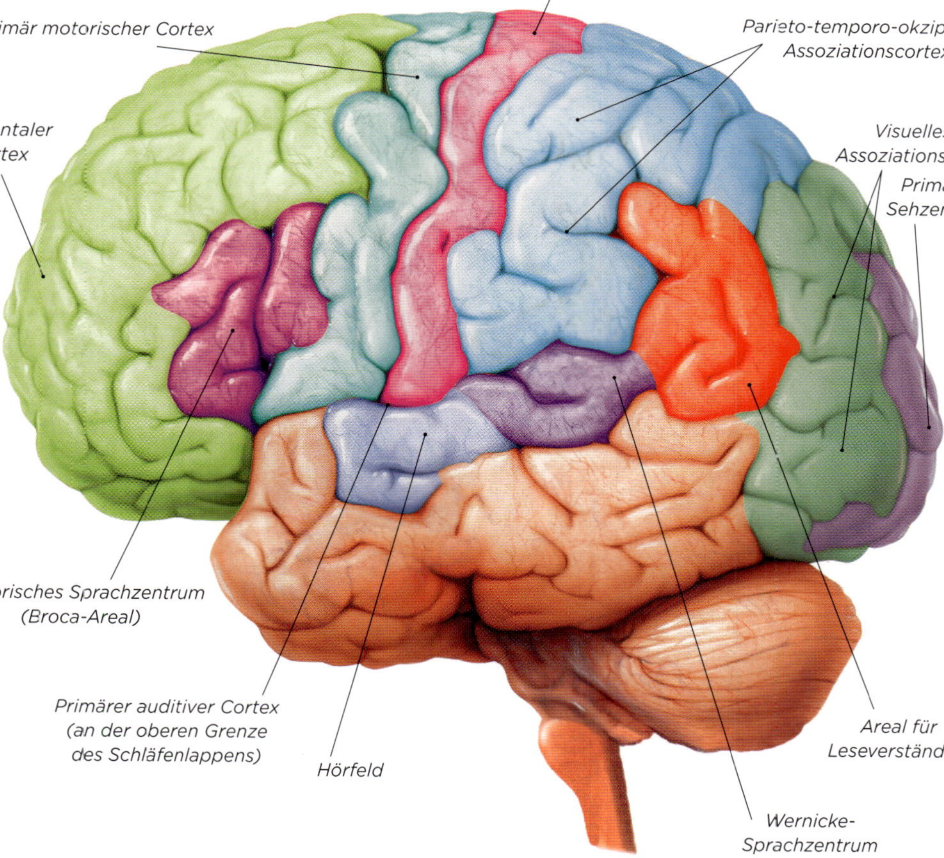

Seitenansicht

KARTE 70

HIRNNERVEN

Es gibt 12 Hirnnerven. Der Riechnerv ist für den Geruch zuständig. Der Sehnerv leitet Sehimpulse von der Netzhaut zum Gehirn. Augenbewegungsnerv, Augenrollnerv und Augenabziehnerv kontrollen die Bewegung des Augapfels und der Augenlider. Der Trigeminus (Drillingsnerv) besteht aus drei Abschnitten: Augen-, Ober- und Unterkieferabteilung, die die Stirn mit sensorischen Fasern versorgt, Backen- und Kieferpartie und Kaumuskeln. Der Gesichtsnerv stellt motorische Fasern für den Gesichtsausdruck bereit und ist für den Geschmack an der Vorderseite der Zunge verantwortlich. Der Hör-Gleichgewichtsnerv überträgt Impulse für das Hören und das Gleichgewicht. Der Zungen-Rachen-Nerv versorgt den Karotissinus und ist für den Geschmack auf der Rückseite der Zunge und des weichen Gaumens zuständig. Der Vagusnerv ist am Schlucken und Sprechen, an der Magensekretion und am Hungergefühl beteiligt; er reguliert außerdem den Herzrhythmus und überträgt Informationen über die Vorhoffüllung zurück zum Hirnstamm. Der akzessorische Nerv des Rückenmarks ist für die Bewegung des Kopfnickers und die oberen Teile des Trapezmuskels verantwortlich. Der Unterzungennerv kontrolliert die Bewegungen der Zunge.

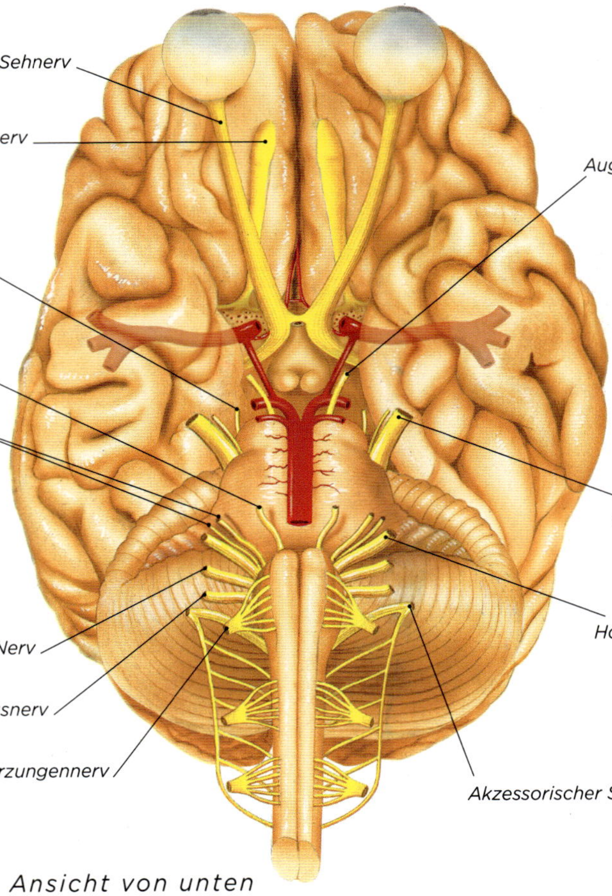

HIRNSTAMM

Der Hirnstamm, der in das darunter liegende Rückenmark übergeht, besteht aus Mittelhirn, Brücke (Pons) und verlängertem Rückenmark (Medulla oblongata). Durch den Hirnstamm verlaufen aufsteigende Pfade, die sensorische Informationen vom Rückenmark zum Gehirn übertragen, und absteigende Pfade, die motorische Informationen zum Rückenmark übermitteln. Zentren im Hirnstamm regulieren viele lebenswichtige Funktionen, darunter Herzschlag, Atmung und Blutdruck.

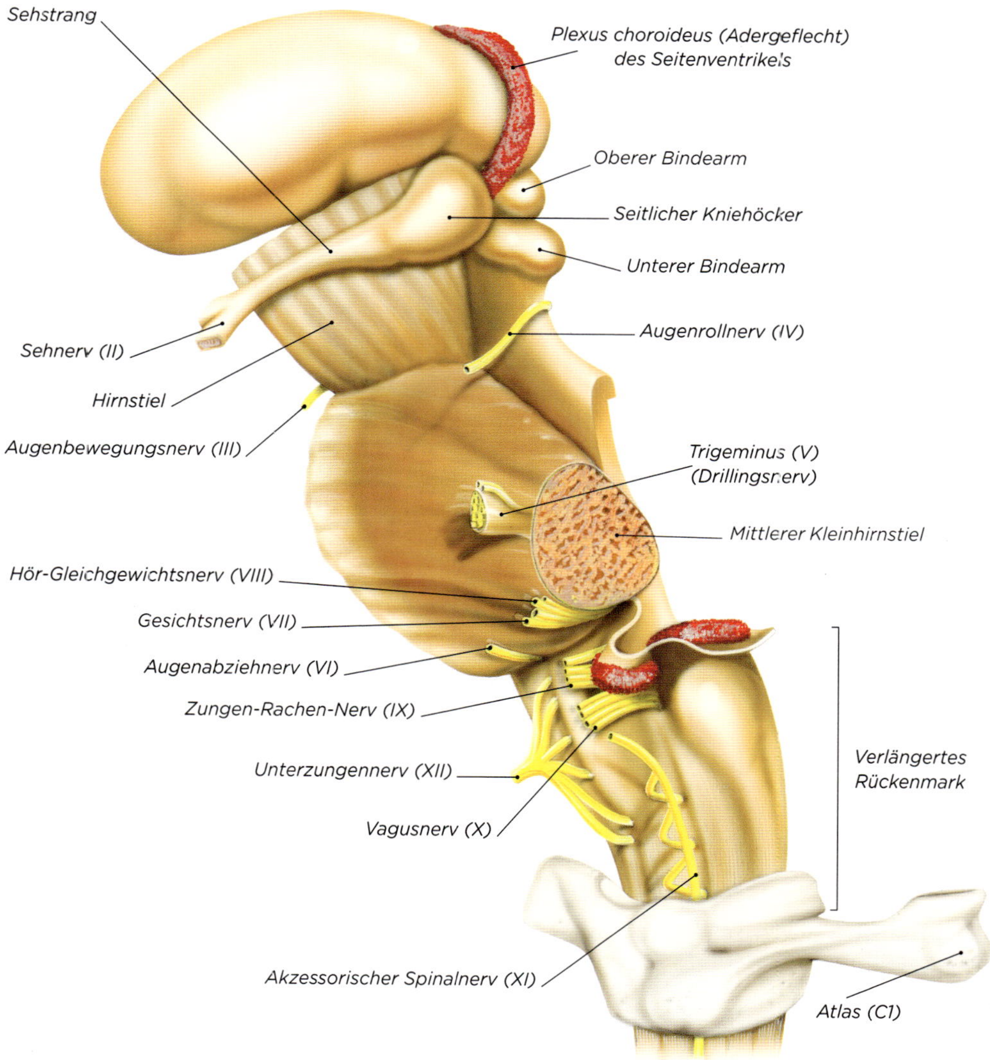

Seitenansicht

KARTE 72

RÜCKENMARK

Das Rückenmark hat einen zentralen Bereich aus grauer Substanz, der in (dorsale) Rückenmarkhinterhörner und (ventrale) Rückenmarkvorderhörner sowie eine Intermediärzone unterteilt ist. Die graue Substanz ist von weißer Substanz umgeben, die auf- und absteigende Faserstränge enthält. Die Hinterhörner sind darauf spezialisiert, sensorische Informationen wie Berührung, Schmerz und Gelenkempfindungen zu verarbeiten und diese Informationen an das Gehirn weiterzuleiten. Die Vorderhörner enthalten Motorneuronen, die über Spinalnerven Nachrichten an die Muskeln weiterleiten. Die Intermediärzone enthält viele Interneuronen, die an der Verbindung eingehender sensorischer Neuronen mit ausgehenden Motorneuronen beteiligt sind, um automatisierte Reaktionen (Reflexreaktionen) auszulösen, die nicht das Gehirn einbeziehen.

Am Rückenmark sind zahlreiche Nervenfasern befestigt, die in Gruppen angeordnet und je nach ihrer Ebene am Rückenmarkstrang benannt sind. Das Rückenmark fungiert als Vermittler zwischen dem peripheren Nervensystem (PNS) und dem Gehirn.

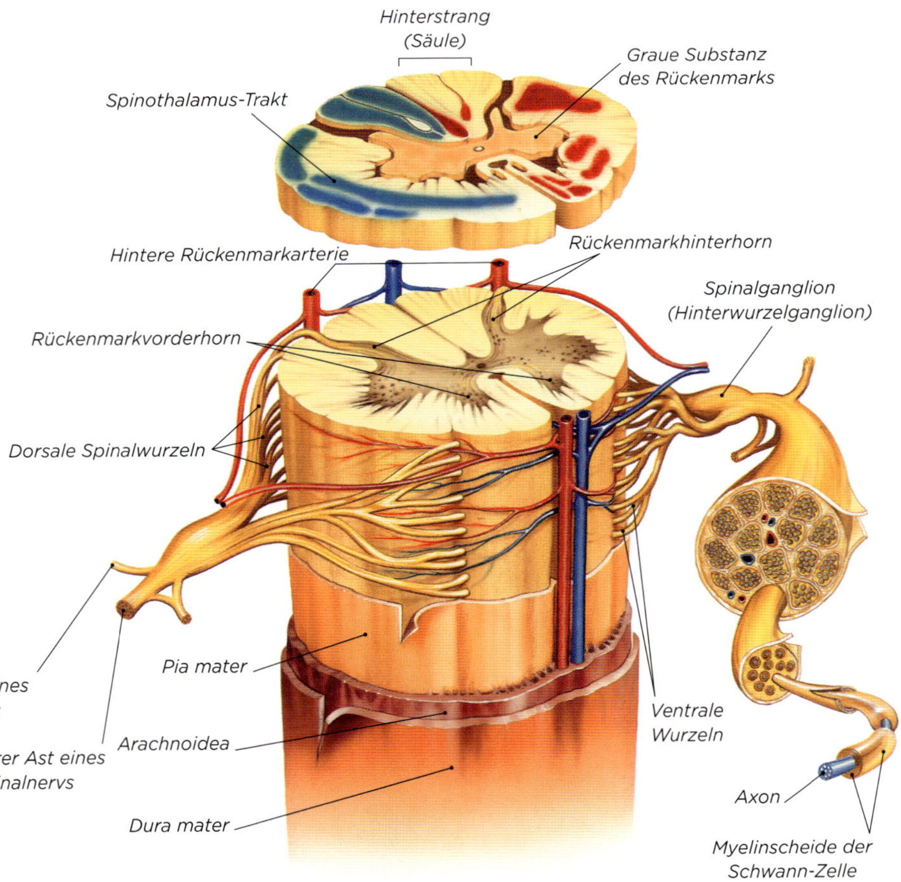

Querschnittsansicht

KARTE 73

SPINALNERVEN

Spinalnerven gehen von den Seiten der Wirbelsäule aus und übermitteln Informationen in beide Richtungen zwischen dem Rückenmark und den peripheren Strukturen des Körpers. Die 31 Spinalnervenpaare sind nach der Ebene benannt, von der sie aus dem Rückenmark austreten. Es gibt acht zervikale Spinalnerven (C1–C8), 12 thorakale Spinalnerven (T1–T12), fünf lumbale Spinalnerven (L1–L5), fünf sakrale Spinalnerven (S1–S5) und einen kokzygealen Spinalnerv (Steißbeinnerv). Jeder Nerv versorgt einen begrenzten Hautbereich (Dermatom) und eine bestimmte Muskelgruppe (Myotom).

Jeder Nerv besteht aus sensorischen Fasern, die Information von Haut, Knochen und Gelenken an das Rückenmark übertragen, und motorischen Fasern, die Nachrichten vom Rückenmark zu den Skelettmuskeln übermitteln. Einige Spinalnerven tragen auch sympathische (autonome) Fasern, die Botschaften an die Schweißdrüsen und Blutgefäße senden, und parasympathische Fasern, die zur Schleimhaut und zur glatten Muskulatur des Magen-Darm-Trakts und zu anderen Organen übertragen.

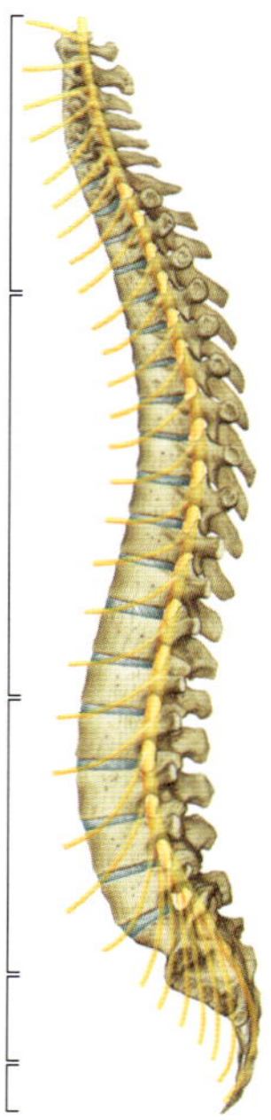

KARTE 74

DERMATOME

Aus jedem der 31 Segmente des Rückenmarks entsteht ein Paar Spinalnerven, die sensorische Botschaften an das Zentralnervensystem (ZNS) übermitteln und motorische Botschaften aus dem ZNS aussenden. Letztendlich versorgt jeder Nerv autonom einen anderen Hautbereich (Dermatom), mit Ausnahme des Spinalnervs C1, der bei den Dermatomen keine Rolle spielt. Die Gesichtshaut wird von Ästen des Trigeminus (Hirnnerven V1, V2 und V3) versorgt.

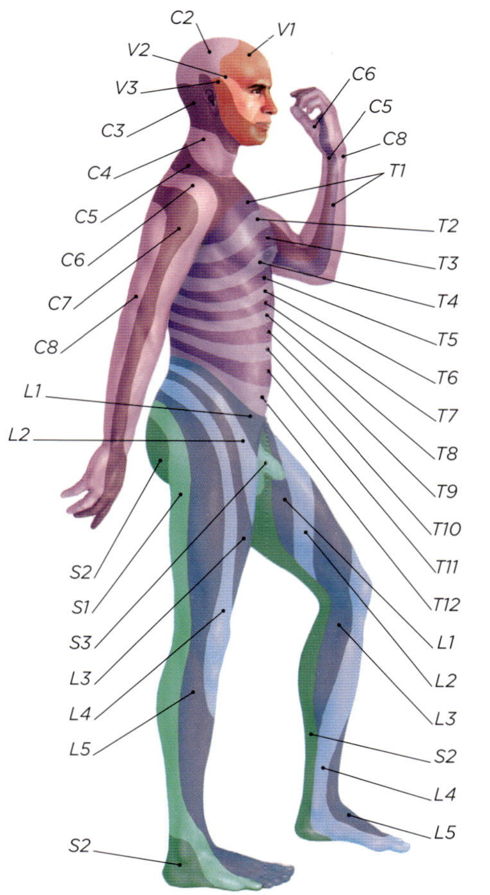

Seitenansicht

KARTE 75

HAUPTNERVEN DER OBEREN EXTREMITÄT

Die wichtigsten Nerven der oberen Extremität sind Achsel- und Muskel-Haut-Nerv, Ellen-, Speichen- und Mittelarmnerv. Sie gehen vom Armgeflecht im Schulterbereich aus.

Der Ellennerv verläuft an der Innenseite des Arms, windet sich um die Rückseite des Ellenbogengelenks, führt an der Innenseite des Unterarms fort und endet auf der Seite des kleinen Fingers in der Hand. Der Speichennerv verläuft an der Außenseite des Arms zum Unterarm und zur Hand. Der Mittelarmnerv führt zwischen Ellen- und Speichennerv von der Schulter zur Hand.

KARTE 76

HAUPTNERVEN DES HANDGELENKS

Die wichtigsten Nerven des Arms kreuzen das Handgelenk zum Versorgen von Haut und Muskeln der Hand. Der Ellennerv und der Mittelarmnerv verlaufen unter dem Bindegewebe des Beuger-Retinakulums über die Handwurzelknochen und innervieren die Seite des kleinen Fingers und die Daumenseite der Handfläche.

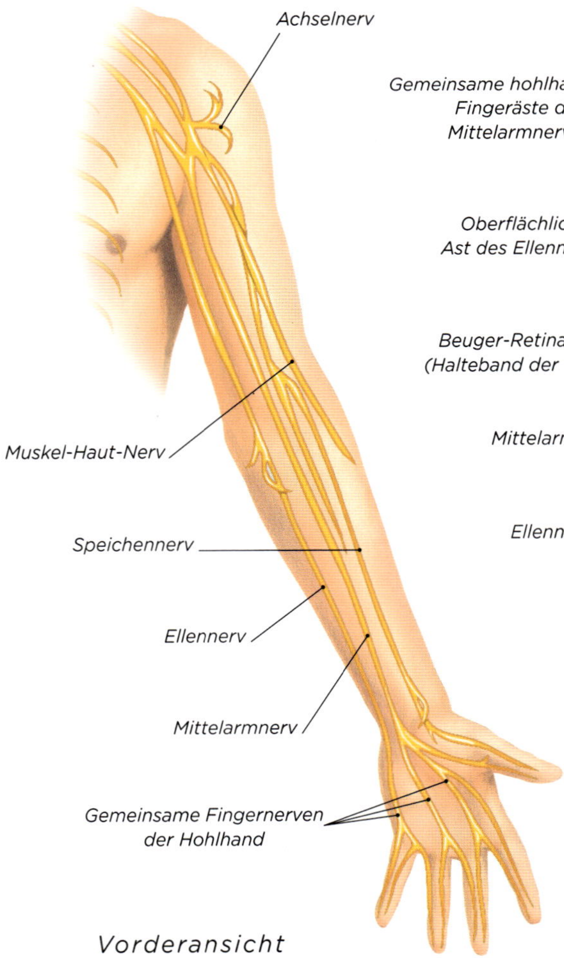

Vorderansicht

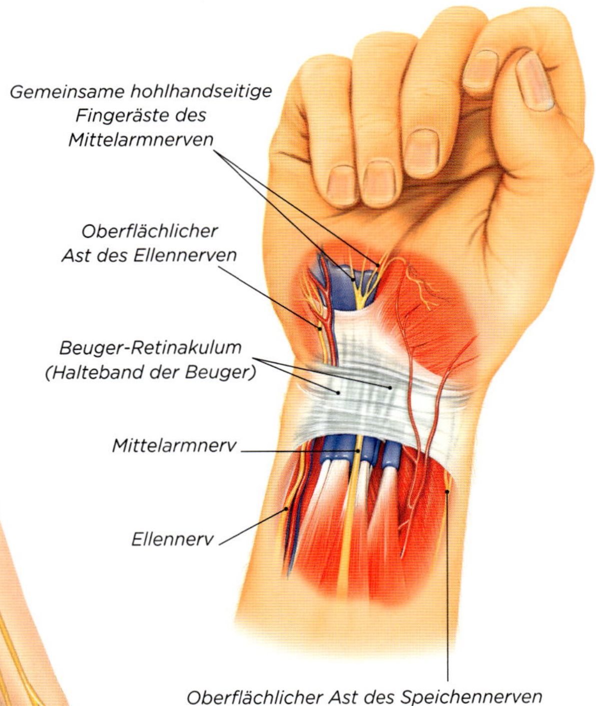

Palmaransicht

KARTE 77

KARTE 78

HAUPTNERVEN DER UNTEREN EXTREMITÄT

Oberschenkel-, Hüftloch- und Ischiasnerv sind die Hauptnerven der unteren Extremität und versorgen die Muskeln und einen Großteil der Haut. Der Oberschenkelnerv und sein Hauptast, der Nervus saphenus, innervieren die Muskeln an der Vorderseite des Oberschenkels, das Hüft- und das Kniegelenk und die Haut von Oberschenkel, Bein und Fuß. Der Hüftlochnerv versorgt den schlanken Muskel und die Adduktoren des Oberschenkels sowie die Haut auf der medialen Seite des Oberschenkels. Der Ischiasnerv und seine Äste (Schienbein- und gemeinsamer Wadenbeinnerv) innervieren die Oberschenkelmuskulatur und die Bein- und Fußmuskeln.

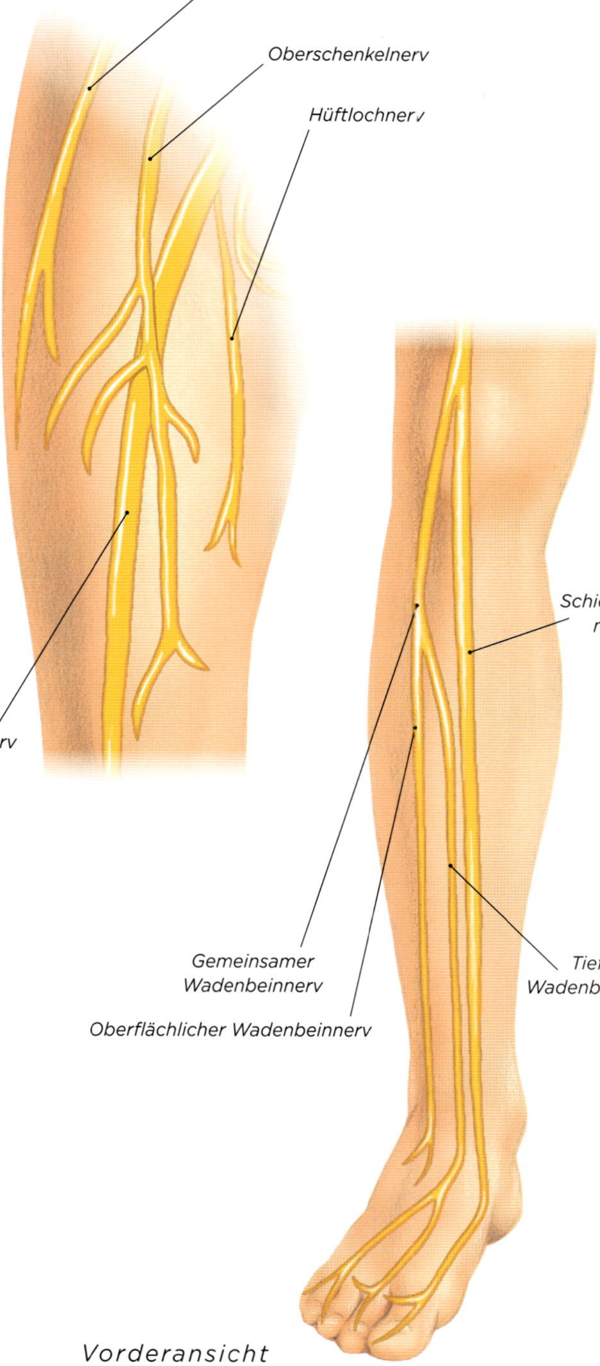

Vorderansicht

KARTE 79

VEGETATIVES NERVENSYSTEM: SYMPATHISCHER BEREICH

Das sympathische Nervensystem besteht aus Nervenzellen im Brust- und oberen Lendenwirbelbereich des Rückenmarks sowie aus einer langen Kette von Nervenzellen – dem sympathischen Rumpf –, die neben der Wirbelsäule liegt, und sendet an andere Nervengeflechte und innere Organe.
Der sympathische Bereich kommt in Notsituationen zum Tragen, wenn der Körper bei „Kampf-oder-Flucht-Reaktionen“ zusätzliche Energie benötigt, um Gefahren zu vermeiden oder zu überwinden.
In derartigen Situationen reagiert der Sympathikus mit der Erhöhung von Herzfrequenz, Blutdruck und Blutzuckerspiegel: Die Pupillen erweitern sich, die Atmung wird schnell, und die Blutzufuhr zu den Muskeln nimmt zu. Diese Maßnahmen erhöhen die Fähigkeit zur Bewältigung von Notfällen.
Der sympathische Teil hat auch eine wichtige Wirkung auf die Kontrolle der Körpertemperatur sowie auf die Harn- und die Fortpflanzungsorgane.

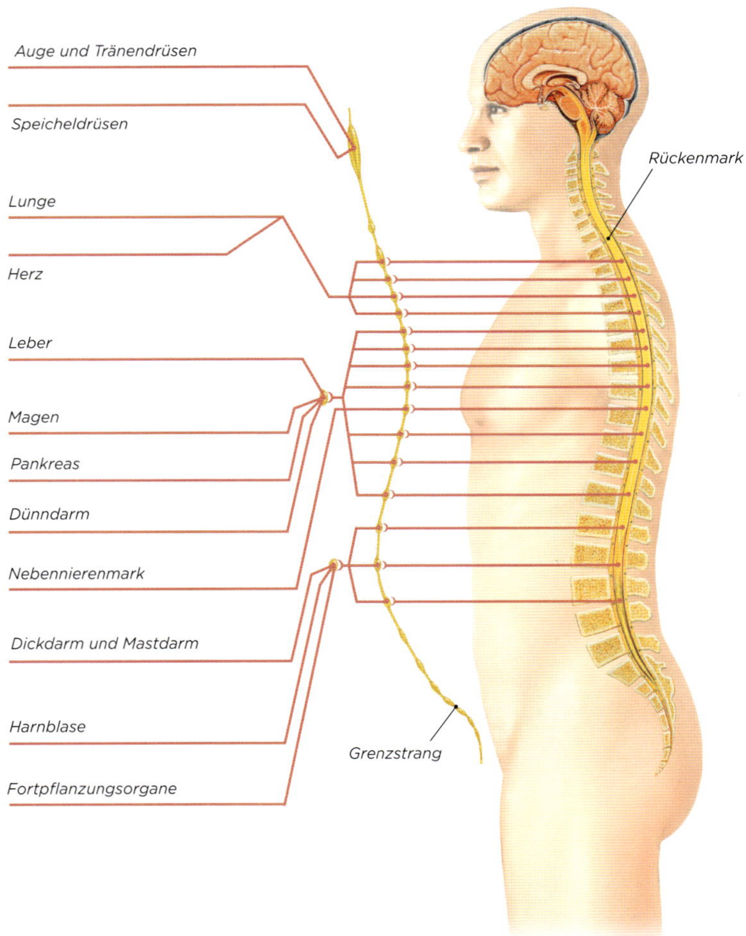

VEGETATIVES NERVENSYSTEM: PARASYMPATHISCHER BEREICH

Das autonome Nervensystem spielt eine wichtige Rolle bei der Homöostase. Homöostase bezieht sich auf die Fähigkeit des Körpers, eine konstante innere Umgebung sowie konstante Herzfrequenz und konstanten Blutdruck aufrechtzuerhalten.

Der Parasympathikus ist am aktivsten, wenn der Körper nicht gefährdet ist und die Person weitgehend ruht. Seine Hauptfunktion besteht darin, Körperkräfte zu schonen und den inneren Zustand des Körpers durch Förderung der Verdauung und Ausscheidung von Abfallstoffen aus dem Körper zu normalisieren. Dazu gehören z. B. eine erhöhte Aktivität der Speicheldrüsen und glatten Muskeln und Drüsen im Magen und Darm wie auch eine Senkung von Herzfrequenz und Blutdruck.

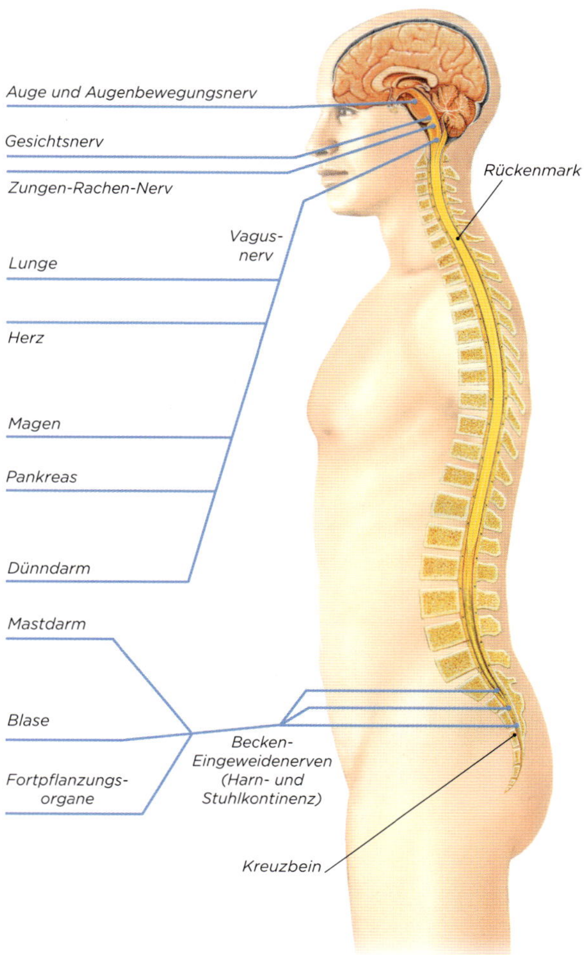

KARTE 81

AUGE

Der Augapfel besteht aus drei Schichten: Die Lederhaut (Sklera) und die Hornhaut (Cornea) bilden die äußere Schicht, die mittlere Augenhaut (Uvea) und die Linse die mittlere Schicht, und die Netzhaut (Retina) bildet die innere Schicht. Die Lederhaut verleiht dem Augapfel seine Kugelform, wobei die Vorderseite der Kugel von der gekrümmten Schicht der transparenten Hornhaut bedeckt ist. Die mittlere Augenhaut hat drei Bestandteile: Aderhaut, Ziliarkörper und Iris. Die Aderhaut ist der hintere Teil der mittleren Augenhaut und trägt Blutgefäße und Nerven zur Hornhaut, zum Ziliarkörper und zur Iris und von diesen zurück. Der Ziliarkörper enthält Muskeln, deren Bewegungen die Linse ausrichten. Die Iris ist der vordere Teil und liegt hinter der Hornhaut. Die Netzhaut kleidet die Innenseite des hinteren Teils des Augapfels aus. Sie empfängt Bilder, die das optische System auf sie wirft, und wandelt sie in neurale Signale um. Die Nervenfasern kommen im Sehnerv zusammen.

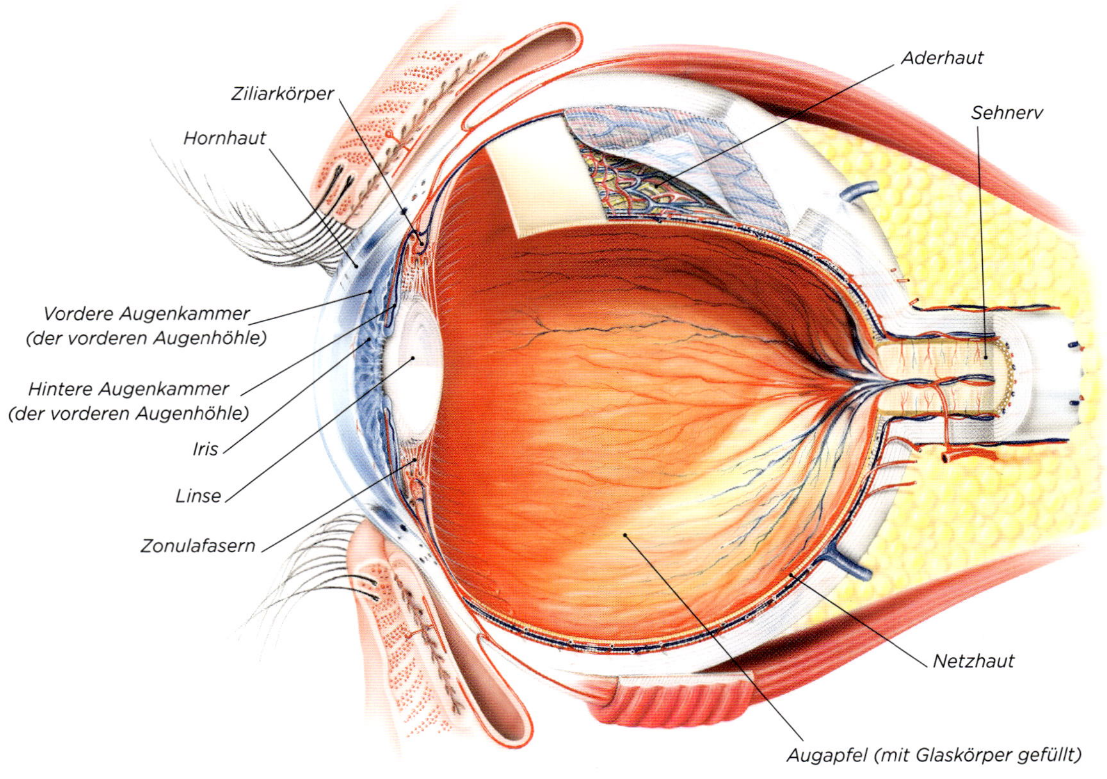

Seitenansicht

OHR

Das Ohr befindet sich in einem Hohlraum im Schläfenbein des Schädels und besteht aus drei separaten Abschnitten: Außenohr, Mittelohr und Innenohr.

Das Außenohr, bestehend aus Ohrmuschel und Gehörgang, fungiert als Trichter zum Sammeln von Schallwellen und leitet diese zum Trommelfell (Paukenfell).

Das Mittelohr umfasst das Trommelfell und eine Kette aus drei Gehörknöchelchen (Hammer, Amboss und Steigbügel), die über die Paukenhöhle mit dem ovalen Fenster in der Hörschnecke verbunden sind. Die Eustachische Röhre (Hörtrompete) verbindet den Luftraum der Paukenhöhle mit dem Rachen und ermöglicht den Ausgleich des Luftdrucks im Mittelohr mit dem atmosphärischen Druck.

Das Innenohr (Labyrinth) enthält das Haupthörorgan, die mit Flüssigkeit gefüllte Hörschnecke sund die Bogengänge, die Gleichgewichtsorgane.

Schallinformationen wandern über das Stammhirn entlang des Gleichgewichtsnerven zum Hörzentrum im Schläfenlappen.

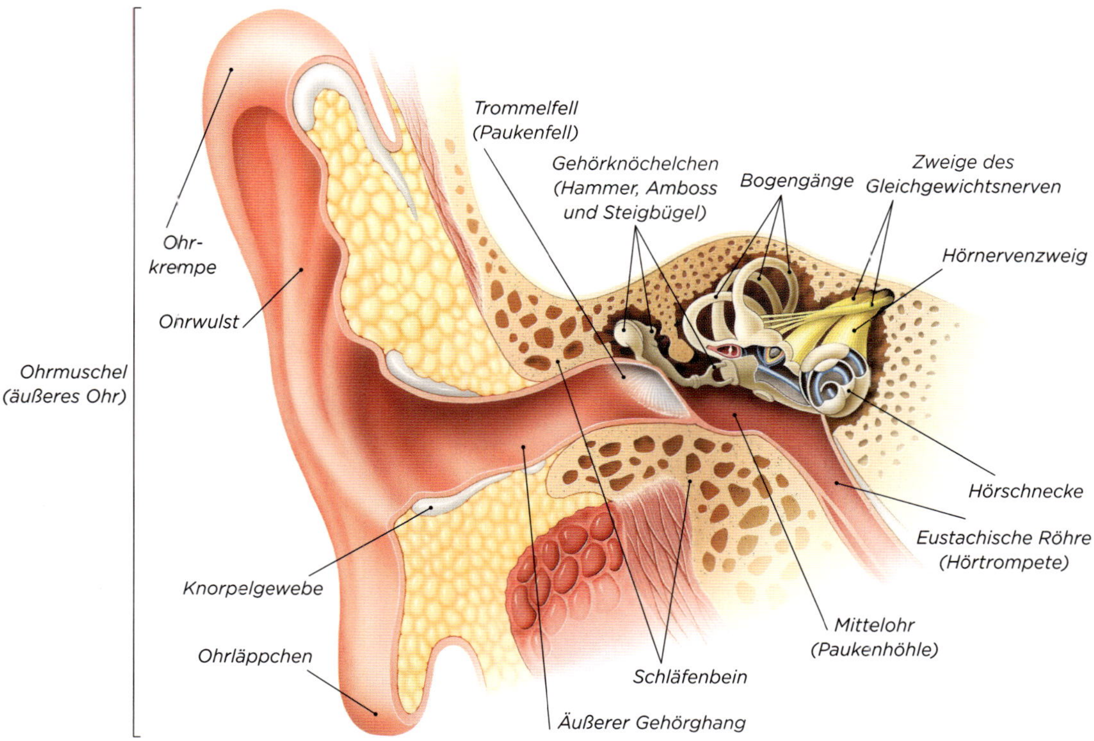

Koronaransicht

KARTE 83

CORTISCHES ORGAN

Das Cortische Organ gehört zum Gehörgang im Innenohr. Die Schlüsselelemente sind eine Innenreihe und drei Außenreihen von äußeren Haarzellen, die von Phalangenzellen unterstützt werden; sie alle liegen auf einer Basilarmembran. Die Haarfortsätze der äußeren Haarzellen sind in einer gallertartigen Struktur, der Deckmembran, eingebettet; die Haarfortsätze der inneren Haarzellen kommen jedoch nicht mit der Membran in Kontakt. Schwingungen der Basilarmembran aufgrund von Schallwellen, die sich entlang der Hörschnecke bewegen, verursachen eine Flüssigkeitsbewegung in der Nähe der inneren Haarzellenfortsätze; diese biegen sich dadurch und lösen Aktionspotenziale in den Hörnervenfasern aus. Äußere Haarzellen sind hauptsächlich Verstärker, da sie die Deckmembran aktiv bewegen können, wenn sie von Neuronen im Hirnstamm (über das olivokochleäre Bündel) angewiesen werden; dies erhöht die Stimulation der inneren Haarzellen. Dieser kochleäre Verstärkereffekt hilft uns, uns auf Töne einer bestimmten Frequenz zu konzentrieren, was für normales Hören von entscheidender Bedeutung ist.

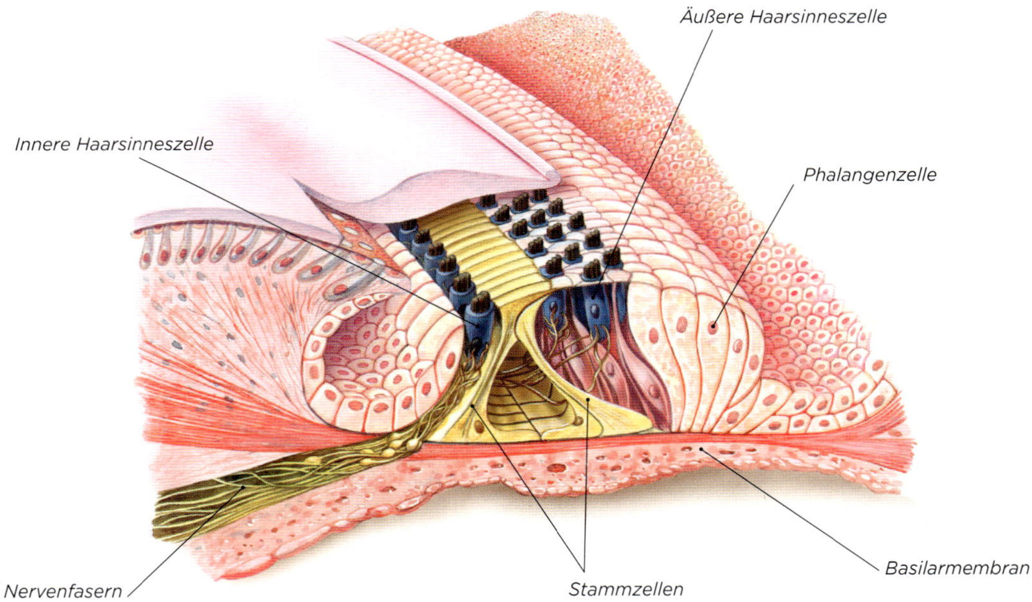

Querschnittsansicht

NASE

Die Nase bildet einen Teil des Schädels. Die Knochen der äußeren Nase bestehen auf jeder Seite aus einem Nasenbein und dem Oberkiefer (Maxilla). Das Gerüst der Nasenlöcher besteht aus Knorpel; die Nasenscheidewand, die die Nasenlöcher trennt, teils aus Knochen und teils aus Knorpel.

Die Nasenlöcher führen zu den Nasenhöhlen. In jeder Nasenhöhle ragen drei gebogene Knochenplatten, die Konchas oder Nasenmuscheln, aus der Nasenwand hervor und vergrößern so die Oberfläche der Höhle. Die Knochen, die die Nasenhöhlen umgeben, sind das Pflugscharbein (Vomer) sowie Teile des Stirn-, Siebbein-, Oberkiefer- und Keilbeinknochens. Der Boden der Nasenhöhle bildet das Gaumendach.

Der Großteil jeder Nasenhöhle ist von respiratorischer Schleimhaut ausgekleidet, die durch das Vorhandensein von Flimmerhärchen gekennzeichnet ist. Im oberen Bereich jeder Nasenhöhle verändert sich die respiratorische Schleimhaut zu Riechschleimhaut, die spezielle Nervenzellen für die Geruchsaufnahme enthält.

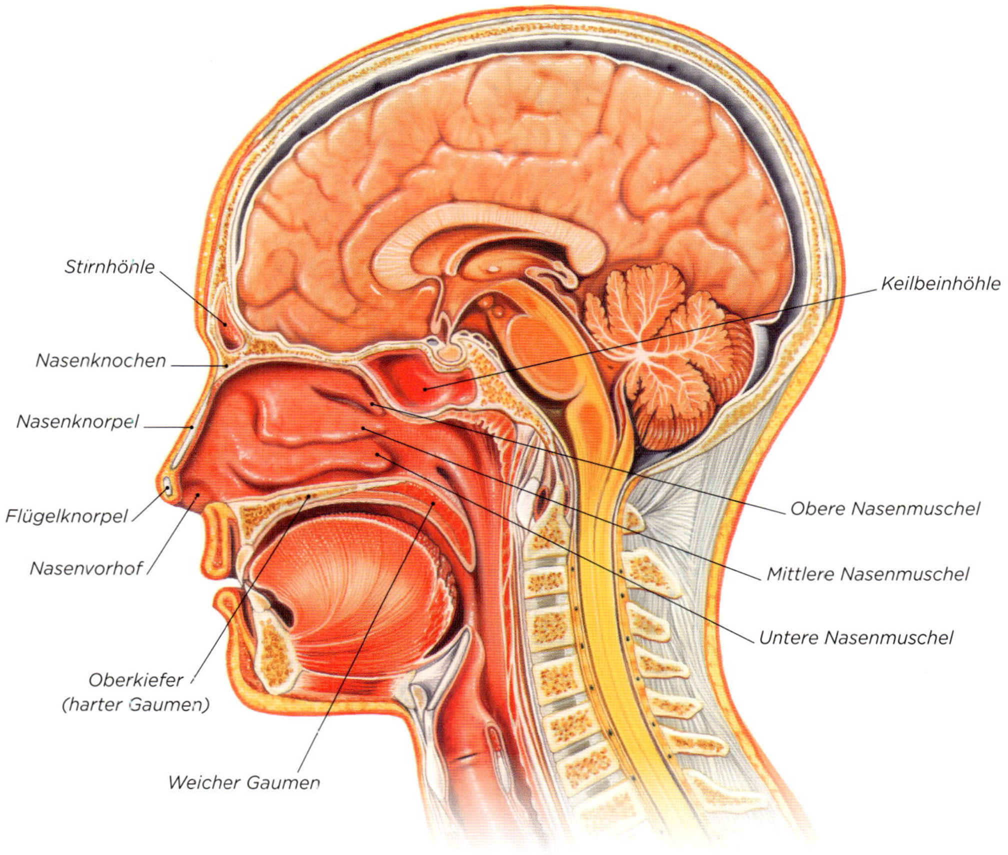

Sagittale Ansicht

KARTE 85

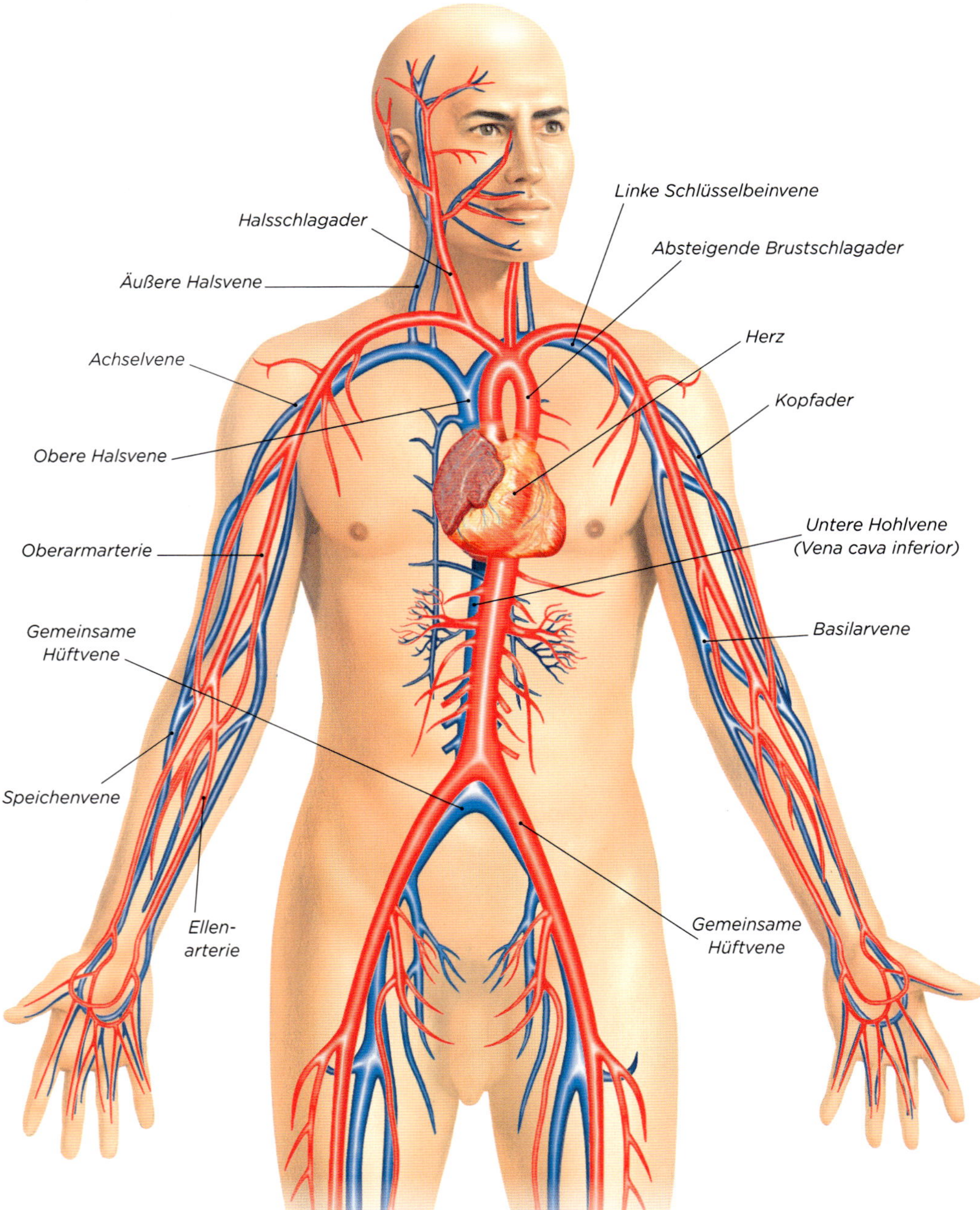

Vorderansicht

KREISLAUFSYSTEM

Die Rolle des Kreislaufsystems besteht darin, das Blut und seine Bestandteile (Blutplasma und Blutkörperchen) sowie chemische Stoffe durch den Körper zu bewegen. Dafür sind eine Pumpe (das Herz) und ein komplexes Gefäßnetz erforderlich.

Im großen Kreislauf (Körperkreislauf) wird Blut aus der linken Herzkammer durch den Körper verteilt, um ihn mit Sauerstoff und Nährstoffen zu versorgen; danach kehrt das Blut in den rechten Vorhof zurück. Im kleinen Blutkreislauf (Lungenkreislauf) ist das in den rechten Vorhof zurückkehrende Blut arm an Sauerstoff und reich an Kohlendioxid. Dieses Blut fließt in die rechte Herzkammer und wird in die Lunge gepumpt; nach dem Austausch von Kohlendioxid gegen Sauerstoff kehrt es von dort aus in den linken Vorhof zurück und fließt dann in die linke Herzkammer – der Kreislauf geht weiter.

Die Hauptarterien des großen Kreislaufs gehen von der Aorta aus: Dies sind die Halsschlagadern für Kopf und Hals, die Achselarterien für die oberen Extremitäten und die Beckenarterien für das Becken und die unteren Extremitäten.

Es gibt zwei systemische Hauptvenen: die obere Hohlvene (Vena cava superior), die das Blut vom Kopf und den oberen Extremitäten zurückführt, und die untere Hohlvene (Vena cava inferior), die es von den unteren Extremitäten zurückführt.

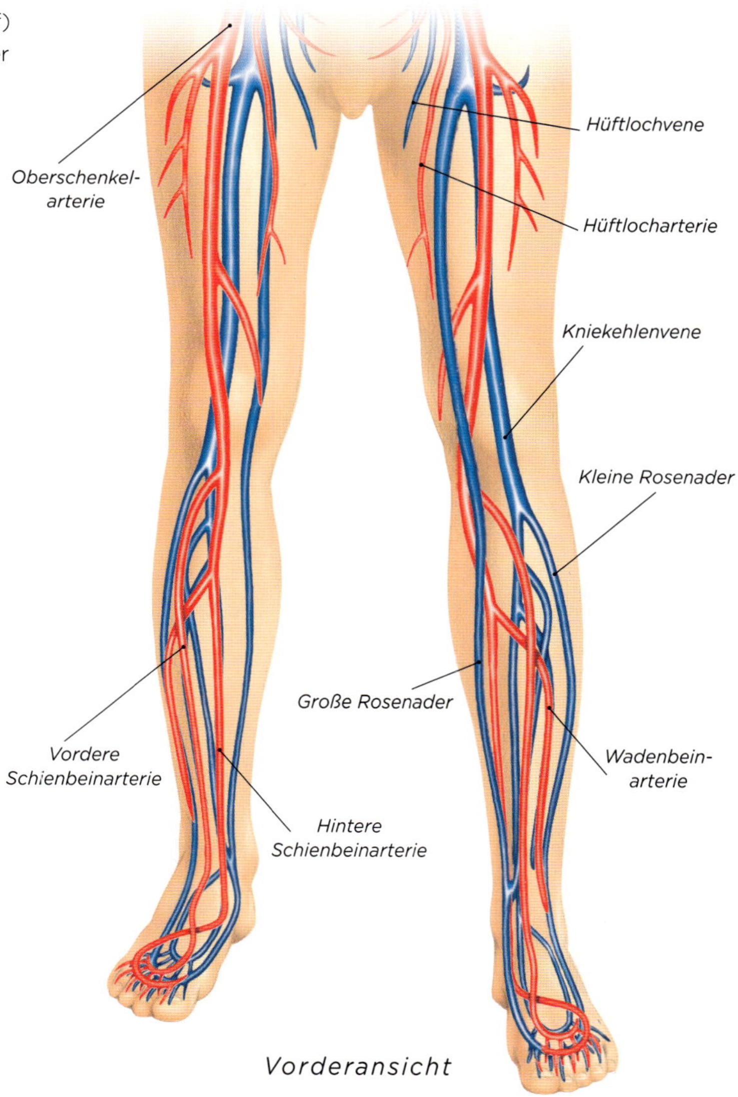

Vorderansicht

KARTE 87

HERZ

Das Herz liegt in der Mittellinie des Brustkorbs zwischen der Lunge und ist von der doppelschichtigen Membran des Herzbeutels umgeben. Der rechte und linke Vorhof befinden sich hinten; die rechte und linke Herzklappe vorn. Ein Septum (Scheidewand) trennt den rechten und linken Vorhof und die rechte und linke Herzkammer. Jeder Vorhof führt durch eine atrioventrikuläre Öffnung in eine Herzkammer; diese Öffnung ist mit einer Herzklappe geschützt, die dafür sorgt, dass das Blut nur in eine Richtung fließt.

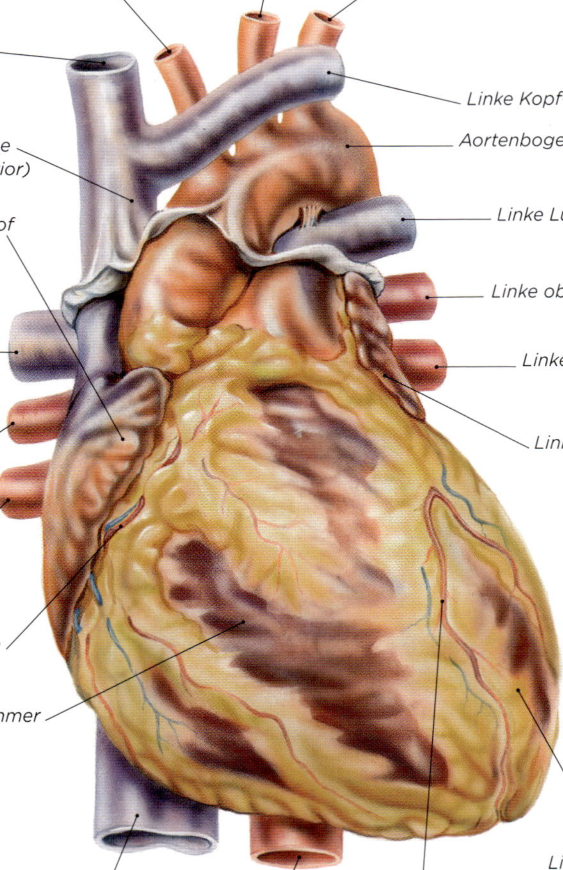

Vorderansicht

KARTE 88

HERZRÜCKSEITE

Das Herz besteht aus zwei Hälften. Jede Hälfte ist in eine obere und untere Kammer unterteilt.

Die beiden Kammern auf der linken Seite des Herzens sind der linke Vorhof (Atrium) und die linke Herzkammer (Ventrikel). Die beiden Kammern auf der rechten Seite des Herzens sind der rechte Vorhof und die rechte Herzkammer.

Vier Herzklappen – Trikuspid- und Mitralklappe, Pulmonal- und Aortenklappe – sorgen dafür, dass das Blut in eine Richtung fließt: vom Vorhof zur Herzkammer und durch die entsprechende Arterie nach außen.

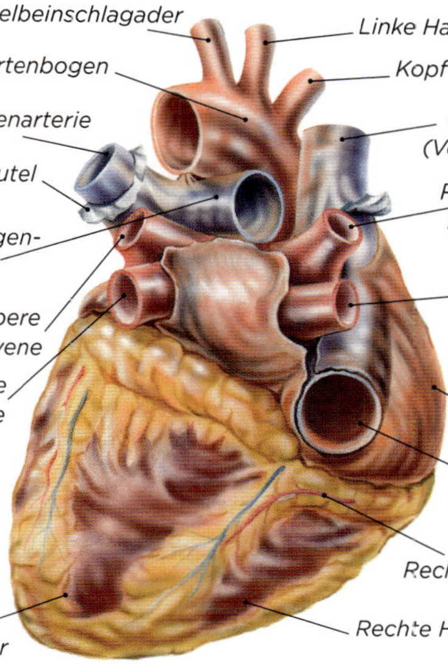

Rückansicht

KARTE 89

IM HERZINNEREN

Eine Querschnittsansicht des Herzens zeigt die vier Kammern und Klappen. Auf der linken Seite des Herzens befinden sich der linke Vorhof und die linke Herzkammer, zwischen denen die Mitralklappe sitzt. Das aus der linken Herzkammer austretende Blut wird durch die Aortenklappe abgegeben. Auf der rechten Seite des Herzens befinden sich der rechte Vorhof und die rechte Herzkammer, zwischen denen die Trikuspidalklappe sitzt. Das aus der rechten Herzkammer austretende Blut fließt durch die Pulmonalklappe.

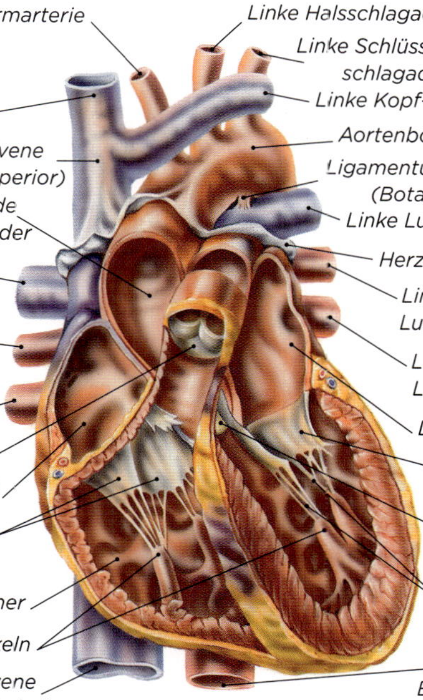

Querschnittsansicht

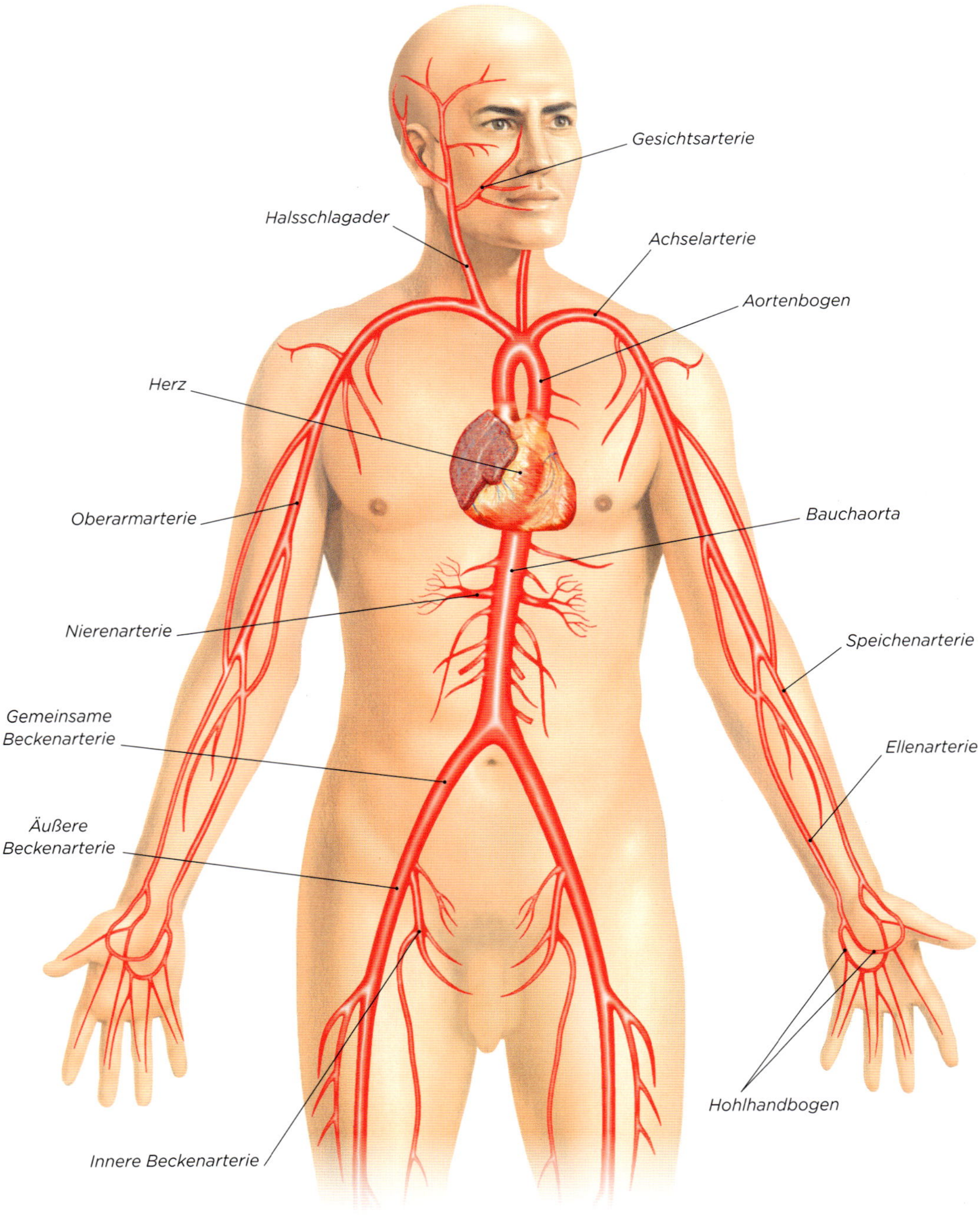

Vorderansicht

HAUPTARTERIEN DES KREISLAUFSYSTEMS

Die größte Arterie ist die Aorta, die das Blut vom Herz zu anderen Arterien und von dort zu den Körperorganen und anderen Strukturen leitet. Zwei kleine Äste der Aorta, die Koronararterien, versorgen den Herzmuskel mit Blut. Die rechte und linke Halsschlagader transportieren Blut zu den beiden Seiten von Hals und Kopf. Durch die rechte und linke Schlüsselbeinarterie fließt Blut zu den Schultern und oberen Extremitäten. Im Bauchraum teilt sich die Aorta in zwei große Äste, die linke und rechte (gemeinsame) Beckenarterie, die das Becken und die unteren Extremitäten versorgen. Die äußeren Beckenarterien verlaufen weiter in die unteren Extremitäten, wo aus ihnen die Oberschenkelarterien werden.

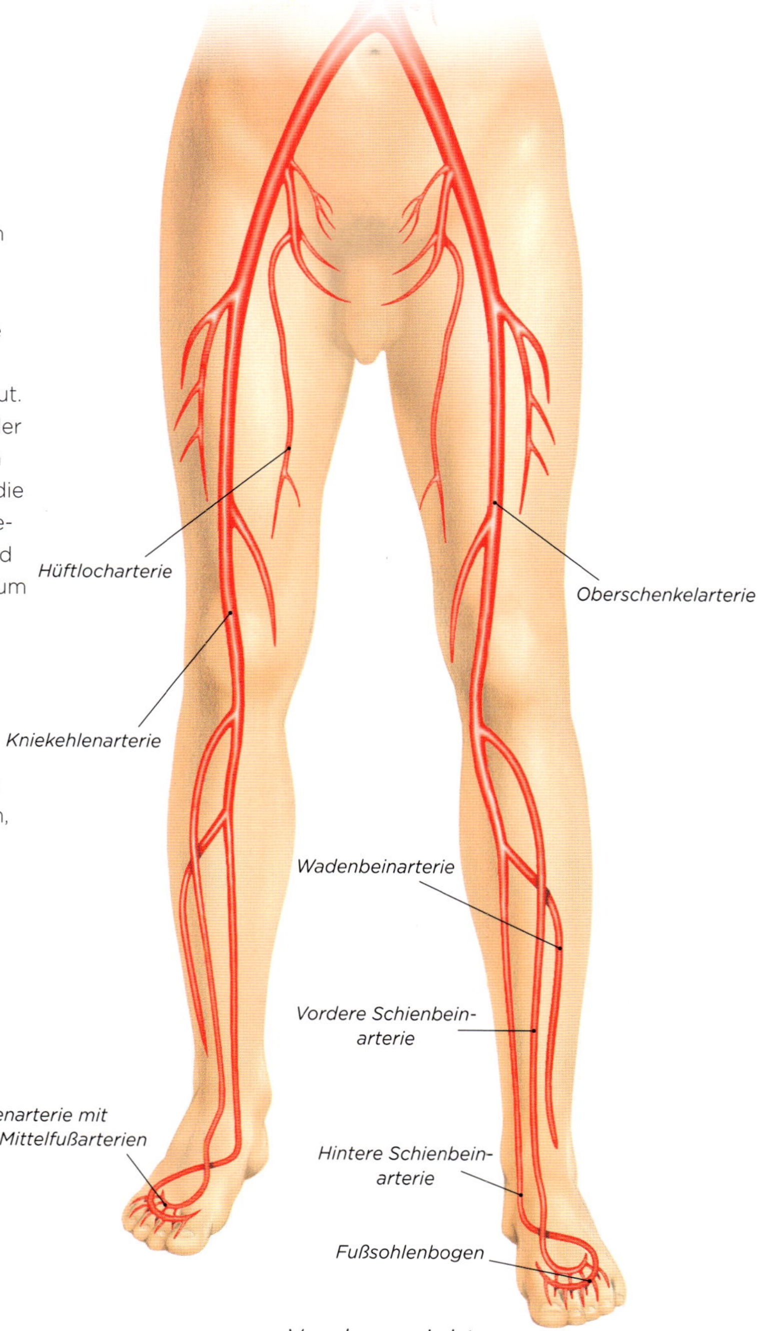

Vorderansicht

KARTE 92

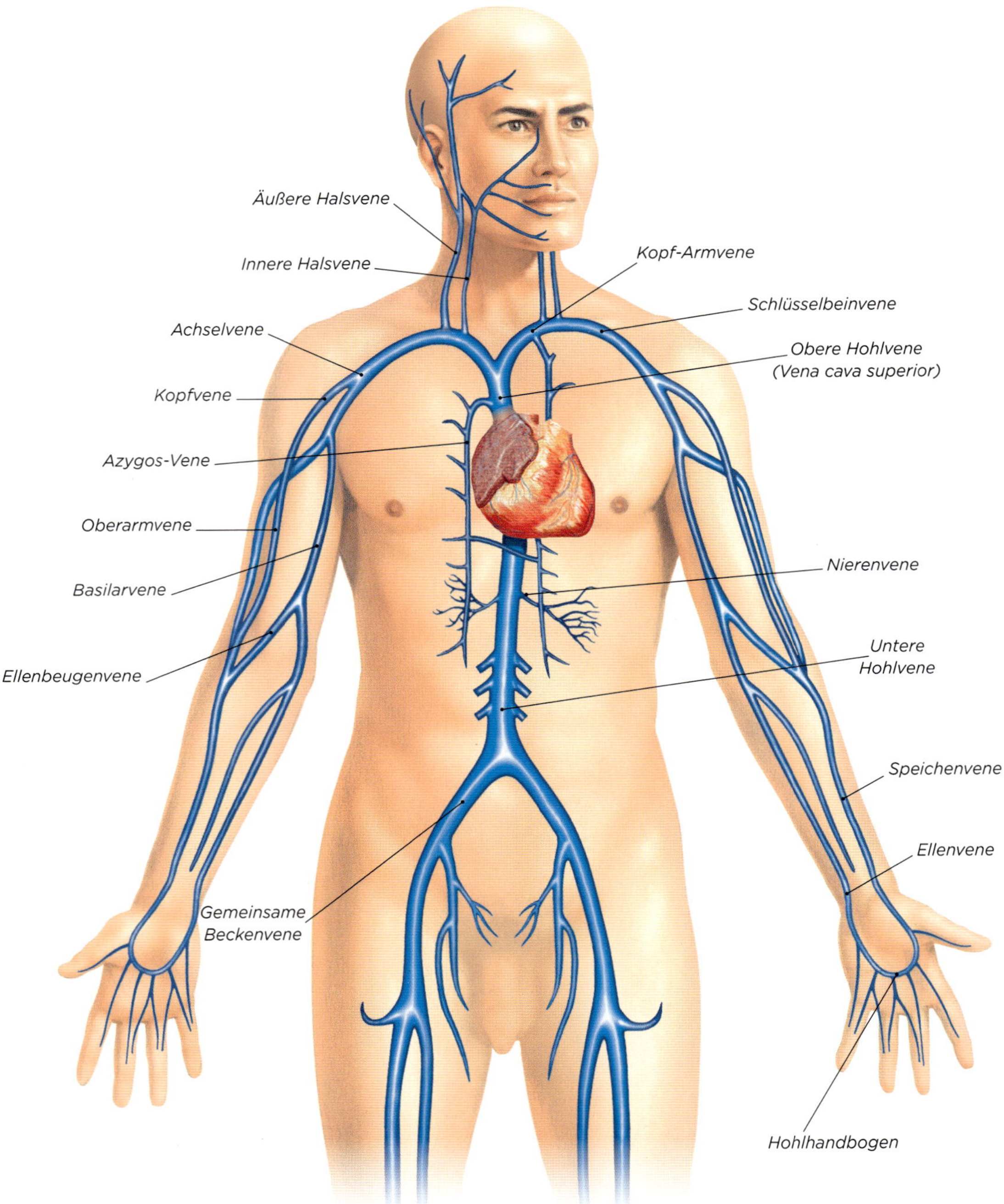

Vorderansicht

HAUPTVENEN DES KREISLAUFSYSTEMS

Die zwei größten Venen im Körper sind die obere Hohlvene (Vena cava superior) und die untere Hohlvene (Vena cava inferior), die von oben und unten in das Herz münden.

Die Oberarm-, Basilar- und Kopfvene drainieren die oberen Extremitäten und münden in die Achselvene, aus der die Schlüsselbeinvene wird. Die innere Halsvene (Drosselvene), die Kopf und Gehirn drainiert, schließt sich der Schlüsselbeinvene an und bildet mit ihr die Kopf-Armvene. Die linke und rechte Kopf-Armvene verbinden sich zur oberen Hohlvene, die in das Herz mündet. Die Azygos-Vene, die die Brusthöhle drainiert, schließt sich der oberen Hohlvene an. Die Oberschenkelvene drainiert die unteren Extremitäten und wird beim Eintreten in den Rumpf zur äußeren Beckenvene; dort verbindet sich mit ihr die innere Beckenvene, und aus beiden wird die gemeinsame Beckenvene. Die zwei gemeinsamen Beckenvenen bilden die untere Hohlvene, der sich Venen von den Nieren, Gonaden, der Leber und der Rückenregion anschließen. Die untere Hohlvene verläuft durch das Zwerchfell und mündet im Herz.

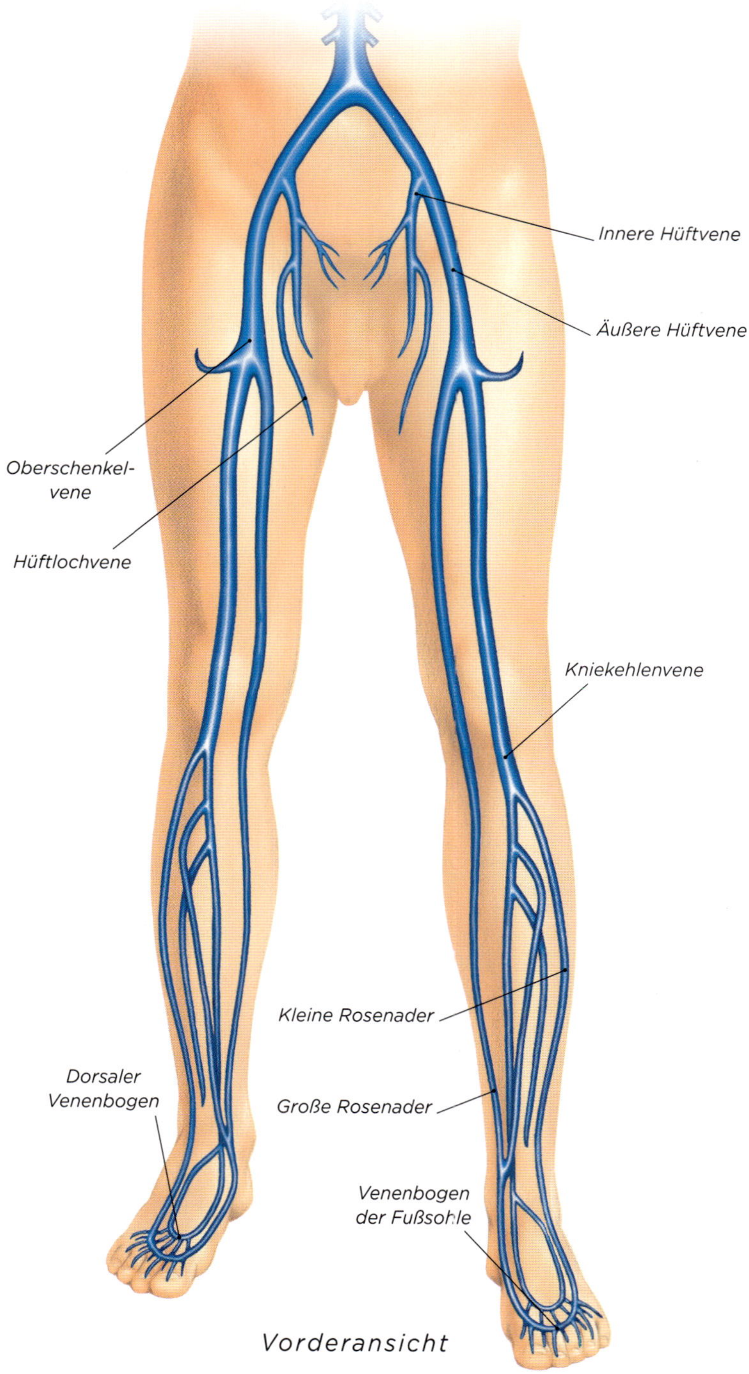

Vorderansicht

KARTE 94

BLUTVERSORGUNG DES GEHIRNS

Die Halsschlagadern versorgen die Vorderseite des Gehirns (vordere Hirnschlagadern) und die Mitte (mittlere Hirnschlagadern); die Wirbelarterien versorgen die Rückseite des Gehirns, das Kleinhirn und den Hirnstamm (hintere Hirn- und Kleinhirnschlagadern). Die drei paarigen Hirnarterien (vordere, mittlere und hintere Hirnschlagader) sind durch (vordere und hintere) kommunizierende Arterien verbunden und bilden den Arterienring des Gehirns.

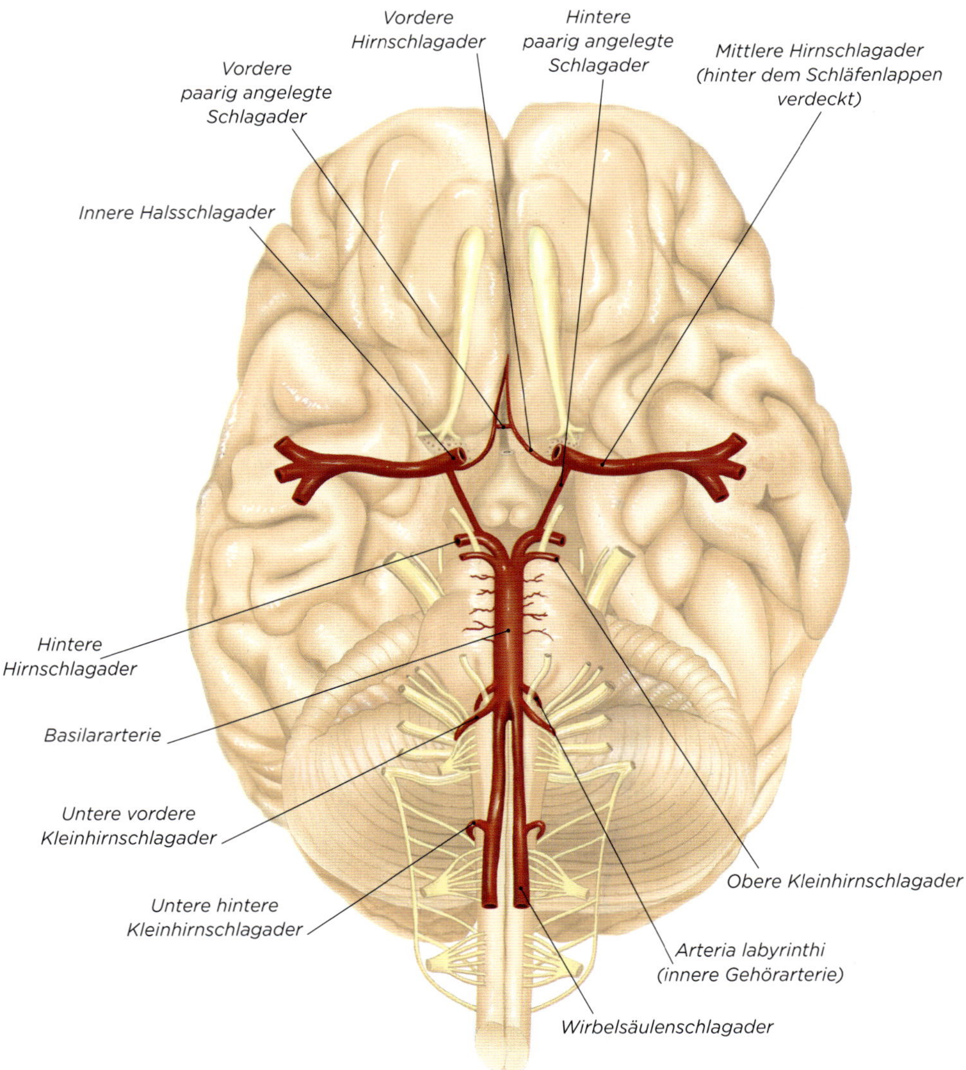

Ansicht von unten

HIRNARTERIEN

Die mittlere Hirnschlagader versorgt mit ihren vielen Ästen die Seitenfläche der Großhirnhemisphäre und ist der wichtigste Endast der inneren Halsschlagader. Die vordere und mittlere Hirnschlagader versorgen den Hirnbalken und den Stirn- und Schläfenlappen des Gehirns.

Die hintere Hirnschlagader ist eine wesentliche Arterie für die Versorgung des primären Sehzentrums. Das Gehirn macht zwar nur zwei Prozent des durchschnittlichen Körpergewichts aus, verwendet aber 20 Prozent des verfügbaren Sauerstoffs.

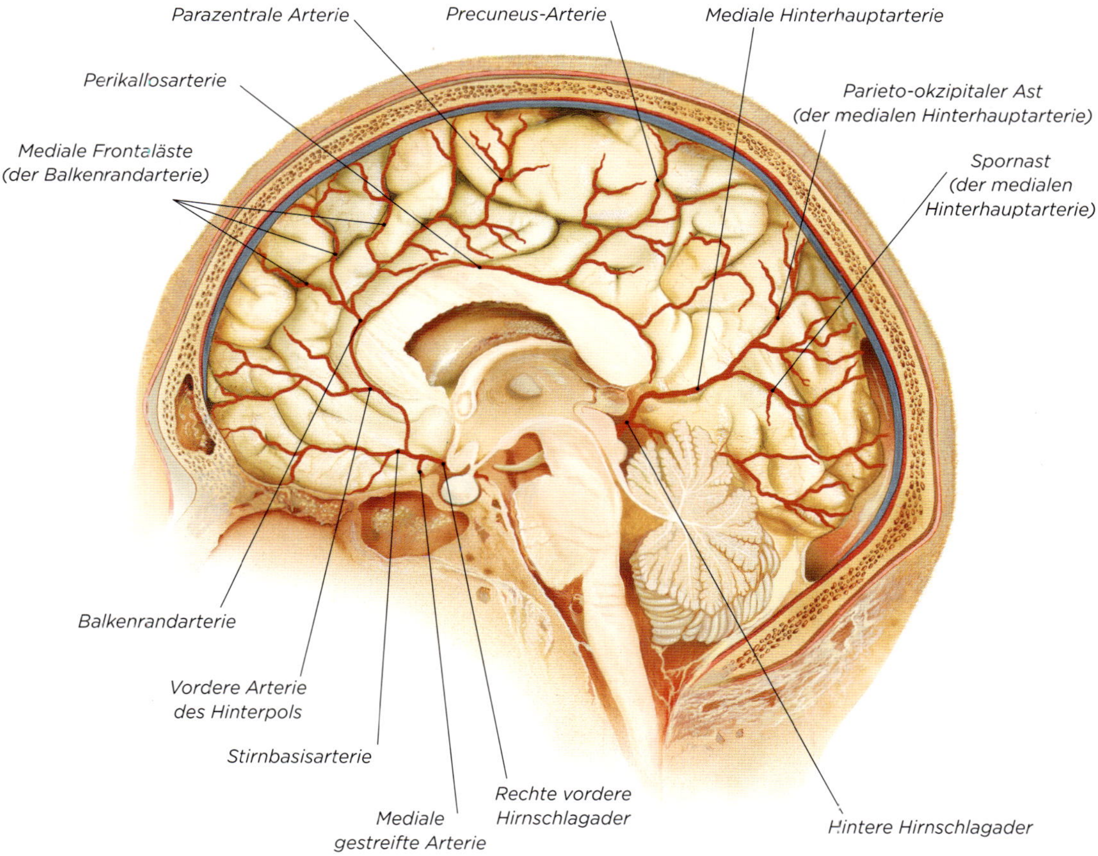

Sagittale Ansicht

HERZ UND LUNGE

Das Herz liegt in der Mittellinie des Brustkorbs zwischen rechter und linker Lunge. Herz und Lunge arbeiten im Kreislaufsystem zusammen.

Im Kreislaufsystem gibt es zwei getrennte Kreisläufe, die in Reihe geschaltet sind: der große Kreislauf (Körperkreislauf) und der kleine Kreislauf (Lungenkreislauf). Im großen Kreislauf wird Blut aus der linken Herzkammer an die Kapillaren im ganzen Körper verteilt, um diesen mit Sauerstoff und Nährstoffen zu versorgen. Venen führen das sauerstoffarme Blut zum rechten Vorhof zurück. Im kleinen Kreislauf wird dem zum rechten Vorhof zurückkehrenden Blut Sauerstoff entzogen und es wird mit Kohlendioxid angereichert. Das Blut fließt in die rechte Herzkammer und wird von dort in das Kapillarnetz der Lunge gepumpt. Kohlendioxid wird durch Sauerstoff ausgetauscht, und das sauerstoffreiche Blut kehrt in den linken Vorhof zurück.

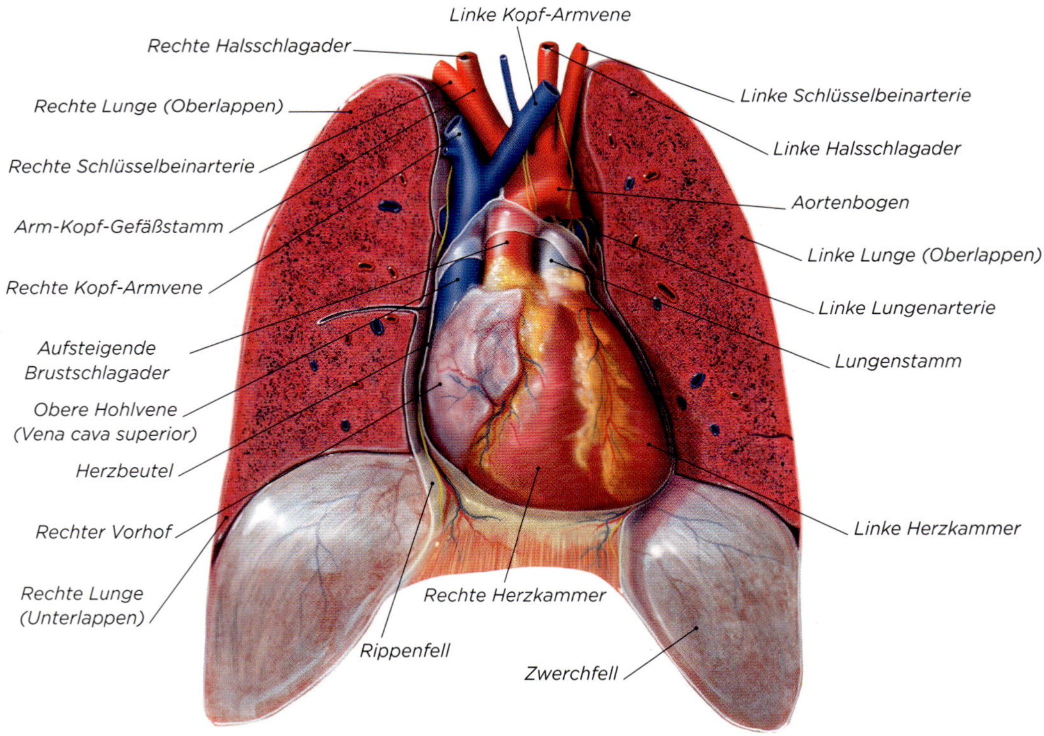

Vorderansicht

KARTE 97

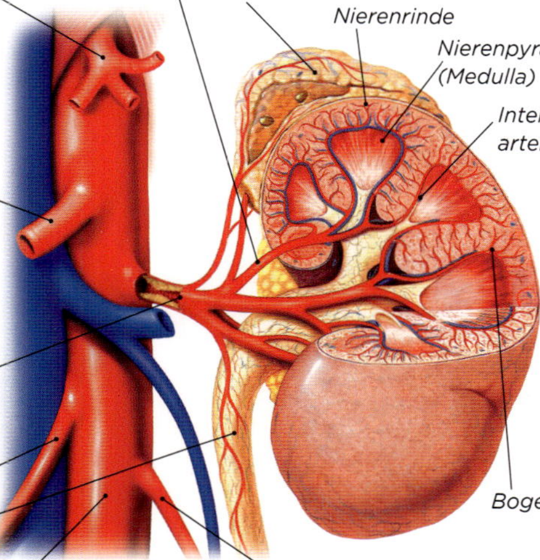

Vorderansicht

NIERENARTERIEN

Die paarigen Nierenarterien zweigen seitlich von der Bauchaorta ab. In der Nähe jeder Niere teilt sich jede Nierenarterie in Segmentarterien, die in den Nierenhilus eintreten und sich weiter teilen, bevor sie zu Kapillaren werden. Die Blutversorgung des Beckens erfolgt über die rechte und linke innere Hüftvene, die beide von den jeweiligen gemeinsamen Hüftvenen ausgehen. Die üblichen Nierendivisionen sind posterior (hinten) und anterior (vorn).

KARTE 98

PORTALSYSTEM

Die untere Gekrösevene mündet häufig in die Milzvene, die den Pankreas (Bauchspeicheldrüse) und die Milz sowie einen Teil des Magens drainiert. Die untere Gekrösevene kann sich mit der oberen Gekrösevene zur Portalvene (Pfortader) verbinden. Die linke Magenvene, die den oberen Teil des Magens drainiert, und die Zystenvenen, die die Gallenblase drainieren, münden ebenfalls in die Portalvene. Sobald das vom Leberportal abgegebene Blut durch die Leber gefiltert worden ist, wird es über die untere Hohlvene (Vena cava inferior) zum Herz zurückgeleitet.

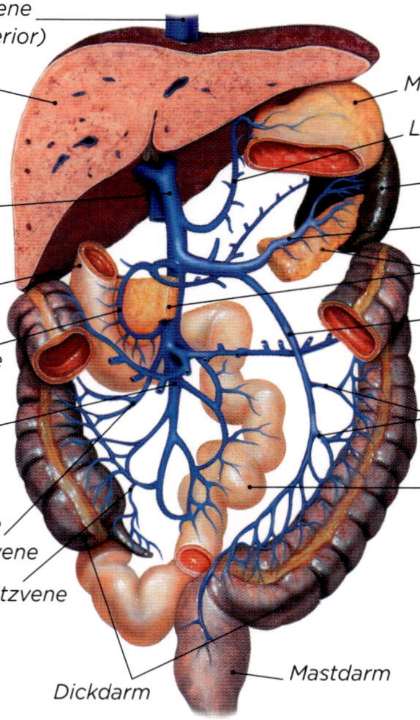

Vorderansicht

KARTE 99

ARTERIEN DER OBEREN EXTREMITÄT

Die Oberarmarterie, eine Fortsetzung der Achselarterie, ist die Hauptarterie der oberen Extremität. Sie verläuft über die gesamte Länge des Arms und teilt sich am Ellenbogen in zwei Haupttäste - die Speichenarterie und die Ellenarterie -, die den Unterarm und die Hand versorgen. Um den Ellenbogen herum befinden sich weitere Kollateralarterien. Die Speichenarterie wird häufig als Pulspunkt verwendet. Die Speichen- und Ellenarterie tragen zu den Hohlhandbogen bei, die sich verzweigen und zuerst die eigenen hohlhandseitigen Fingerarterien, dann die distalen Digitalarterien in den Fingern bilden.

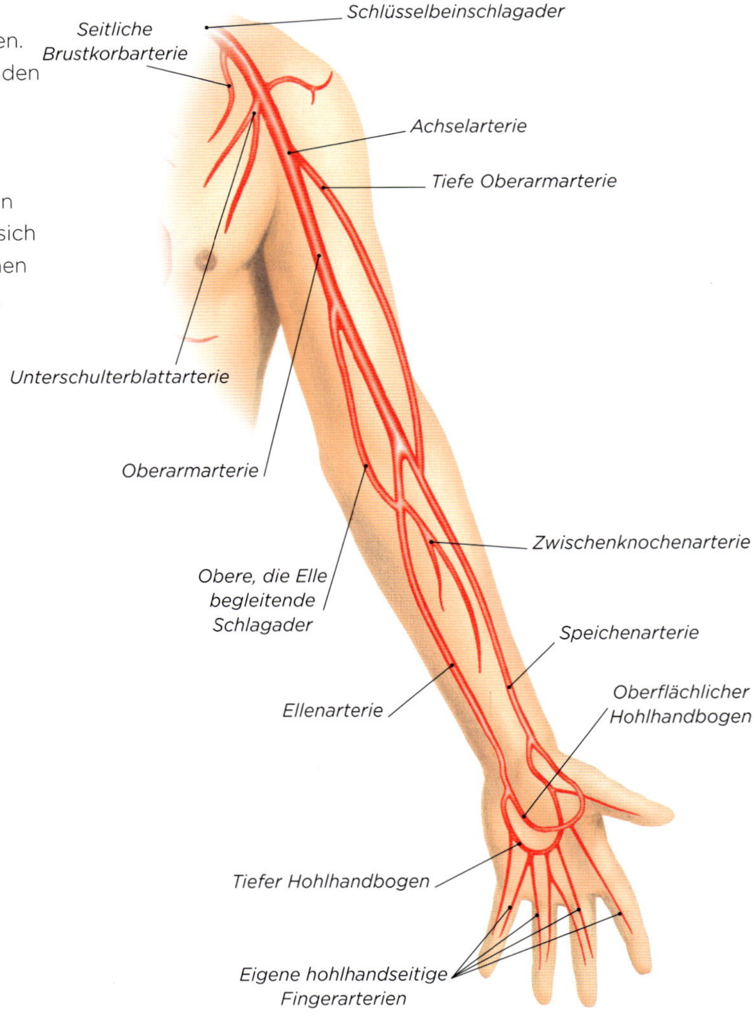

Vorderansicht

VENEN DER OBEREN EXTREMITÄT

In der oberen Extremität sind die Venen in zwei Gruppen unterteilt: die tiefe Gruppe und die oberflächliche Gruppe. Die Venen der tiefen Gruppe verlaufen zusammen mit den tiefen Arterien und werden ähnlich benannt. Die Venen der oberflächlichen Gruppe verlaufen direkt unter der Haut. Das Venennetzwerk im Arm, das Blut zum Herz zurückführt, drainiert in die Achselvene. Blut aus dem oberflächlichen Hohlhandvenenbogen drainiert in die Kopf- und die Basilarvene. Die Basilarvene verbindet sich mit der Oberarmvene und drainiert zusammen mit der Kopfvene in die Achselvene.

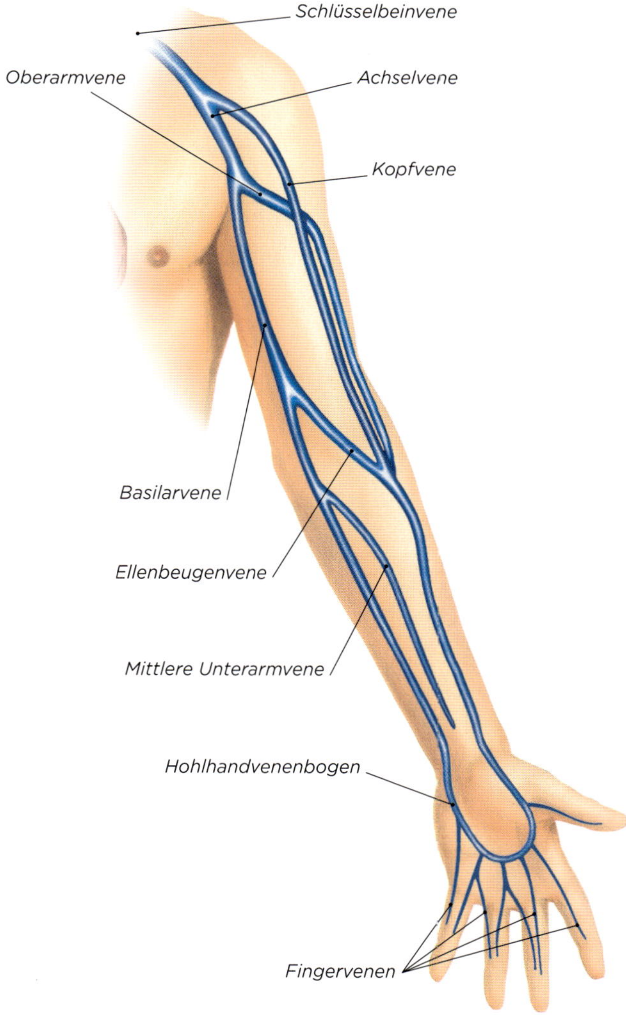

Vorderansicht

KARTE 101

ARTERIEN DER UNTEREN EXTREMITÄT

Der Großteil des der unteren Extremität zugeführten Bluts fließt von der Aorta zur äußeren Beckenarterie. Aus dieser wird die Oberschenkelarterie, wenn sie tief über das Leistenband an der Leiste in den Oberschenkel eindringt. Zwei Drittel am Oberschenkel hinunter verläuft die Oberschenkelarterie zurück hinter das Knie und wird zur Kniekehlenarterie. Die Kniekehlenarterie teilt sich dann in die vordere und die hintere Schienbeinarterie, die in das vordere und das hintere Kompartiment des unteren Beinteils absteigen, bevor sie in den Fuß eintreten.

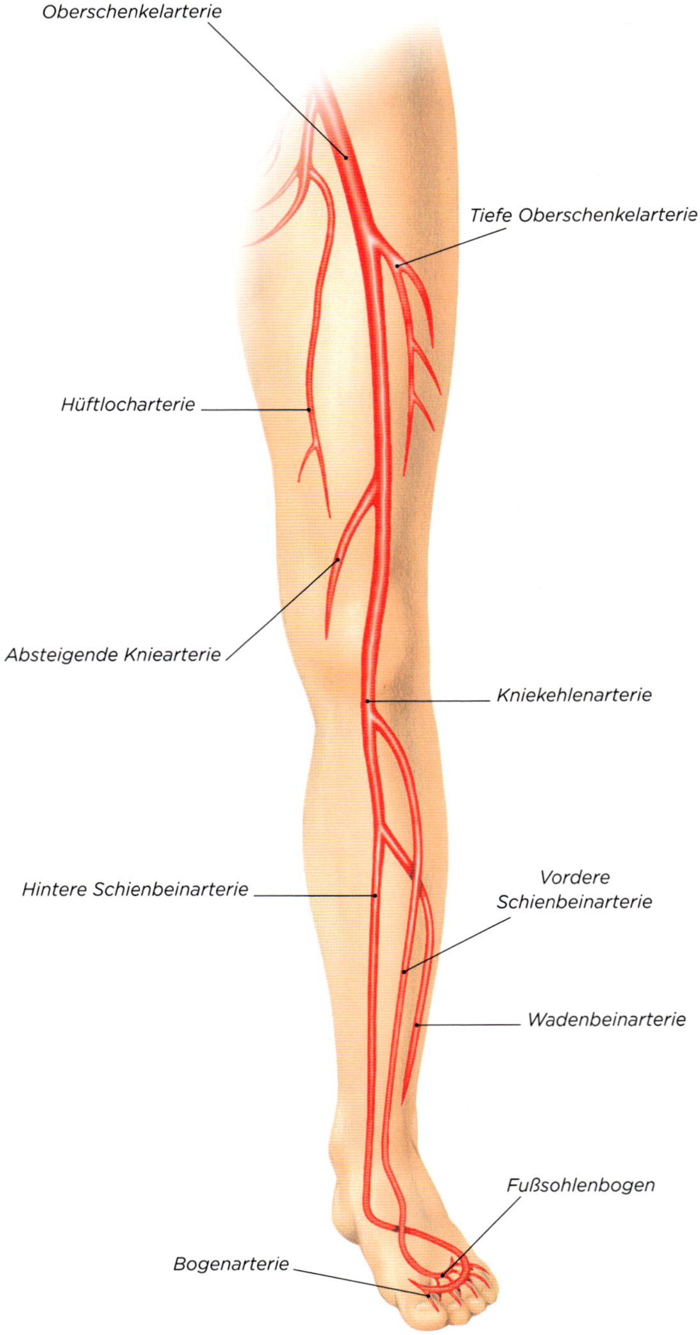

Vorderansicht

VENEN DER UNTEREN EXTREMITÄT

Die Venen der unteren Extremität sind in zwei Gruppen unterteilt: die tiefe Gruppe und die oberflächliche Gruppe. Die Venen der tiefen Gruppe verlaufen zusammen mit den tiefen Arterien und werden ähnlich benannt. Die oberflächlichen Venen wie die große und die kleine Rosenader verlaufen im oberflächlichen Gewebe direkt unter der Haut. Venen der unteren Extremität haben zahlreiche Klappen, die das Blut nur in Richtung des Herzens durchlassen. Das Zusammenpressen der Venen durch die Wadenmuskeln trägt
dazu bei, das Blut zum Herz zurückzupumpen.

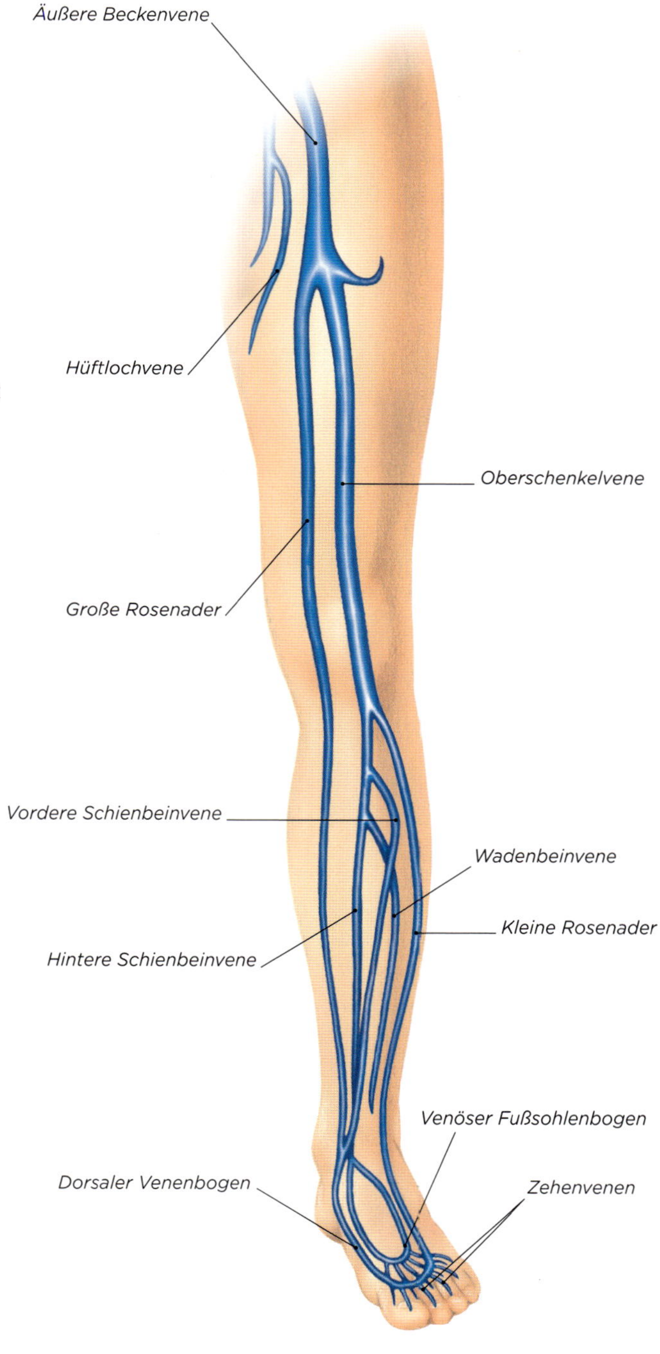

Vorderansicht

ATMUNGSSYSTEM

Die Hauptfunktion des Atmungssystems besteht darin, Sauerstoff in die Lunge und dadurch in das Blut zu transportieren und Kohlendioxid aus dem Körper auszuscheiden.

Beim Stoffwechsel verbraucht der Körper Sauerstoff und produziert Kohlendioxid als Abfallstoff. Das Atmungssystem ist darauf ausgerichtet, das im Blut angesammelte Kohlendioxid in den Atemwegen gegen Sauerstoff auszutauschen, der als Luft aus der umgebenden Atmosphäre in die Lunge gelangt. Diese Luft wird über Nase, Rachen, Kehlkopf und Bronchien in die Atemwege eingeatmet und zu den feinen, traubenartigen Alveolen (Lungenbläschen) verteilt, in denen der Gasabtausch stattfinden kann. Die Ventilation der Lunge erfolgt hauptsächlich durch das Zusammenziehen des Zwerchfells, das sich beim Einatmen senkt und so die vertikale Dimension des Brustkorbs erweitert.

Das Herz pumpt sauerstoffarmes Blut aus den Venen des großen Kreislaufs in die Arterien des kleinen Kreislaufs. Dieses Blut wird von der Lunge mit Sauerstoff angereichert, fließt dann zum Herz zurück und wird von dort in die Arterien des großen Kreislaufs gepumpt.

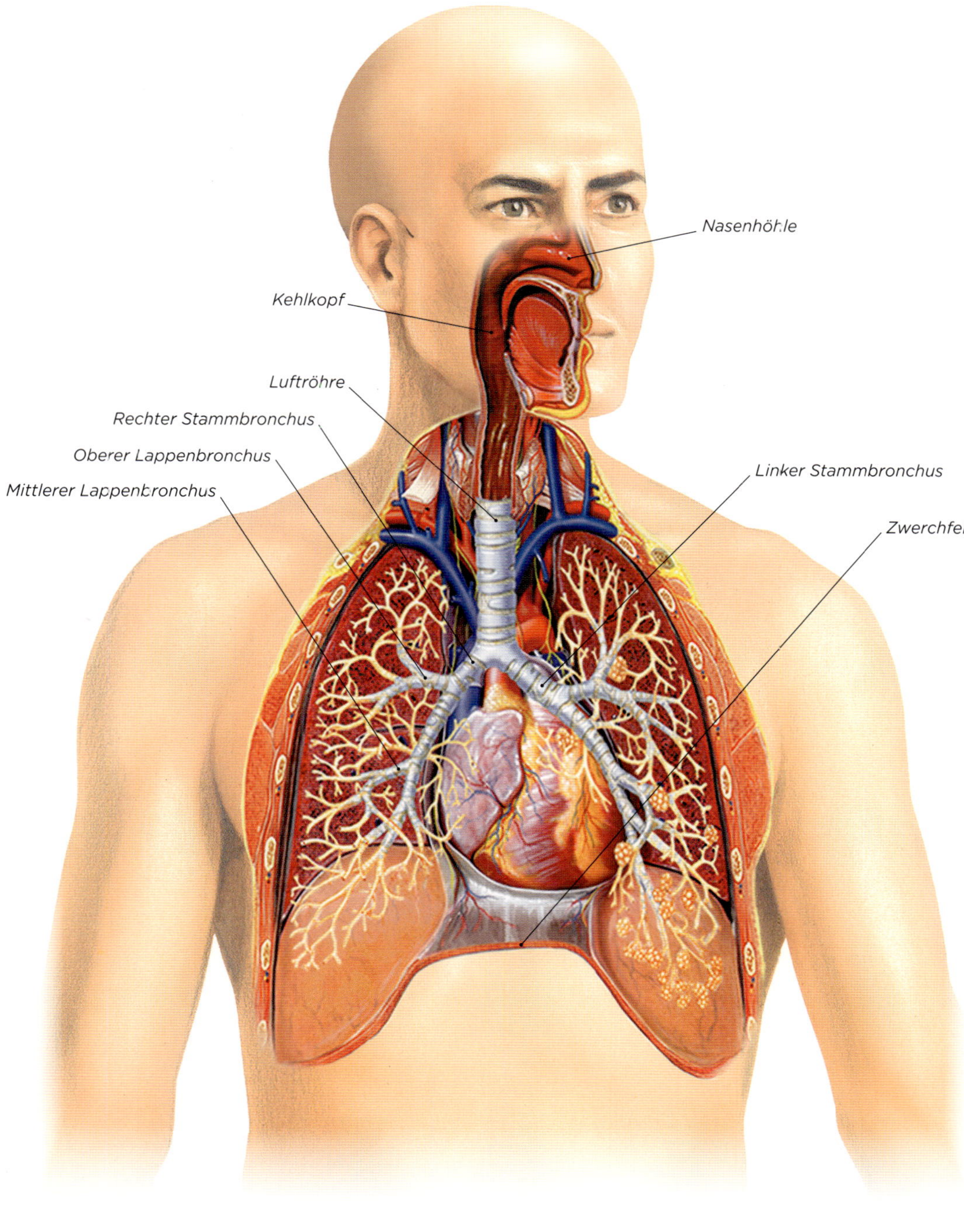

Vorderansicht

NASENNEBENHÖHLEN

Die mit Flimmerschleimhaut ausgekleideten Nasennebenhöhlen sind Hohlräume, die Luft enthalten. Sie befinden sich in den Stirn-, Keilbein-, Siebbein- und Oberkieferknochen des Schädels und sind durch Gänge mit der Nase verbunden. Die Nasennebenhöhlen machen die Knochen, in denen sie vorkommen, leichter und verleihen der Stimme Resonanz. Die Nasennebenhöhlen sind bei der Geburt rudimentär und entwickeln sich rasch im Pubertätsalter.

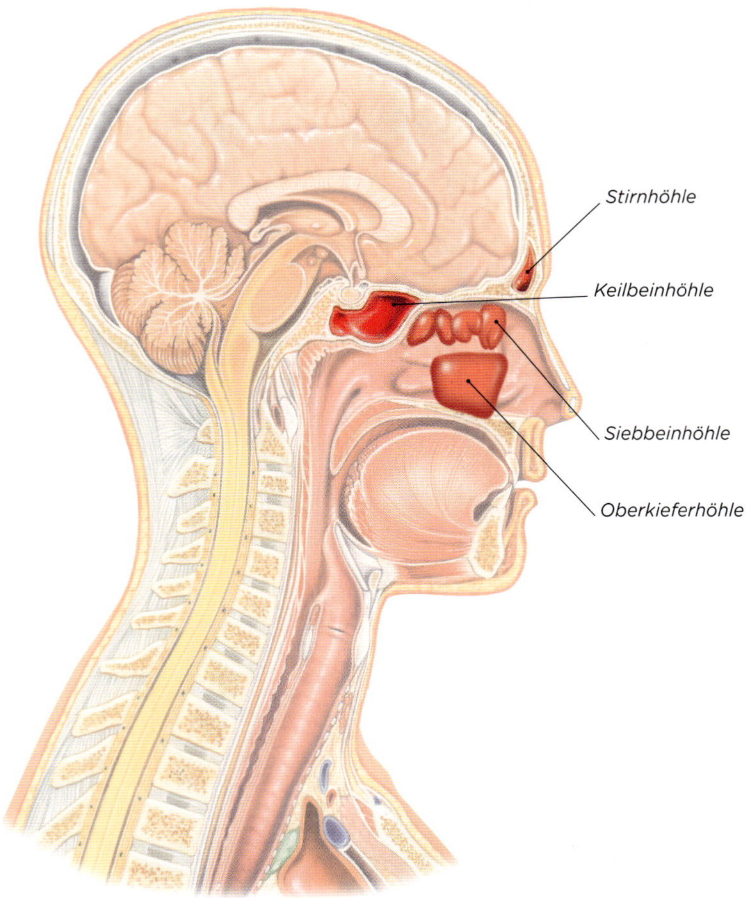

Sagittale Ansicht

KEHLKOPF

Der Kehlkopf erstreckt sich von der Rückseite der Zunge zur Luftröhre. Er besteht aus neun Knorpeln, die dem Atemweg und seinen Befestigungen für Muskeln, Bänder und Membranen des Kehlkopfs Stabilität verleihen.

Man betrachtet den Kehlkopf als zwei Segmente: Das obere Segment beginnt an der Epiglottis und endet an den falschen Stimmbändern. Das untere Segment beginnt bei den echten Stimmbändern und endet am Ringknorpel. Der Raum zwischen den falschen und echten Stimmbändern wird als Kehlkopftasche bezeichnet.

Der Ringknorpel, der an der Luftröhre unten befestigt ist, ist der einzige vollständige Knorpelring im Atmungssystem. Die Stimmbänder sind vorne am Schildknorpel und hinten an den Aryknorpeln befestigt. Der Schildknorpel, der durch eine Membran mit dem Zungenbein oben und dem Ringknorpel unten verbunden ist, schützt die Vorderseite des Kehlkopfes.

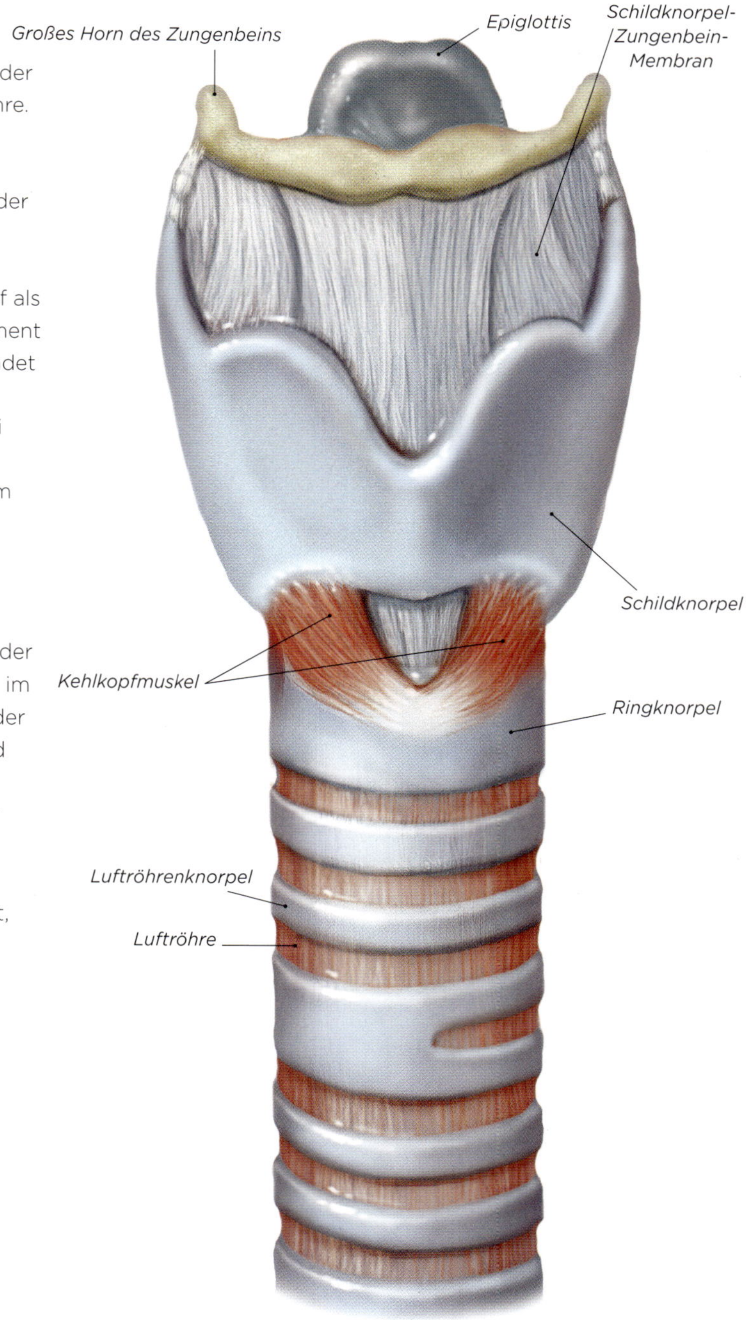

Vorderansicht

KARTE 106

LUNGE UND ORGANE DES MITTELFELLS

Das Mittelfell (Mediastinum) beherbergt den Herzbeutel, Speise- und Luftröhre, Herz, Blutgefäße und die Thymusdrüse. Herz und Lunge sind am kleinen Kreislauf beteiligt. Nach Abschluss einer Runde durch den Körper wird sauerstoffarmes Blut von der rechten Herzkammer durch die Lungenarterien in die Lunge gepumpt. Äste der Lungenarterien folgen dem Bronchialbaum und enden in den Kapillaren, die die Alveolen (Lungenbläschen) umgeben, in denen der Gasaustausch stattfindet.

Sauerstoffreiches Blut wird von Venolen gesammelt, die in je zwei Lungenvenen für jede Lunge zusammenlaufen, und kehrt zur linken Herzkammer zurück, sodass es durch den Körper zurückgepumpt werden kann.

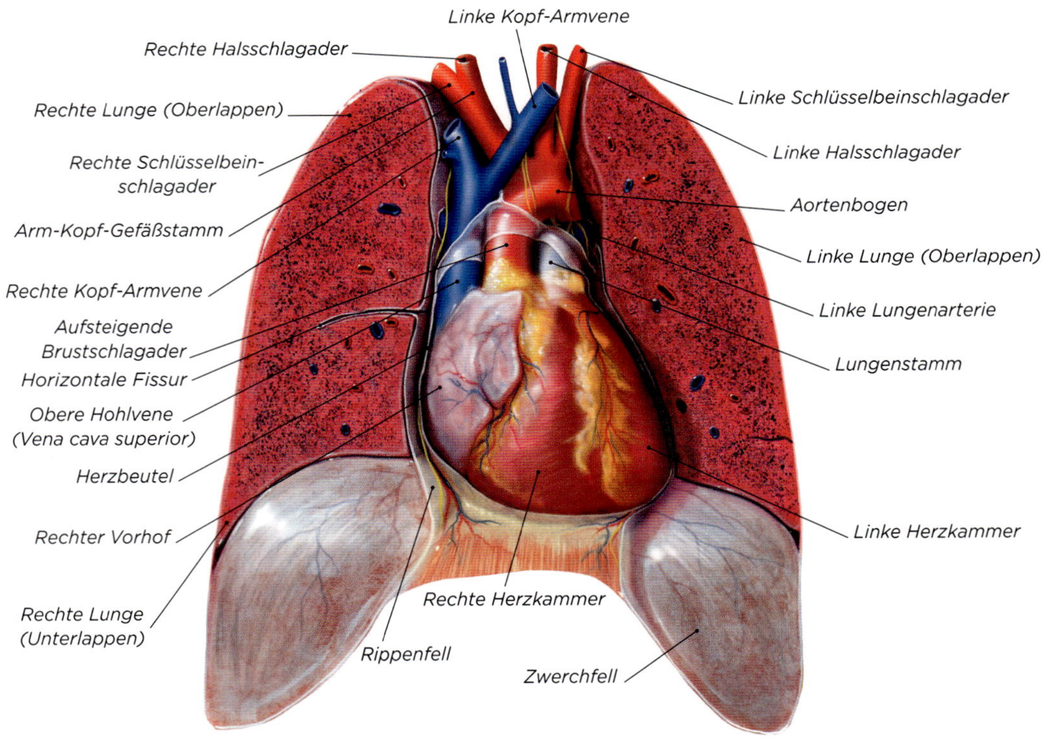

Vorderansicht

LUNGE

Die beiden Lungenflügel sind in Pleurasäcken eingeschlossen, die eine glatte, reibungsfreie Oberfläche bieten, die es ihnen ermöglicht, sich frei in der Brust zu bewegen. Die Lungenflügel haben eine ungefähre Pyramidenform mit einer dem Zwerchfell aufliegenden Basis; ihre Seiten haben Kontakt mit dem Brustkorb (Rippenoberfläche), Mittelfell (Mediastinaloberfläche) und dem Rückgrat (Wirbeloberfläche) sowie einer Spitze. Die Lungenspitze wird von der ersten Rippe umschlossen und liegt über dieser in einer Mulde im Winkel zwischen Hals und Schulter.

Auf der Mediastinaloberfläche jedes Lungenflügels befindet sich der Lungenhilus, an dem die linke und die rechte Hauptbronchie in die Lunge münden und die Lungenarterien und -venen ein- und austreten. Die Bronchien unterteilen sich in die Bronchiolen, die sich wiederum in die Alveolen untergliedern.

Die Lunge wird von mehreren Spalten oder Rissen in Lappen geteilt – gewöhnlich drei Lappen im rechten und zwei Lappen im linken Lungenflügel.

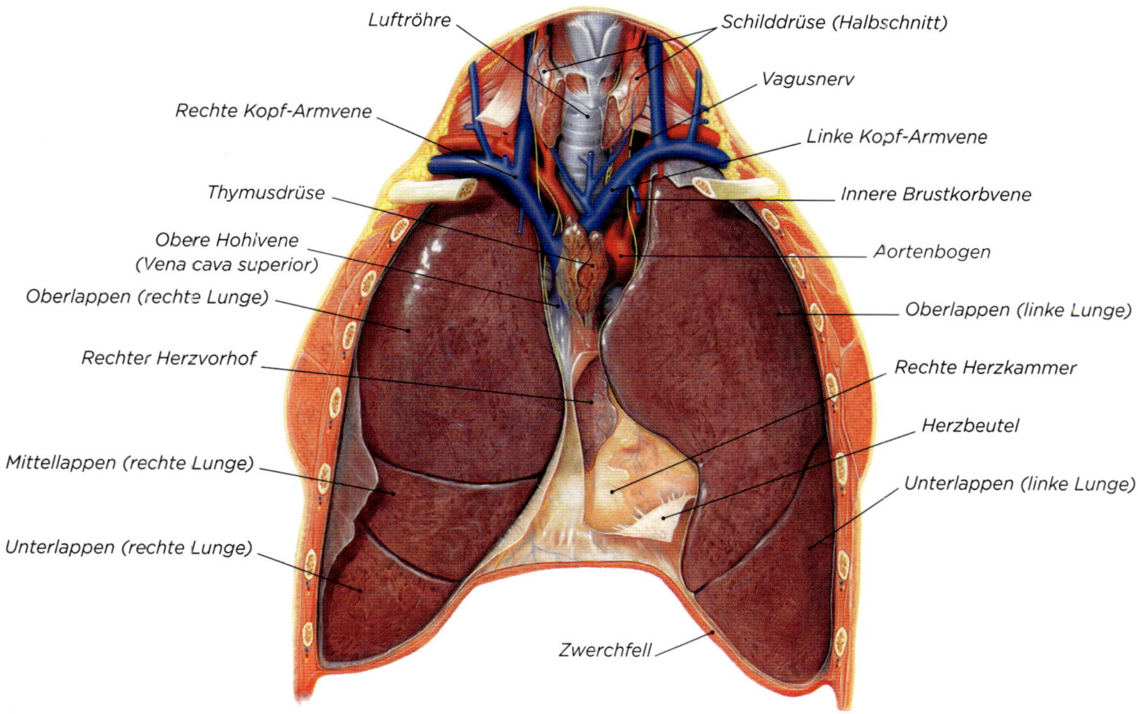

Vorderansicht

KARTE 108

LUFTRÖHRE UND BRONCHIEN IN SITU

Die Luftröhre ist ein rund 9–13 cm langer und 1,5 cm breiter Schlauch für den Luftdurchgang. Sie beginnt am unteren Ende des Kehlkopfes und geht in die Brusthöhle über, wo sie nach Teilung in die linken und rechten Hauptbronchien endet.

Die Luftröhre ist eine fibroelastische, muskuläre Struktur, die von 15 bis 20 C-förmigen, durch fibröses Bindegewebe miteinander verbundenen Knorpeln verstärkt wird. Die Knorpel verhindern das Kollabieren des Atemwegs, und die elastischen Fasern ermöglichen der Luftröhre, sich mit der Bewegung des Kehlkopfes und des Zwerchfells zu dehnen und zurückzuziehen. Die Rückseite der Luftröhre ist flach, und die dortigen Knorpelenden werden durch den quer ausgerichteten Luftröhrenmuskel überbrückt, dessen Zusammenziehen den Durchmesser des Atemwegs verringert. Die Speiseröhre liegt an dieser Oberfläche an und dehnt sich beim Schlucken in den Knorpelspalt aus.

Die Luftröhre ist mit Schleimhaut ausgekleidet, und die Flimmerhärchen in der Membran dienen dazu, Staubteilchen zur Ausscheidung in Richtung Rachen zu bewegen.

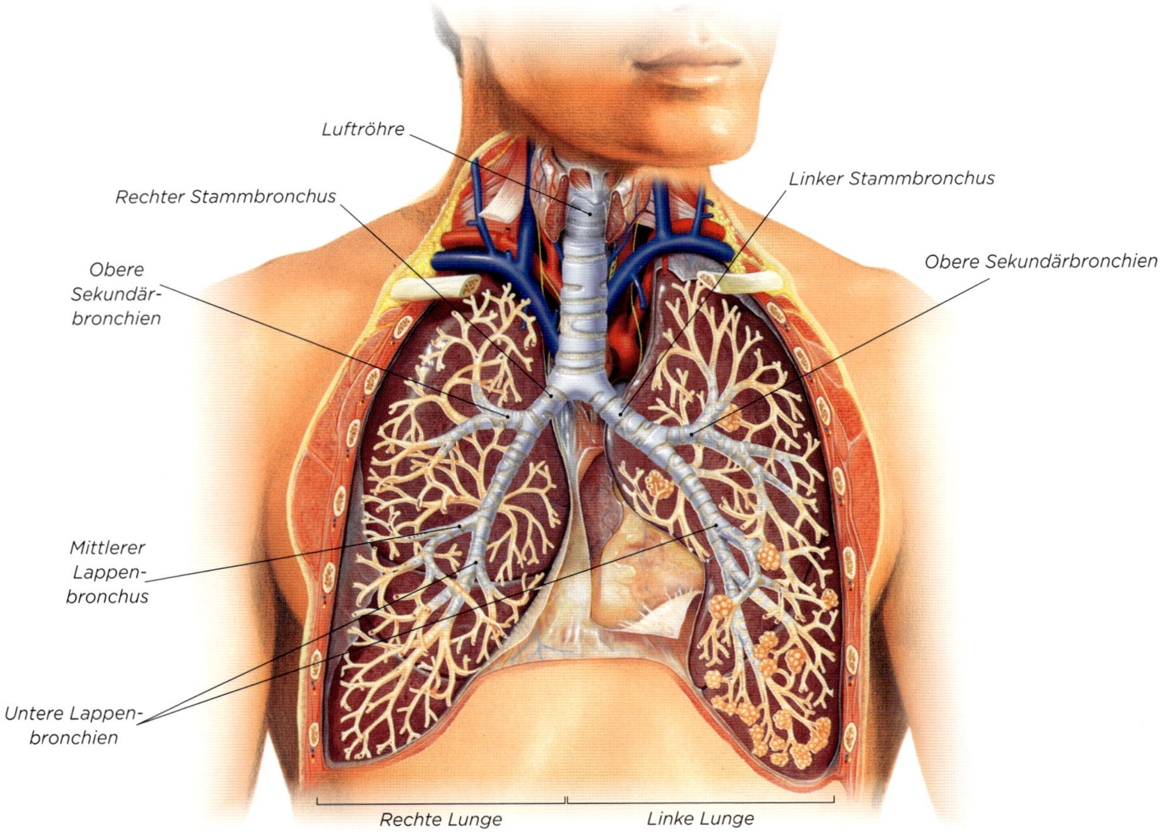

Vorderansicht

KARTE 109

BRONCHIALBAUM

Die Luftröhre zweigt in den rechten und linken Hauptbronchus ab, die zum rechten und linken Lungenflügel führen. Von glatter Muskulatur überbrückter Knorpel stützt die Wand jedes Bronchus. Die Bronchien sind innen mit Schleimhaut und vielen, mikroskopisch kleinen, beweglichen Flimmerhärchen ausgekleidet.

Der Hauptbronchus teilt sich am Lungeneingang in Sekundärbronchien, die je einen Lungenflügel versorgen. Jeder Sekundärbronchus spaltet sich in kleinere tertiäre Bronchien auf; diese teilen sich in immer kleinere Bronchien, die sich in Bronchiolen und schließlich in Endbronchiolen aufteilen. Die Bronchiolen sind komplett muskulär und haben keinen Knorpel in den Wänden. Sie enden an den Alveolen (Lungenbläschen), in denen Kohlendioxid gegen Sauerstoff ausgetauscht wird.

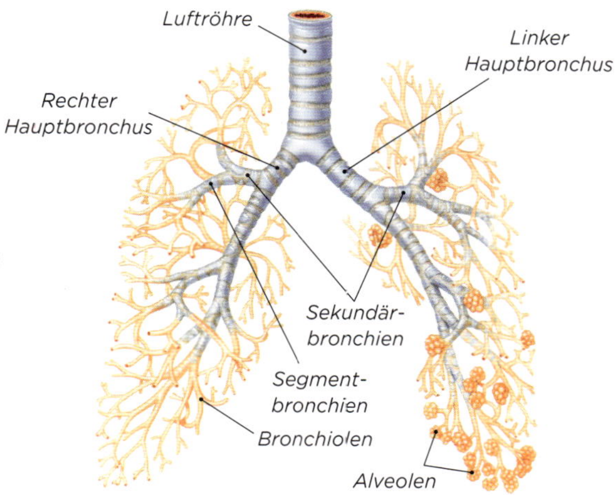

Vorderansicht

KARTE 110

BRONCHUS

Die Bronchien und Bronchiolen haben ähnlich wie die Luftröhre glatte Muskulatur in den Wänden und sind mit respiratorischem Epithel (Flimmerepithel) ausgekleidet. Knorpel bildet ebenfalls einen Teil ihrer Struktur. Da sich die Bronchien jedoch aufteilen, nimmt die Knorpelmenge nach und nach ab: Wenn die Bronchiolen erreicht werden, ist kein Knorpel mehr vorhanden. Das respiratorische Epithel der Bronchien liegt über der Lamina propria oder Eigenschicht und einer Submukosaschicht - beides dünne Bindegewebsschichten. Die Submukosa enthält submuköse Drüsen. In der Bronchialschleimhaut befinden sich neben Lymphgewebe auch Flimmerhärchen, die mit den submukösen Drüsen für freie Atemwege der Bronchien sorgen.

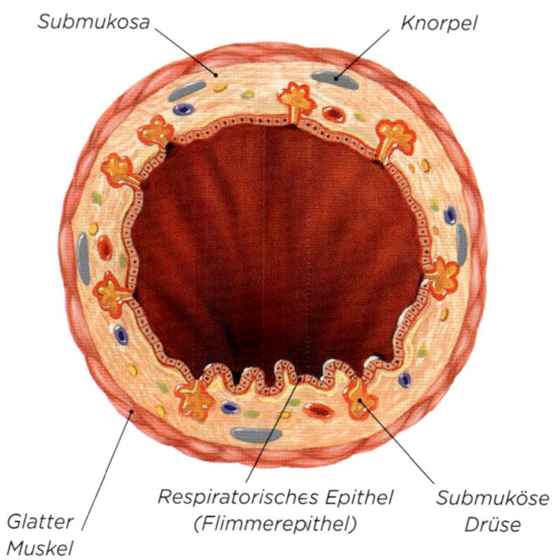

Querschnittsansicht

KARTE 111

ATEMMUSKELN: ZWISCHENRIPPENMUSKELN

Die quer angeordneten Zwischenrippenmuskeln überbrücken und bewegen benachbarte Rippen und verbinden den unteren Rand der oberen Rippe mit dem oberen Rand der darunter liegenden Rippe. Beim Einatmen bewegen sich die Rippen um ihre Wirbelgelenke, und das mit den echten Rippen verbundene Brustbein wird angehoben, wodurch sich auch die Rippen heben. Ausatmen ist ein passiver Vorgang – die Muskeln des Brustkorbs ziehen sich in ihre Ruheposition zurück, wodurch der Brustkorb wieder seine ursprüngliche Form annimmt und dadurch Luft aus der Lunge drückt.

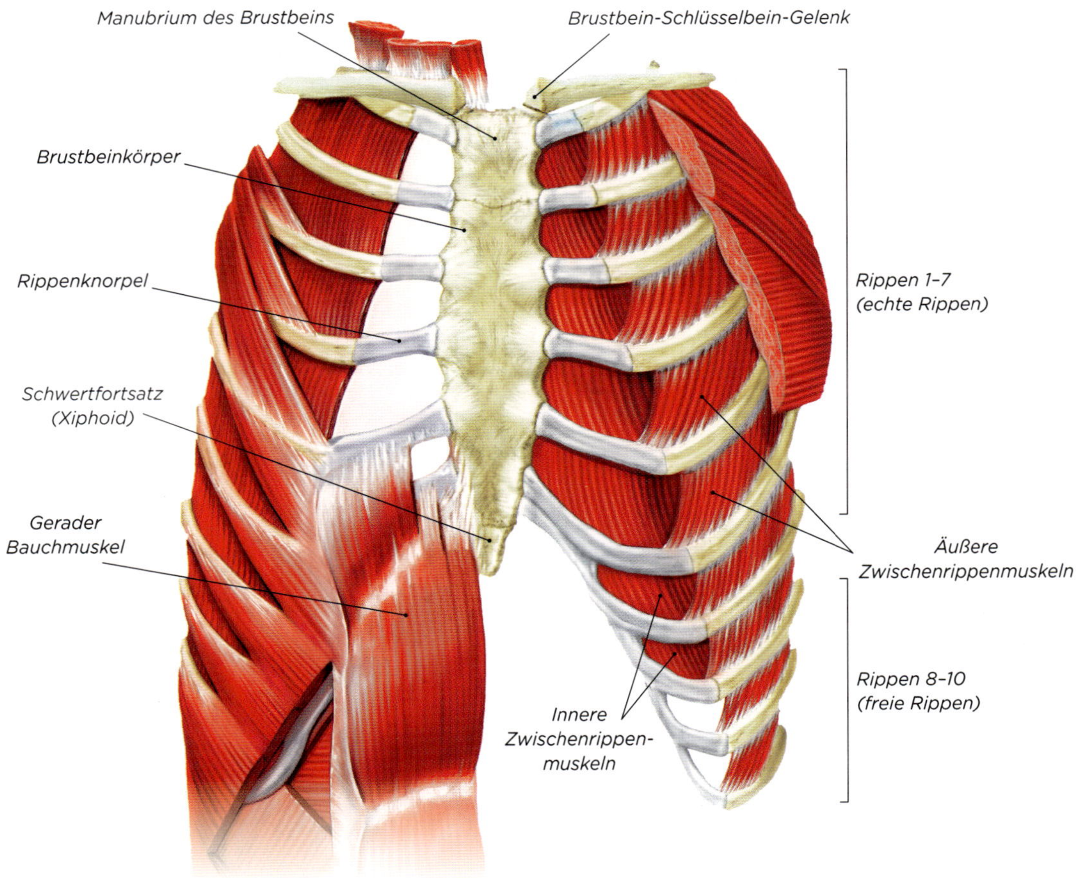

Vorderansicht

KARTE 112

ATEMMUSKELN: ZWERCHFELL

Das Zwerchfell ist die Muskelschicht, die die Brusthöhle von der Bauchhöhle trennt. Zusammen mit den Zwischenrippenmuskeln ist es einer der bei der Atmung verwendeten Hauptmuskeln. Im Ruhezustand bildet das Zwerchfell eine hohe Kuppel; beim Zusammenziehen des Zwerchfells senkt sich diese und vergrößert so die Höhe der Brusthöhle. Durch die Vergrößerung der Brusthöhle gelangt wiederum Luft in die Lunge. Ausatmen ist ein passiver Vorgang, zu dem es beim Entspannen des weichen und harten Gewebes von Brust und Bauch kommt.

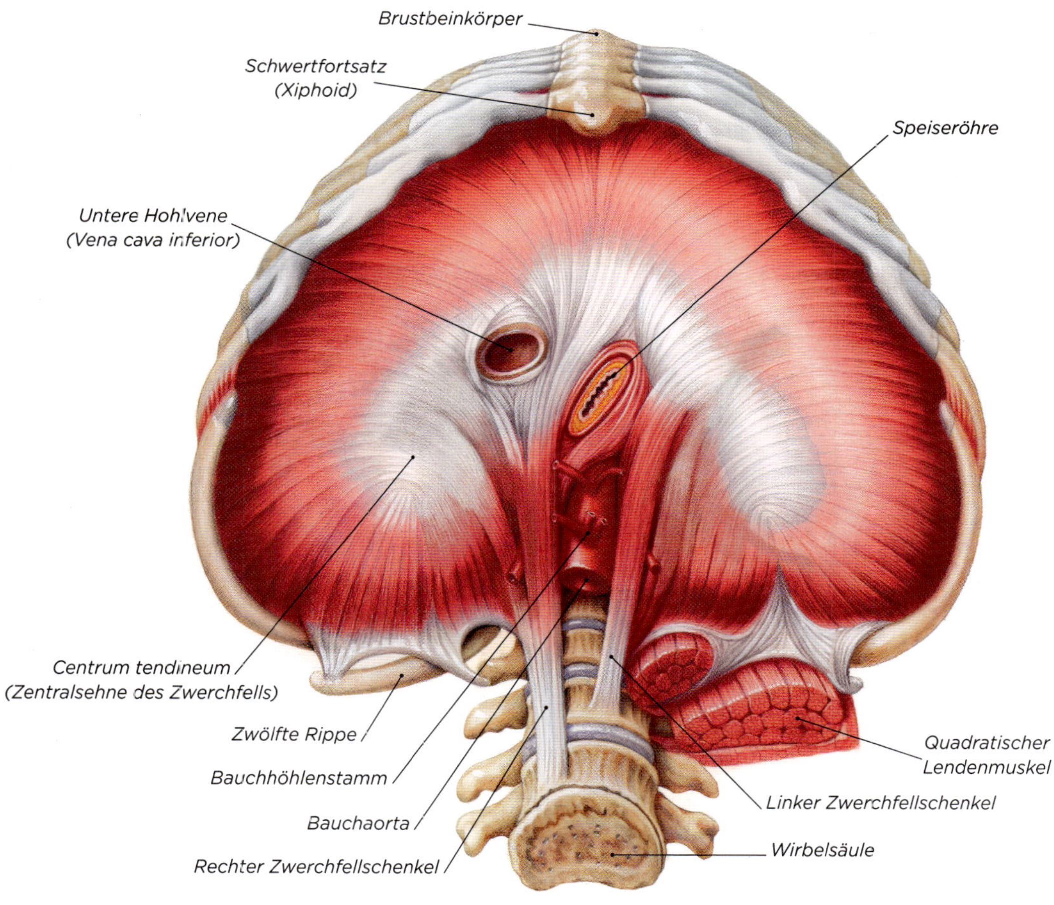

Ansicht von unten

KARTE 113

HARNSYSTEM

Das Harnsystem ist für die Ausscheidung stickstoffhaltiger Abfallstoffe zuständig und spielt eine entscheidende Rolle bei der Regulierung wichtiger Ionen im Körper, der Giftstoffausscheidung und der Regulierung des Blutdrucks.

HARNSYSTEM: MANN

Das Harnsystem besteht aus Niere, Harnleiter, Blase und Harnröhre. Die männliche Harnröhre entspringt am Blasenhals, verläuft durch die Prostata und die von den Muskelschichten des Beckenbodens gebildete Membran, bevor sie den Penis erreicht. Die männliche Harnröhre ist der Durchgang für Sperma und Urin.

Das Harnsystem scheidet die Abfallprodukte des Stoffwechsels aus und erhält das Gleichgewicht von Wasser und Elektrolyten im Blut aufrecht.

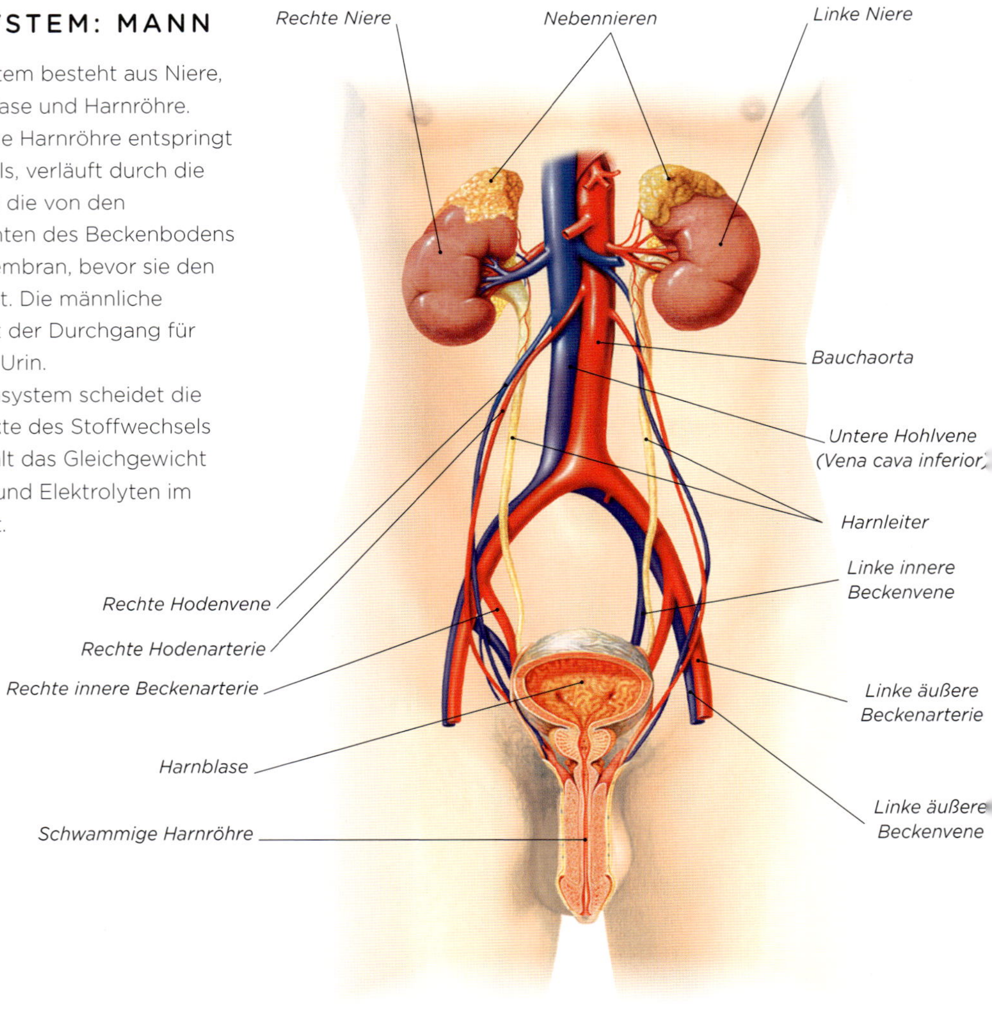

Vorderansicht

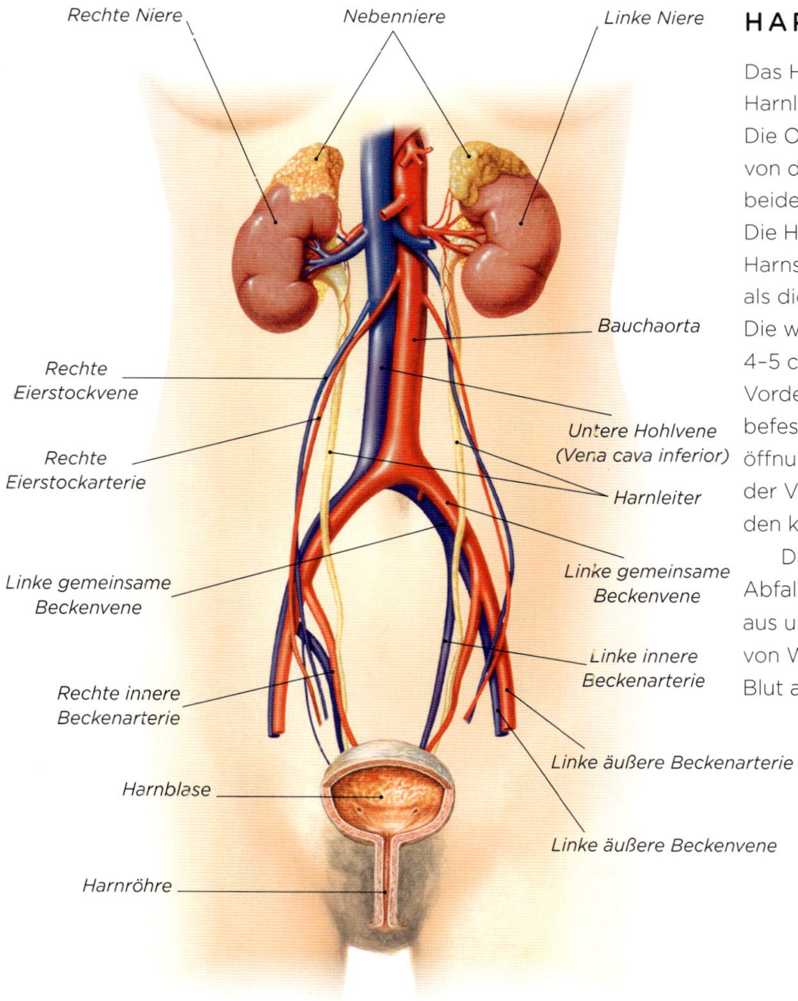

Vorderansicht

HARNSYSTEM: FRAU

Das Harnsystem besteht aus Niere, Harnleiter, Blase und Harnröhre. Die Organisation und Struktur ist von der Niere zur Blase bei beiden Geschlechtern ähnlich. Die Harnröhre im weiblichen Harnsystem ist jedoch viel kürzer als die im männlichen Harnsystem. Die weibliche Harnröhre ist nur 4–5 cm lang und an der Vorderwand der Scheide (Vagina) befestigt. Die äußere Harnröhrenöffnung liegt hinter der Klitoris vor der Vaginalöffnung und zwischen den kleinen Schamlippen.

Das Harnsystem scheidet die Abfallprodukte des Stoffwechsels aus und erhält das Gleichgewicht von Wasser und Elektrolyten im Blut aufrecht.

KARTE 115

NIEREN

Jede Niere ist rund 10 cm lang und 2,5 cm dick und wiegt etwa 140 g. Sie hat eine Außenschicht (Nierenrinde), eine Innenschicht (Nierenmark oder Medulla) und ein Becken - eine hohle Innenstruktur, die mit dem Harnleiter verbunden ist. In der Mitte jeder Nierenseite befindet sich eine Vertiefung, der Nierenhilus; er ist der Austrittspunkt für den Harnleiter und die Stelle, an der Nerven, Blut und Lymphgefäße ein- und austreten. Nierenarterien versorgen die Nieren mit Blut - jede Nierenarterie zweigt von der Aorta ab und teilt sich in kleinere Zweige, die in den Nierenhilus und dann zum Nierenmark und zur Nierenrinde jeder Niere führen. Die Venen begleiten die Arterien und enden in der unteren Hohlvene (Vena cava inferior).

Jede Niere ist von einer Nierenkapsel umschlossen; diese ist von einem Fettgewebepolster und einer Bindegewebsschicht umgeben, die die Nieren an der Bauchrückwand verankern.

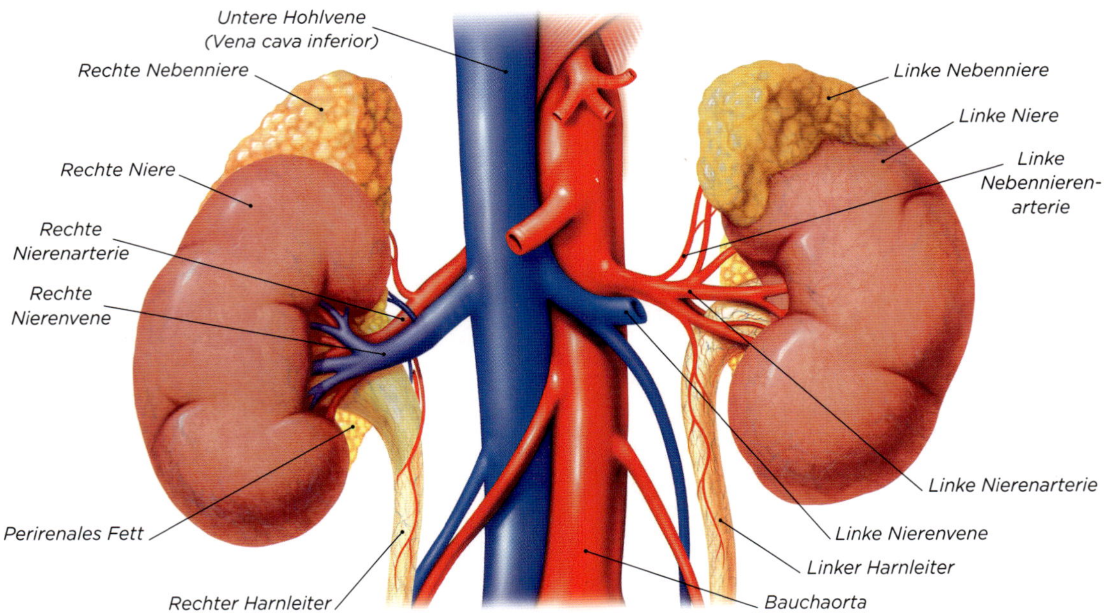

Vorderansicht

NEPHRON

Nephrone sind winzige, urinproduzierende Filtereinheiten in der Niere. In beiden Nieren gibt es Millionen von Nephronen. Jedes Nephron besteht aus einem Kapillarknäuel (Glomerulus) und einem Tubulus, der vom Glomerulus ausgeht. Durch das Filtern des Bluts entsteht Flüssigkeit (glomeruläres Filtrat), das durch den Tubulus fließt. Der Tubulus ist mit einem gewundenen Teil, der Henle-Schleife, und einem distalen gewundenen Teil versehen.

Es gibt zwei Phasen bei der Urinbildung: die glomuläre Phase, in der Urin durch Filtrieren entsteht, gefolgt von der tubulären Phase mit einem nachfolgenden oder gleichzeitig stattfindenden Prozess der Rückresorption essentieller Nährstoffe (z. B. Na+, Glukose und Aminosäuren) und der Sekretion einiger Ione (z. B. K+ und H+).

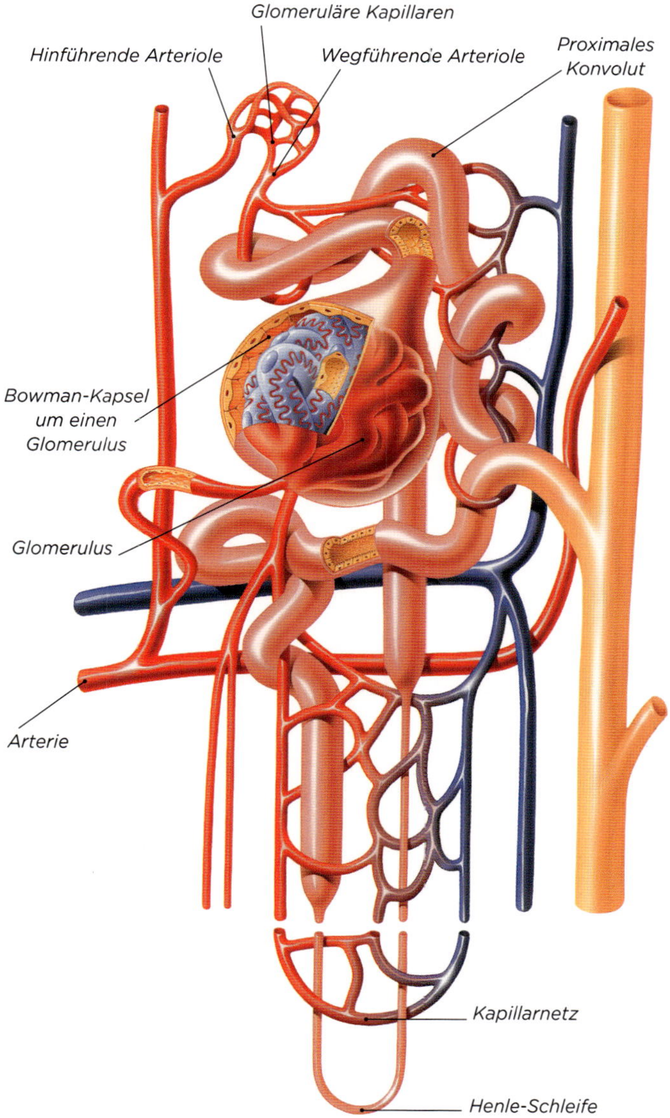

Feinstruktur

HARNBLASE: MANN

Die hintere Oberfläche (Basis) der Harnblase liegt vor dem Mastdarm und nimmt die Harnleiter auf. Die Eingänge der beiden Harnleiter und der Ausgang der Harnröhre bilden die drei Ecken des Harnblasendreiecks. Im leeren Zustand liegt die Blase hinter der Schambeinfuge; wenn sie voll ist, erstreckt sie sich über die Schambeinfuge bis zur Oberkante des Beckens.

Wenn die Blase voll ist, schickt sie eine Nachricht an das Reflexzentrum im Sakralteil des Rückenmarks, die eine Reflexkontraktion des Blasenmuskels auslöst und zum Entspannen des Blasenhalses führt. Dieser Reflex wird unterdrückt, bis sich eine Gelegenheit zum Entleeren der Blase ergibt.

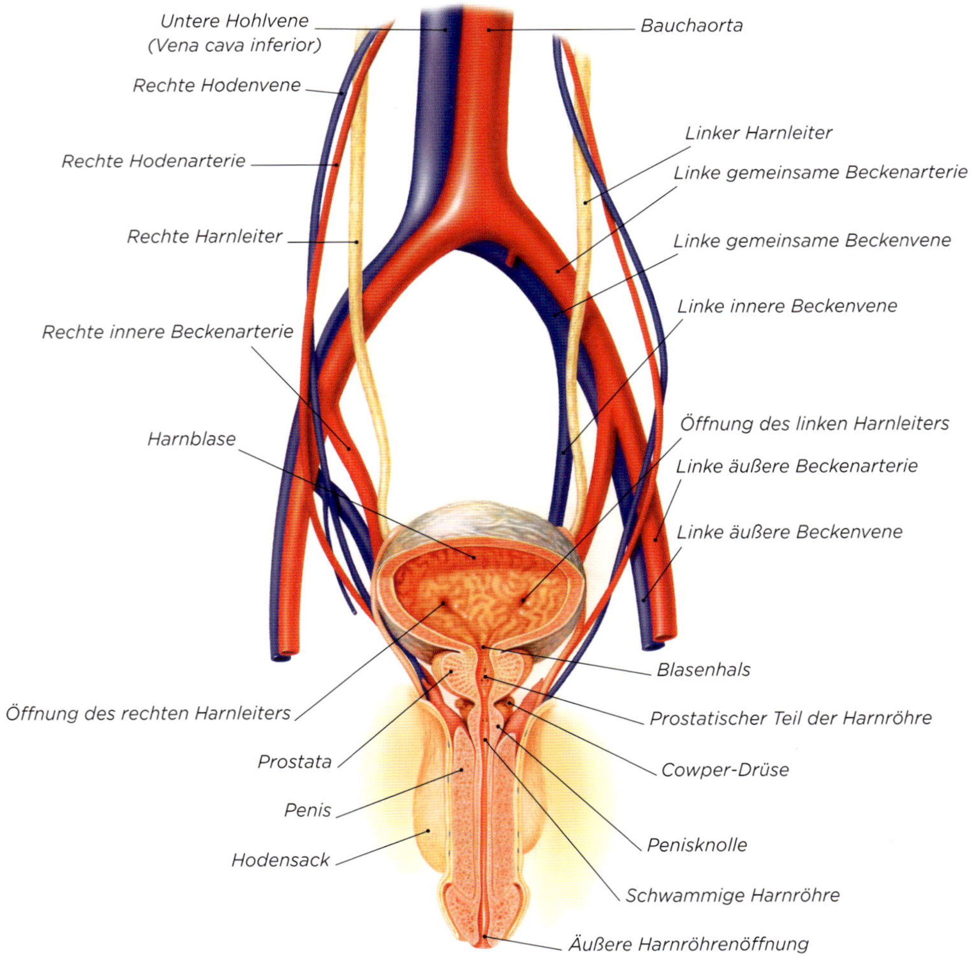

Vorderansicht

HARNBLASE, RÜCKANSICHT: MANN

Die Muskelschläuche der Harnleiter befördern den Urin zur Harnblase. Der Harnleiter steigt fast senkrecht entlang der Linie der Querfortsatzspitzen der Lendenwirbel ab. Am Beckenrand taucht er in das Becken und mündet nahe der Mittellinie in die Blase; er ist am engsten, wenn er die Blasenwand durchdringt. In der Blase verläuft der Harnleiter etwa 2 cm schräg, bevor er sich zu einer schlitzartigen Öffnung weitet. Die männliche Harnblase ruht auf der Prostata und ist mit am Blasenhals befestigten Gelenkbändern am Schambein und an den Seitenwänden des Beckens verankert.

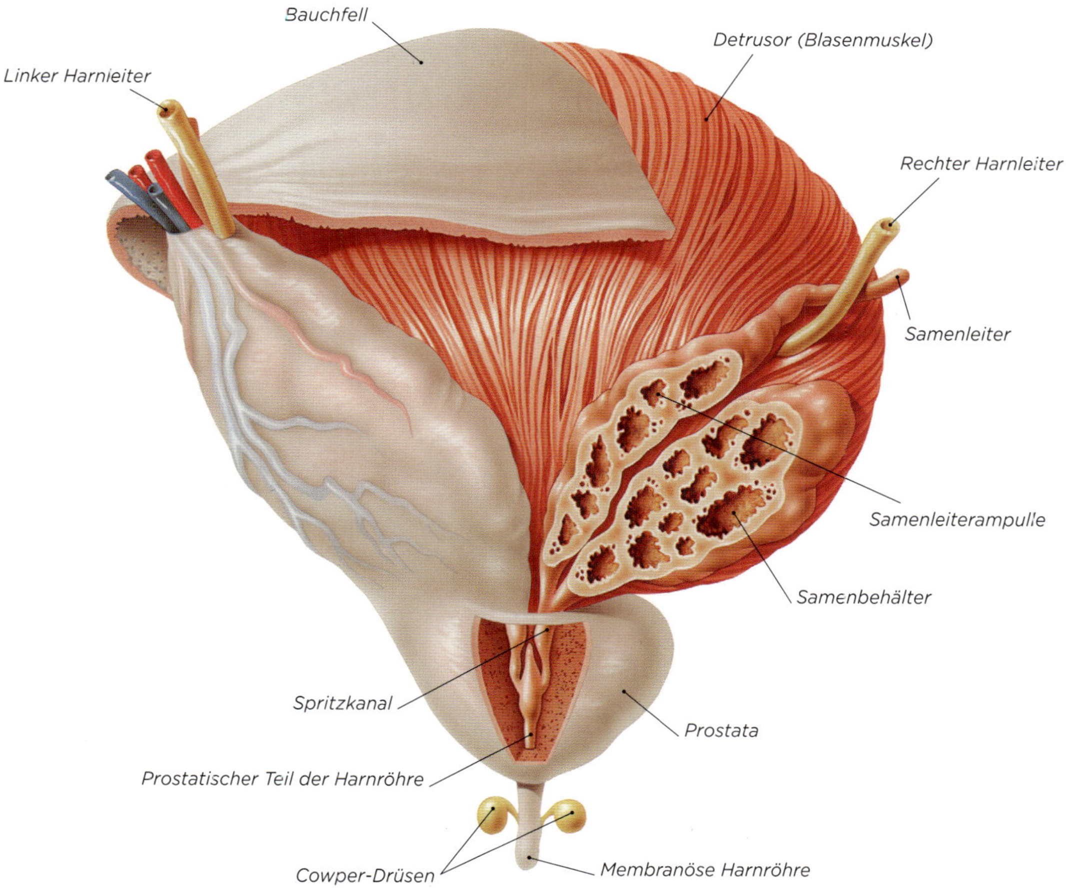

Rückansicht

HARNWEGE: MANN

Der Urin fließt von den Nieren durch die Harnleiter zur Harnblase. Die Harnleiter sind zwei Muskelröhren, deren Wände glatte Muskulatur enthalten, die sich zusammenzieht und den Urin wellenartig in die Blase ausstößt. Zwei Muskeln - der innere und der äußere Blasenschließmuskel - arbeiten gemeinsam zum Ausscheiden des Urins. Der innere Blasenschließmuskel wird vom autonomen Nervensystem gesteuert und alarmiert das Gehirn, wenn die Blase voll ist. Der äußere Blasenschließmuskel steht unter willkürlicher Kontrolle: Nur wenn dieser Muskel entspannt ist, entspannt sich auch der innere Blasenschließmuskel und ermöglicht so die Urinausscheidung.

Die Harnröhre transportiert Urin von der Harnblase zur Außenseite des Körpers. Die männliche Harnröhre ist normalerweise 20 cm lang; sie verläuft von der Blase durch die Prostata, an der sie sich mit den Spritzkanälen verbindet, und mündet an der Spitze des Penis.

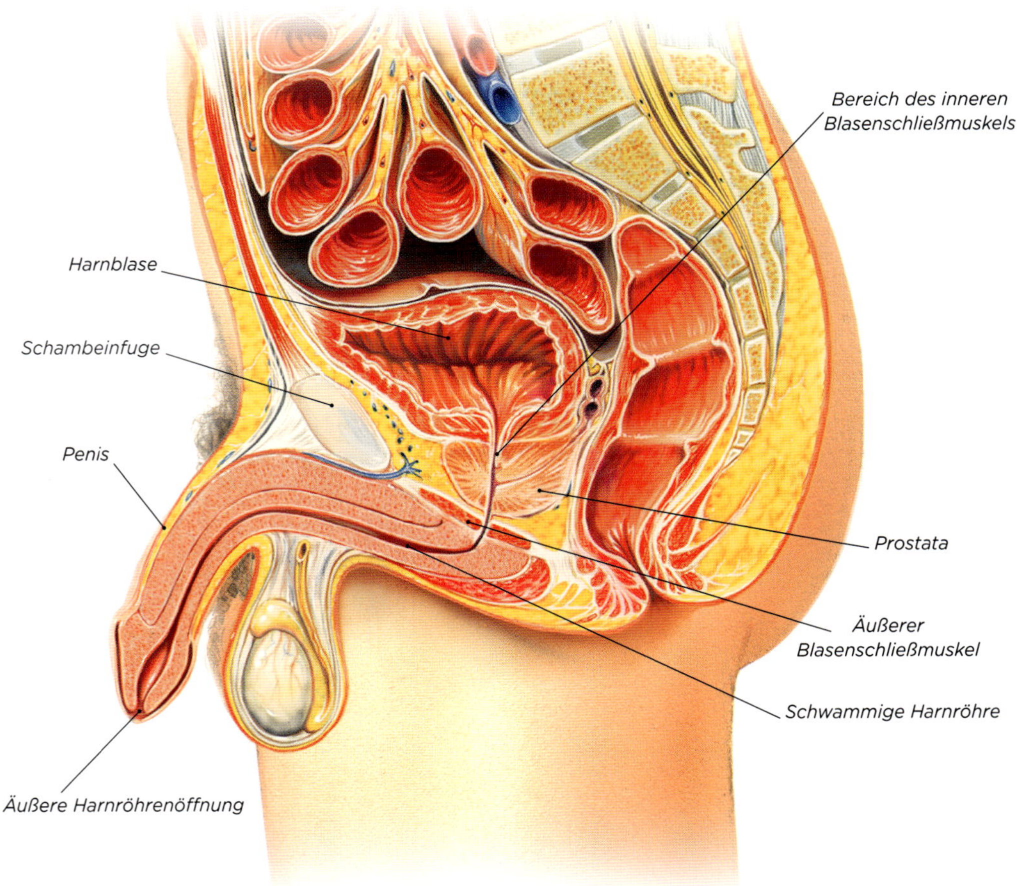

Sagittale Ansicht

HARNWEGE: FRAU

Das weibliche Harnsystem ähnelt von der Struktur her im Wesentlichen dem männlichen Harnsystem, ist aber mit einer kürzeren Harnröhre versehen. Der Urin gelangt über die Harnleiter zur Harnblase und wird dann über die Harnröhre aus dem Körper ausgeschieden. Da die weibliche Harnröhre nicht am Fortpflanzungssystem beteiligt ist, ist sie kurz und mündet vor dem Eingang zur Scheide (Vagina).

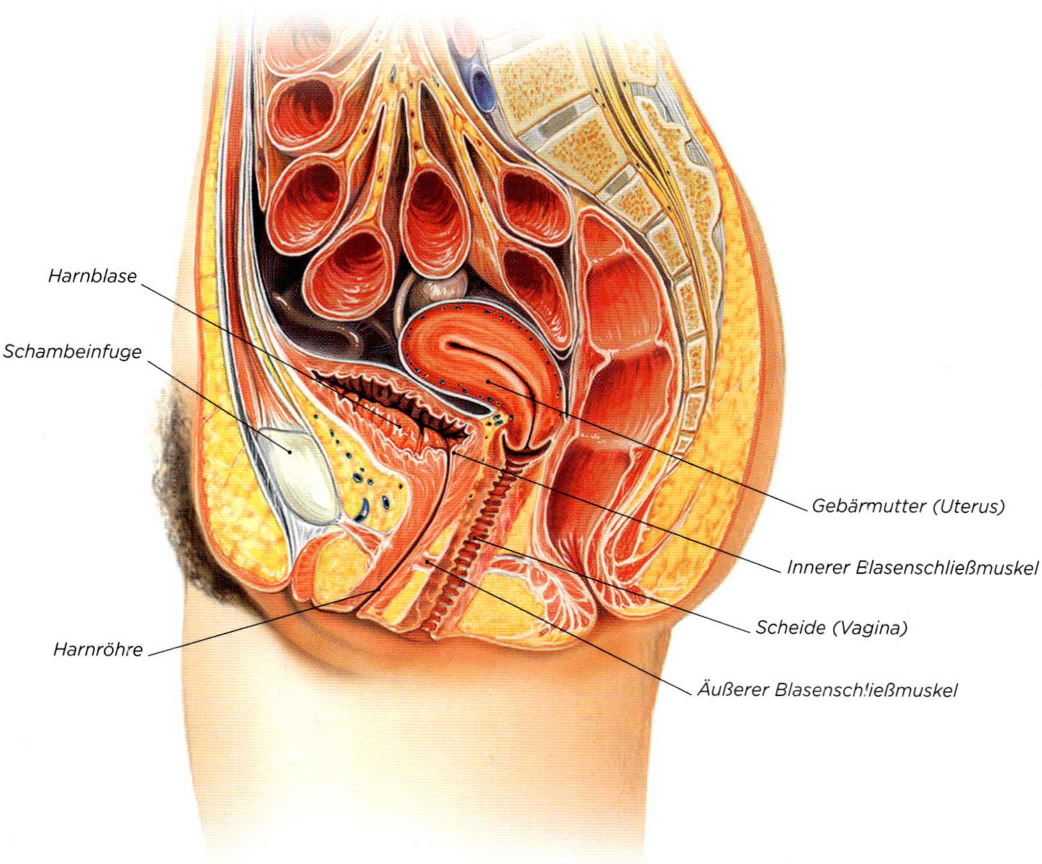

Sagittale Ansicht

KARTE 121

HORMONSYSTEM

Die Körperzellen kommunizieren miteinander über Botenstoffe, den Hormonen. Hormone werden von speziellen Organen des endokrinen Systems produziert und über den Blutkreislauf durch den Körper geschleust oder durch die Flüssigkeit der Körperhöhlen verbreitet.

HORMONSYSTEM: MANN

Hormone werden zu bestimmten Zeiten und in präzisen Mengen von endokrinen Zellen freigesetzt, um auf Zielorgane zu wirken. Sie wirken meist durch Bindung an bestimmte Andockstellen oder innerhalb von Targetzellen. Endokrine Organe sekretisieren nur in den Blutkreislauf.

Endokrine Hormone beeinflussen das Nervensystem, und viele endokrine Organe werden von Nervenzellen stimuliert oder gehemmt. Der Hypothalamus steht in enger Verbindung mit dem Hauptorgan des endokrinen Systems, der Hirnanhangdrüse (Hypophyse), und beide Systeme teilen sich die Kontrolle der Körperfunktionen: Das Nervensystem steuert rasche oder kurzfristige Aktivitäten; das endokrine System kontrolliert langfristige Veränderungen.

Die am endokrinen System des Mannes beteiligten Organe sind Hirnanhang- und Zirbeldrüse, Thymus- und Schilddrüse, Nebenschilddrüsen, Nebennieren, Langerhans-Inseln (Pankreasinseln) und Hoden.

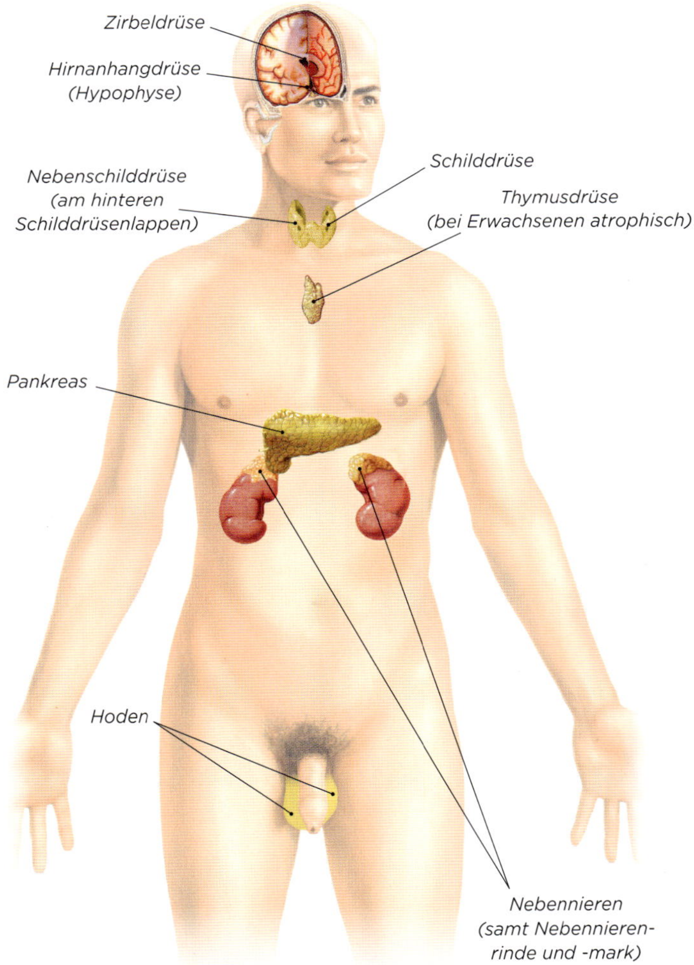

Vorderansicht

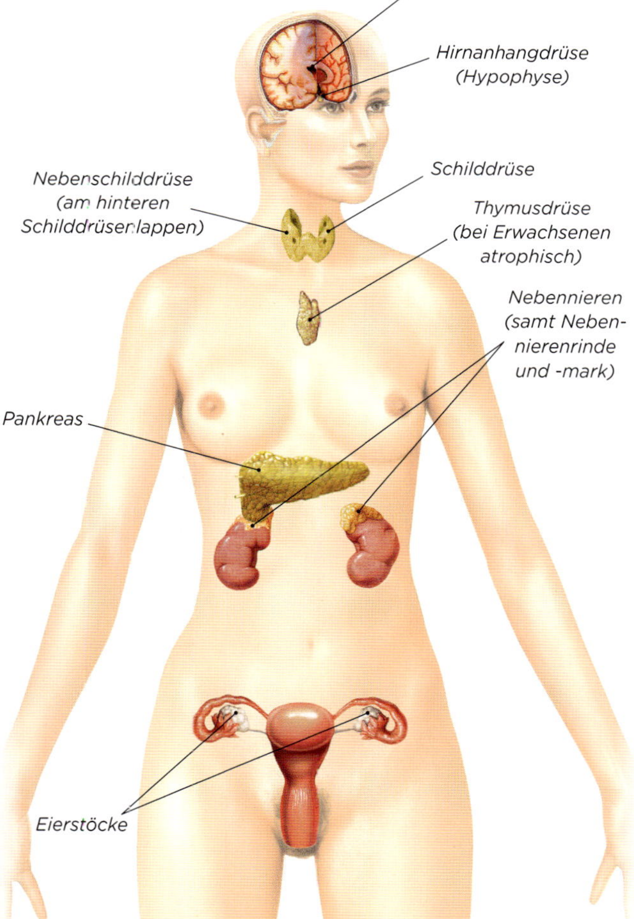

Vorderansicht

HORMONSYSTEM: FRAU

Zu den Organen des endokrinen Systems der Frau gehören Hirnanhang- und Zirbeldrüse, Thymus- und Schilddrüse, Nebennieren, Langerhans-Inseln (Pankreasinseln), Eierstöcke und Plazenta (während der Schwangerschaft). Die Eierstöcke produzieren Hormone, die die sexuelle Funktion und sekundäre sexuelle Geschlechtsmerkmale steuern.

Die endokrinen Organe (oder endokrinen Drüsen) scheiden Hormone aus, die Wachstum, Stoffwechsel, sexuelle Reifung und andere wichtige Körperfunktionen regulieren.

HIRNANHANGDRÜSE

Die Hirnanhangdrüse (Hypophyse) ist ein äußerst kleines Organ direkt unterhalb des Hypothalamus des Gehirns. Sie wiegt nur rund 0.56 g, spielt aber eine entscheidende Rolle bei der Kontrolle der endokrinen Drüsenfunktion im gesamten Körper.

Die Hypophyse ist in einen Vorderlappen (Adenohypophyse) und einen Hinterlappen (Neurohypophyse) geteilt. Der Vorderlappen enthält viele verschiedene Zelltypen, die Wachstumshormon, Prolaktin, follikelstimulierendes Hormon (FSH), luteinisierendes Hormon (LH), Hormon zum Stimulieren der Schilddrüse (TSH), adrenocorticotropes Hormon und Menalozyten-stimulierendes Hormon (MSH) zproduzieren. Der Hinterlappen enthält Oxytocin und antidiuretische Hormone, die im Hypothalmus erzeugt und über Nervenfasern zur Hirnanhangdrüse transportiert werden.

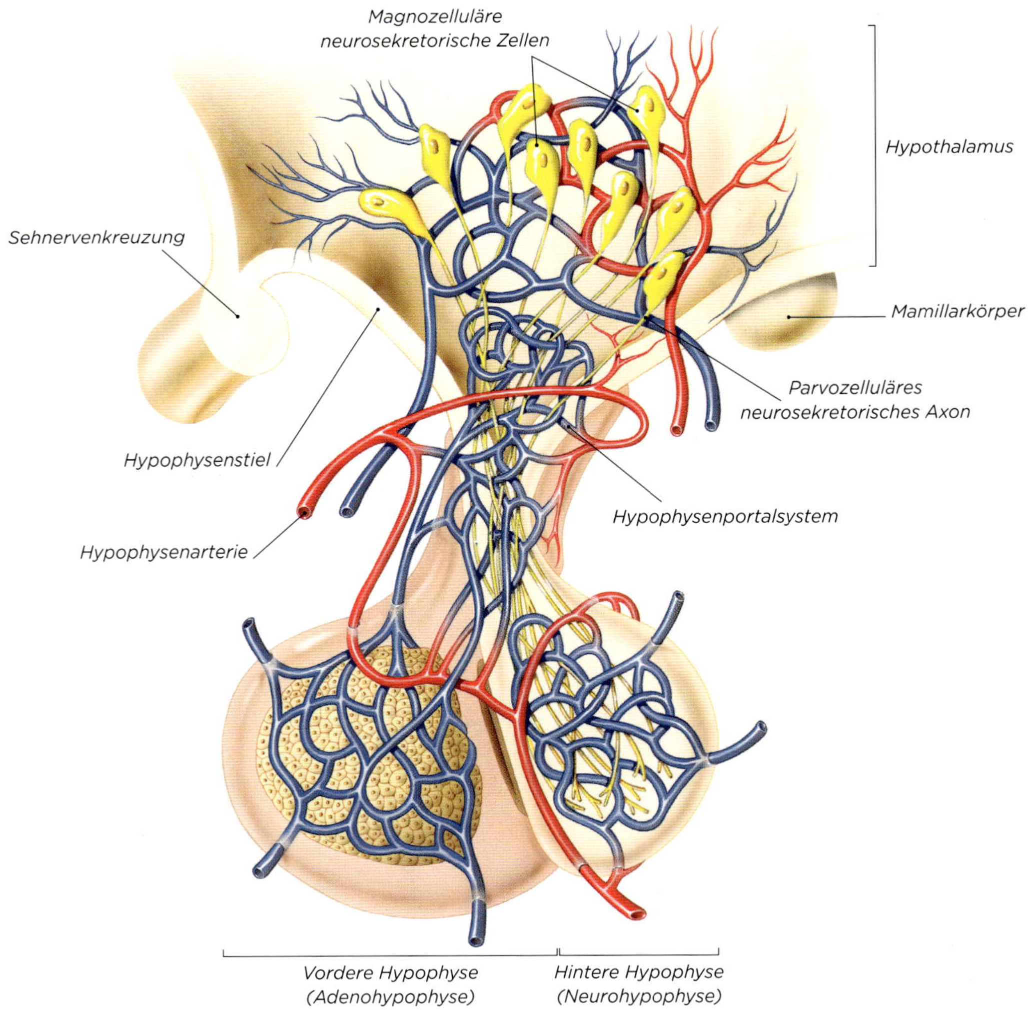

SCHILDDRÜSE

Die Schilddrüse, die größte der endokrinen Drüsen, besteht aus zwei Lappen, die in der Mittellinie durch einen schmalen Isthmus (Brücke) verbunden sind. Sie befindet sich im Nacken, direkt unter und vor dem Kehlkopf.

Die Schilddrüse enthält zahlreiche Follikel, die Schilddrüsenhormon produzieren und es in den Blutkreislauf absondern. Das Schilddrüsenhormon besteht aus zwei verschiedenen Substanzen: Thyroxin (T4 oder Tetrajodthyronin) und in den Atemwegen (T3). Schilddrüsenhormone haben mehrere Funktionen; in erster Linie kontrollieren sie die Stoffwechselrate des Körpergewebes. Die Produktion von Schilddrüsenhormon wird von Schilddrüsen-stimulierendem Hormon (TSH) gesteuert, das aus der Hirnanhangdrüse freigesetzt wird.

Schilddrüsenhormon ist für normales Wachstum und normale Entwicklung von Kindern notwendig.

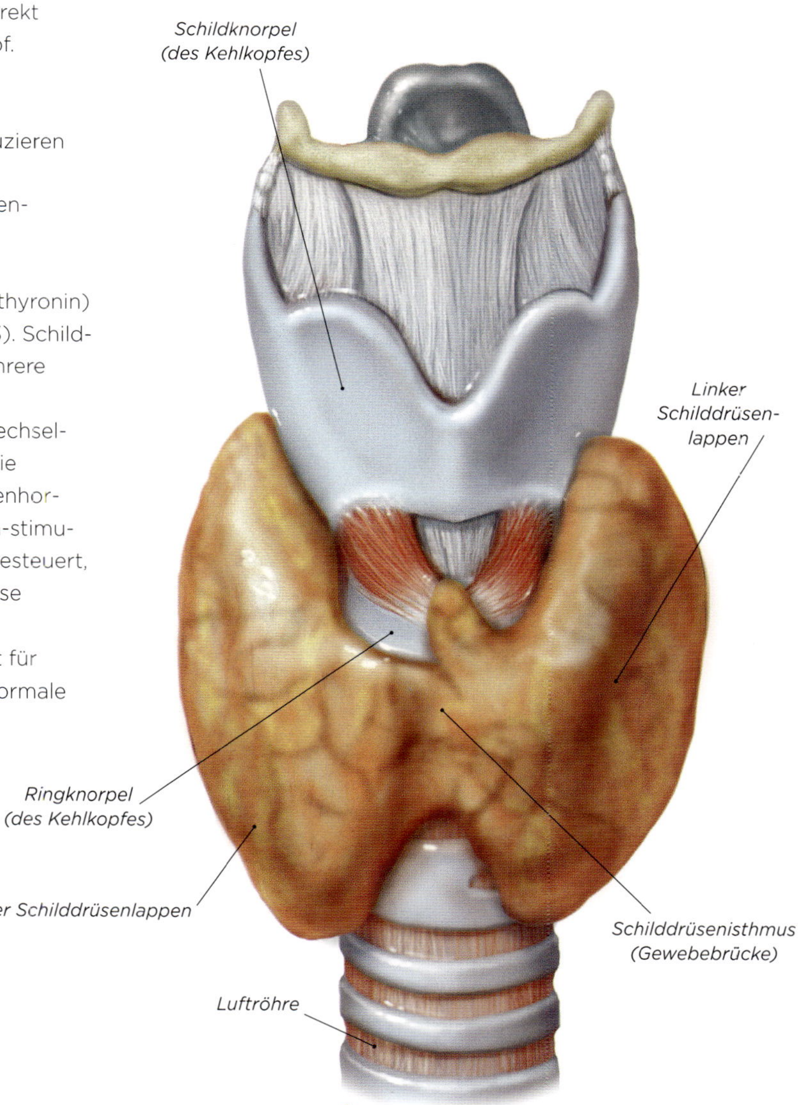

Vorderansicht

KARTE 125

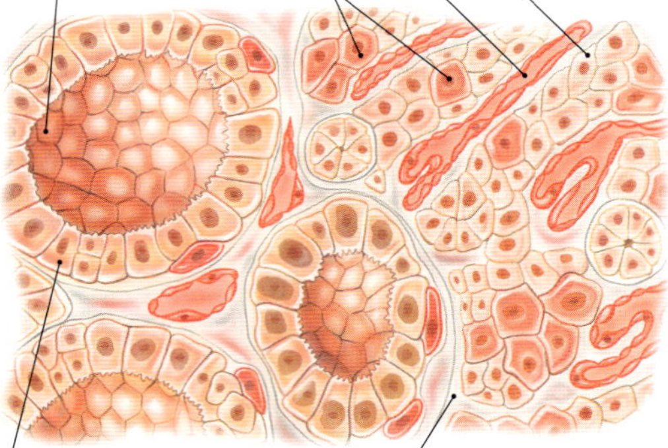

Feinstruktur

SCHILD- UND NEBENSCHILDDRÜSEN

Schilddrüsenepithelzellen (Follikelzellen) umgeben mit Kolloidflüssigkeit gefüllte Körperhöhlen. Kolloid ist eine Speicherzone für Schilddrüsenhormone. Die Follikelzellen produzieren Trijodthyronin and Thyroxin (T3 und T4) unter dem Einfluss des Schilddrüsen-stimulierenden Hormons (TSH) aus dem Vorderlappen der Hirnanhangdrüse. T3 und T4 beeinflussen die Stoffwechselrate aller Körperzellen. Parafollikuläre Zellen in der Schilddrüse erzeugen Calcitonin, das die Kalziumkonzentration im Blut senkt. Hinter der Schilddrüse liegen vier Nebenschilddrüsen. Die Hauptzellen der Nebenschilddrüse produzieren Parathormon (PTH), das die Konzentration von Kalziumionen im Blut erhöht.

KARTE 126

LANGERHANS-INSELN

Die Langerhans-Inseln befinden sich in der Bauchspeicheldrüse. Jede Insel hat eine Kern- und eine Mantelzone. Die Kernzone enthält Betazellen, die Insulin produzieren. Die Mantelzone enthält verschiedene Zelltypen. Alphazellen erzeugen Glucagon, ein den Blutzuckerspiegel erhöhendes Hormon. Deltazellen produzieren Gastrin und Somatostatin. Gastrin steigert die Säuresekretion im Magen; Somatostatin hemmt die Produktion von Insulin und Glucagon. F-Zellen sekretieren das das pankreatische Hormon (PP; pankreatisches Polypeptid), das die Ausscheidung von Somatostatin und Pankreasenzymen aus dem exokrinen Pankeas hemmt.

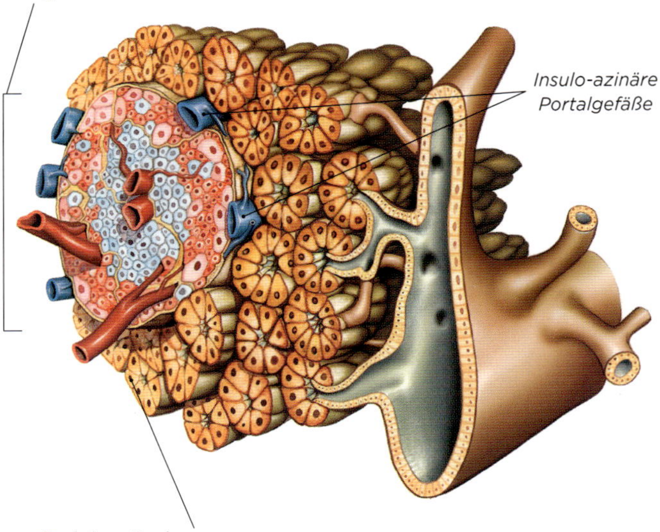

Feinstruktur

NEBENNIERE

Die zwei Nebennieren liegen oben auf den Nieren. Jede Drüse hat einen äußeren Teil (Nebennierenrinde) und einen Kern (Nebennierenmark oder Medulla). Die Nebennierenrinde produziert drei Haupttypen von Hormonen: Glukokortikoid, Mineralkortikoid und Geschlechtssteroid. Glukokortikoide beeinflussen den Fett-, Eiweiß- und Kohlenhydratstoffwechsel und fördern den Proteinabbau und die Freisetzung von Fett und Zucker in den Blutkreislauf. Mineralkortikoide (z. B. Aldosteron) stimulieren die Aufnahme von Natrium in der Niere. Geschlechtssteroide tragen zur Entwicklung von Geschlechtsmerkmalen bei.

Das Nebennierenmark enthält viele modifizierte Nervenzellen, die die Stresshormone Adrenalin (Epinephrin) und Noradrenalin (Norepinephrin) produzieren. Diese Hormone werden schubweise in Notfallsituationen ausgeschüttet. Sie steigern die Stärke und Geschwindigkeit der Herzkontraktion, erhöhen den Blutzuckerspiegel und den Blutdruck und steigern die Atmung.

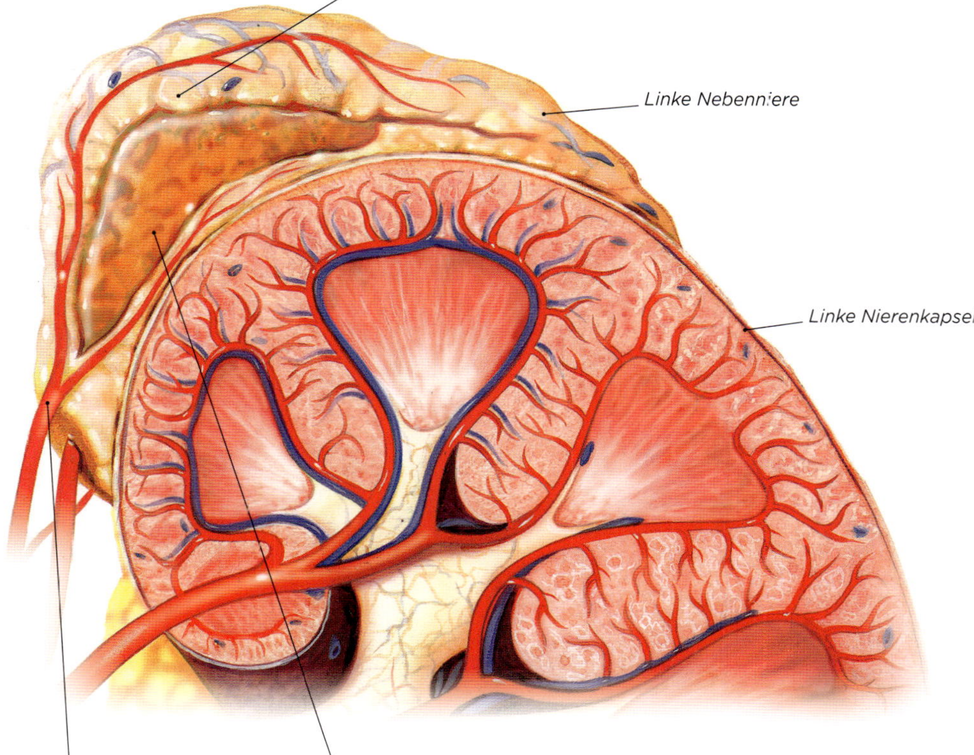

Koronarschnitt durch die linke Nebenniere

KARTE 128 KARTE 129

LYMPHSYSTEM

Nicht die gesamte Flüssigkeit, die das Herz in den Arterien verlässt, wird von den Venen zum Herz zurückgeführt. Ein kleiner Teil Flüssigkeit aus den Kapillarbetten wird vom Lymphsystem aus den Geweberäumen abgeleitet und schließlich zu den systemischen Venen zurücktransportiert.

Das Lymphsystem hat zwei Hauptfunktionen: Es bringt einen Großteil der Interstitialflüssigkeit, die alle Körperzellen umspült, zum Herz zurück und verwendet Lymphozyten und Makrophagen zum Beseitigen von Bakterien, Viren und Krebszellen.

Das Lymphsystem ist ein Einbahnsystem mit einem Netzwerk von blind endenden Lymphkapillaren. Diese sammeln Fremdkörper und Wasser (Interstitialflüssigkeit) und laufen zusammen, um größere Lymphgefäßen zu bilden, die die Lymphe zum Herz transportieren.

Lymphgefäße haben Klappen, die einen Rückfluss verhindern. Entlang der Lymphgefäße gruppierte Lymphknoten filtern die Lymphe und aktivieren als Teil der Immmunreaktion das Klonen von Lymphozyten zum Produzieren spezieller Antikörper.

Lymphgewebe besteht aus Lymphozyten und anderen Zellen, die Immunität rund um den Mund und entlang der Wand des Magen-Darm-Trakts überwachen.

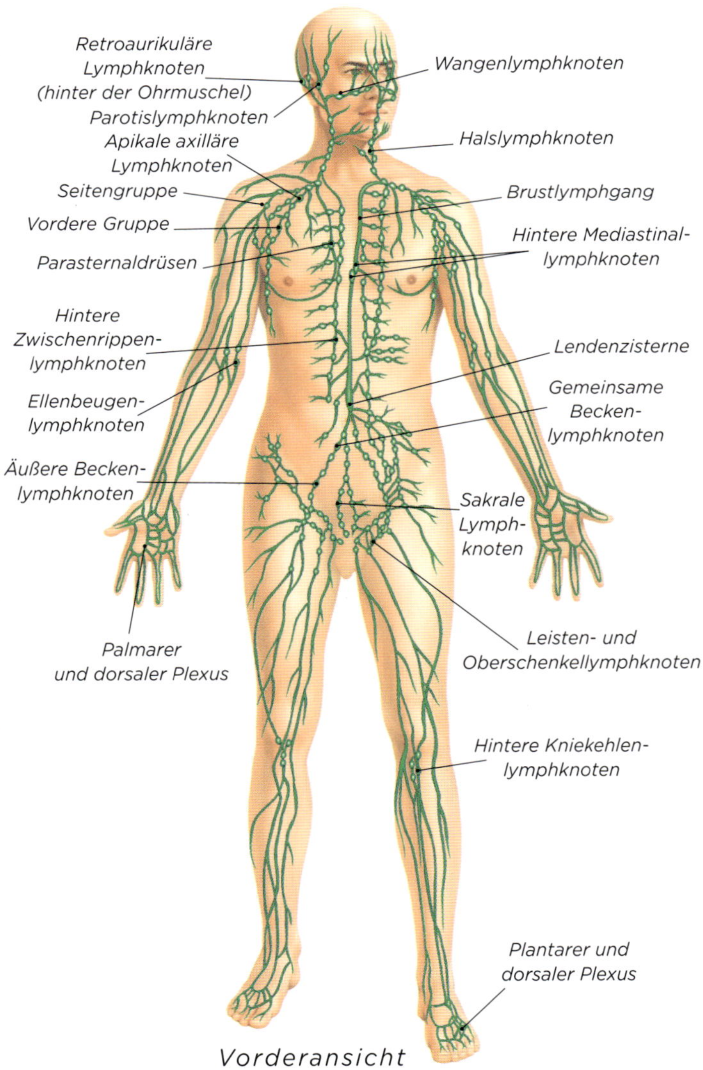

Vorderansicht

LYMPHKNOTEN

Die Lymphknoten sind kleine, erbsengroße Organe, die in Gruppen am Zusammenfluss von Lymphgefäßen liegen. Lymphe ist eine Flüssigkeit, die von weißen Blutkörperchen in den Lymphknoten (Lymphdrüsen) gefiltert und gereinigt wird. Ein Lymphknoten besteht aus einer Ansammlung von Lymphgewebe, das von einer Faserkapsel umgeben ist. Die Knoten gruppieren sich entlang der Lymphgefäße. Jeder Knoten ist von einer Faserkapsel umschlossen und hat Kompartimente, die durch Trennwände aus Kollagenfasern (Trabekel) unterteilt sind.

Jeder Lymphknoten ist mit ein- und austretenden Lymphgefäßen verbunden. Afferente Lymphgefäße transportieren Lymphflüssigkeit aus dem umliegenden Gewebe zum Lymphknoten; efferente Lymphgefäße befördern Lymphe zu den Venen. Zahlreiche Klappen verhindern den Rückfluss der Lymphe beim Passieren der Lymphgefäße.

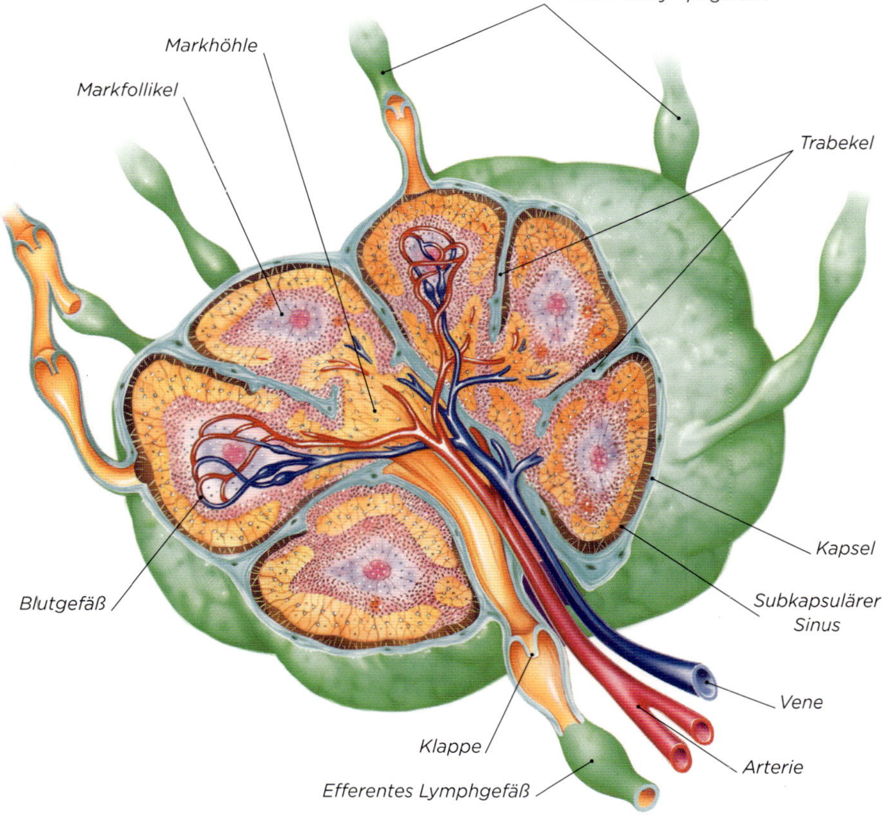

Querschnittsansicht

KARTE 131

FORTPFLANZUNGS-SYSTEM

Die Aufgabe des Fortpflanzungssystems ist die Erzeugung und Pflege der nächsten Generation. Seine Hauptbestandteile sind die Gonaden (Hoden und Eierstöcke), die Geschlechtszellen (Spermien und Eizellen) produzieren, und die Hormone, die Geschlechtsmerkmale und -funktion steuern.

FORTPFLANZUNGS-SYSTEM: MANN

Die Hoden sind zwei ovale Organe im Hodensack. Jeder Hoden wird vom Nebenhoden bedeckt. Der Nebenhoden verjüngt sich, biegt sich dann scharf zurück und wird zum Samenleiter. Der Samenleiter und die ihn umgebenden Gefäße und Nerven bilden den Inhalt des Samenstrangs, der bis zur Höhe des Schambeinhügels des Schambeins und durch den Leistenkanal verläuft, sich anschließend wendet und in die Beckenhöhle eintritt. Danach bewegt sich der Samenleiter in Richtung Prostata, wo er sich ausdehnt, sich dem Gang des Samenbehälters anschließt und den Spritzkanal bildet. Der Spritzkanal durchdringt die Prostata und mündet in den prostatischen Teil der Harnröhre. Nach dem Verlassen der Prostata verläuft die Harnröre durch das Urogenitaldiaphragma (Perinealmembran) und tritt in den Penis ein. Hier nimmt die Harnröhre die Cowper-Drüsen auf. Die Sekretion dieser Drüsen geht dem Samenerguss voraus.

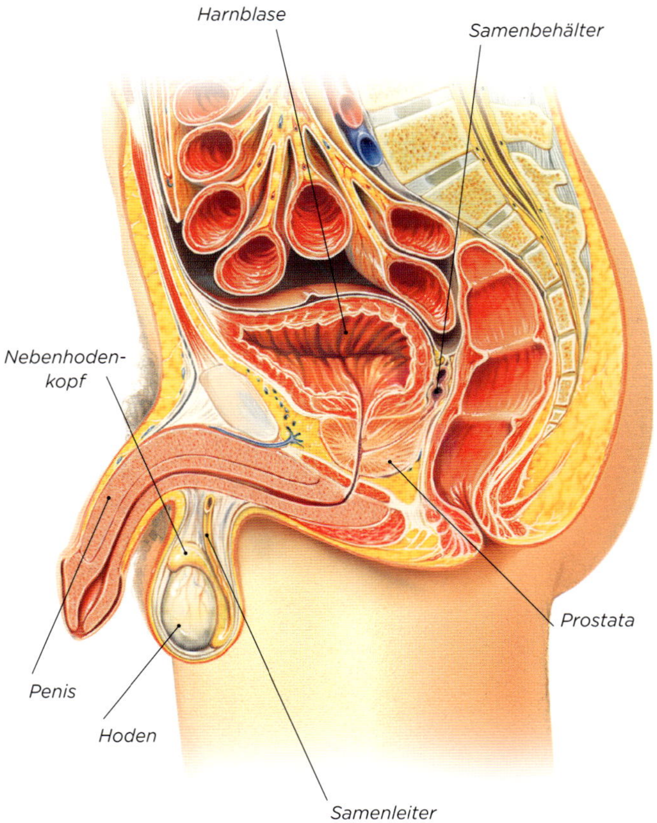

Sagittale Ansicht

HODEN

Jeder Hoden ist von einer zähen, unelastische Bindegewebshülle (Tunica albuginea), umschlossen, deren nach innen gerichtete Trennwände ihn in rund 300 Läppchen teilen. Jedes Läppchen enthält gewundene Samenkanälchen, die Spermien (Spermatozoen) produzieren. Die Kanälchen schließen sich zu einem Netzwerk zusammen, das etwa 20 kleine Gänge durch die Tunica albuginea in den Nebenhoden leitet. Die Nebenhodengänge werden größer und gewundener und verschmelzen mit dem Samenleiter, der zurück nach oben in den Leistenkanal in der Lende verläuft.

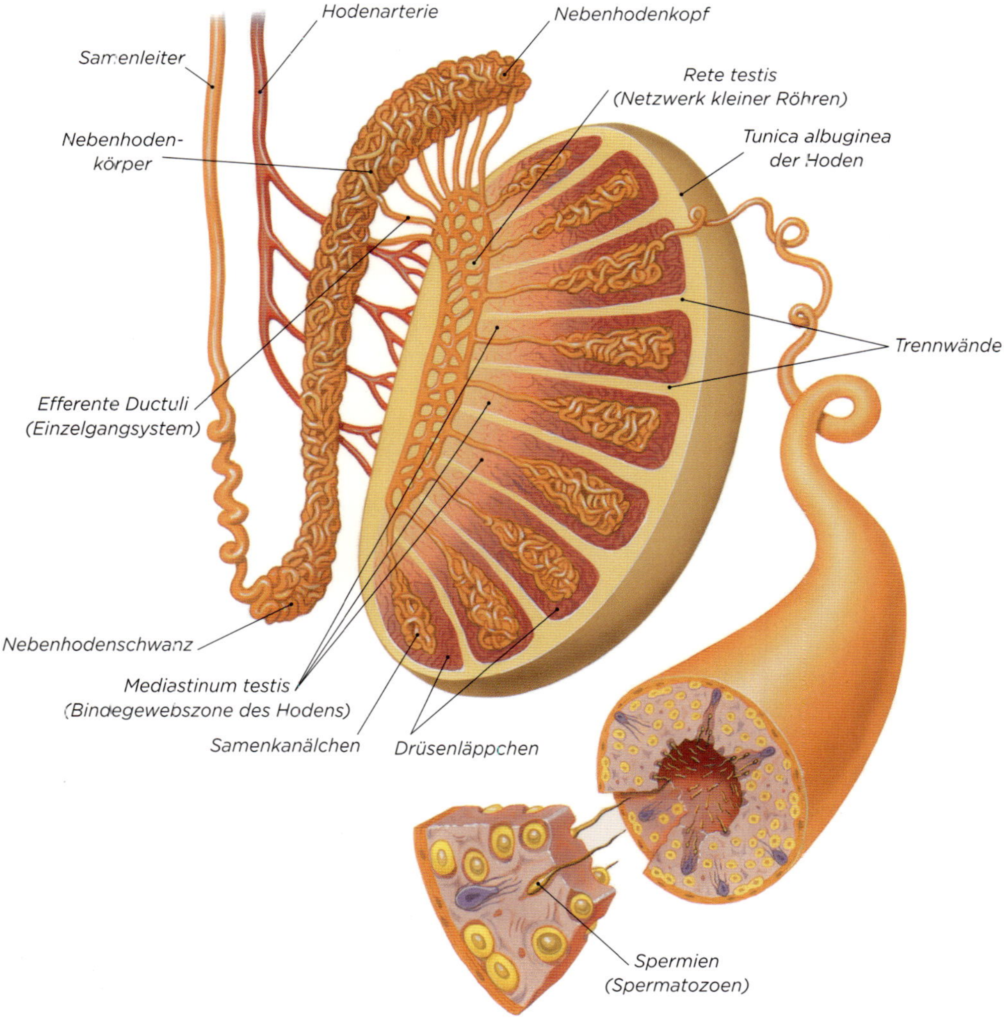

Struktur

KARTE 133

PENIS

Der Penis ist das äußere männliche Fortpflanzungs- und Harnorgan und besteht aus drei Zylindern aus Schwellgewebe. Der Mittellinienzylinder ist der Harnröhrenschwellkörper, der die Harnröhre enthält. Sein vorderes Ende weitet sich in die bauchige Penisknolle aus, in deren Mitte sich die Harnröhrenöffnung befindet. Auf jeder Seite des Harnröhrenschwellkörpers verläuft ein Penisschwellkörper. Alle drei Zylinder sind von einem dicken Zylinder aus zähem Bindegewebe umschlossen. Die Eichel ist von der Vorhaut (Präputium) bedeckt.

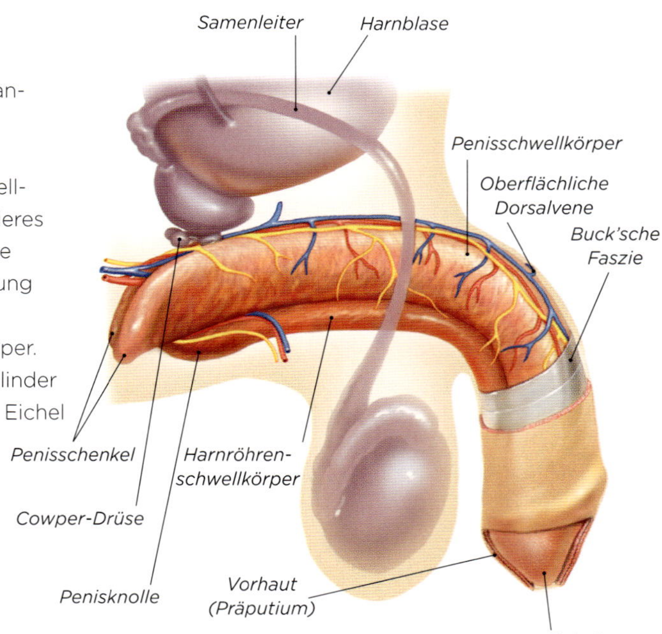

Seitenansicht

KARTE 134

QUERSCHNITT DES PENIS

Der Penis ist an seiner Basis durch Bindegewebe mit dem Beckenknochen verbunden. Er besteht aus dem Penisschwellkörper, zwei Zylindern aus schwammartigem Gefäßgewebe; ein dritter Zylinder enthält die Harnröhre, die Urin und Sperma transportiert. Die drei Zylinder aus Schwellgewebe können sich bei angemessener Stimulierung und unter Druck mit Blut füllen. Der in den paarigen Penisschwellkörpern entstehende Druck ist wesentlich höher, da die Bindegewebshüllen, die sie umgeben, zäher sind.

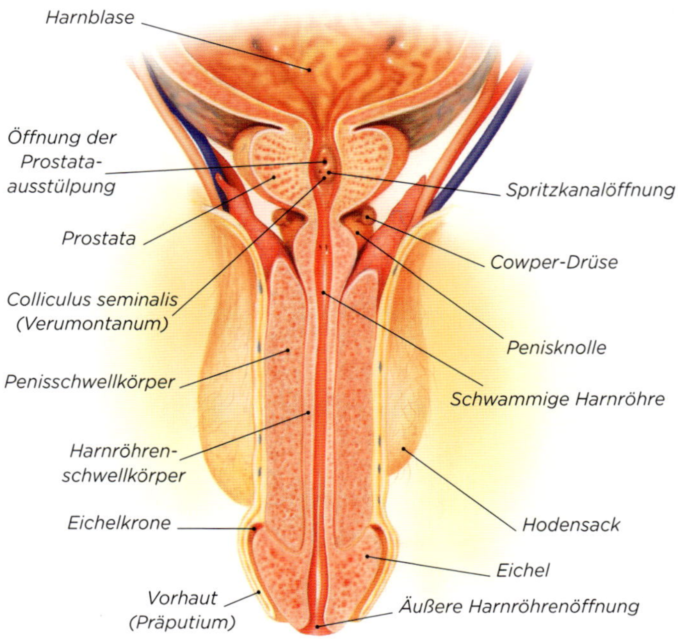

Abschnitt entlang der schwammigen Harnröhre

PROSTATA

Die Prostata hat die Form einer umgedrehten, mit der Spitze nach unten zeigenden Pyramide und liegt unterhalb der Harnblase. Aus dem Blasenhals entspringt die Harnröhre, die senkrecht durch die Prostata verläuft und unmittelbar vor der Spitze austritt.

Die Prostata besteht aus zwei Hauptdrüsengruppen: Die zentrale Zone, die die Harnröhre umgibt, enthält periurethrale Drüsen; die periphere Zone enthält die Hauptdrüsen. Alle Drüsen münden in den prostatischen Teil der Harnröhre und sekretieren das Enzym saure Phosphatase (SP), Fibrinolysin und andere Proteine. Die Prostataausscheidung macht ungefähr 25 Prozent des Spermas aus.

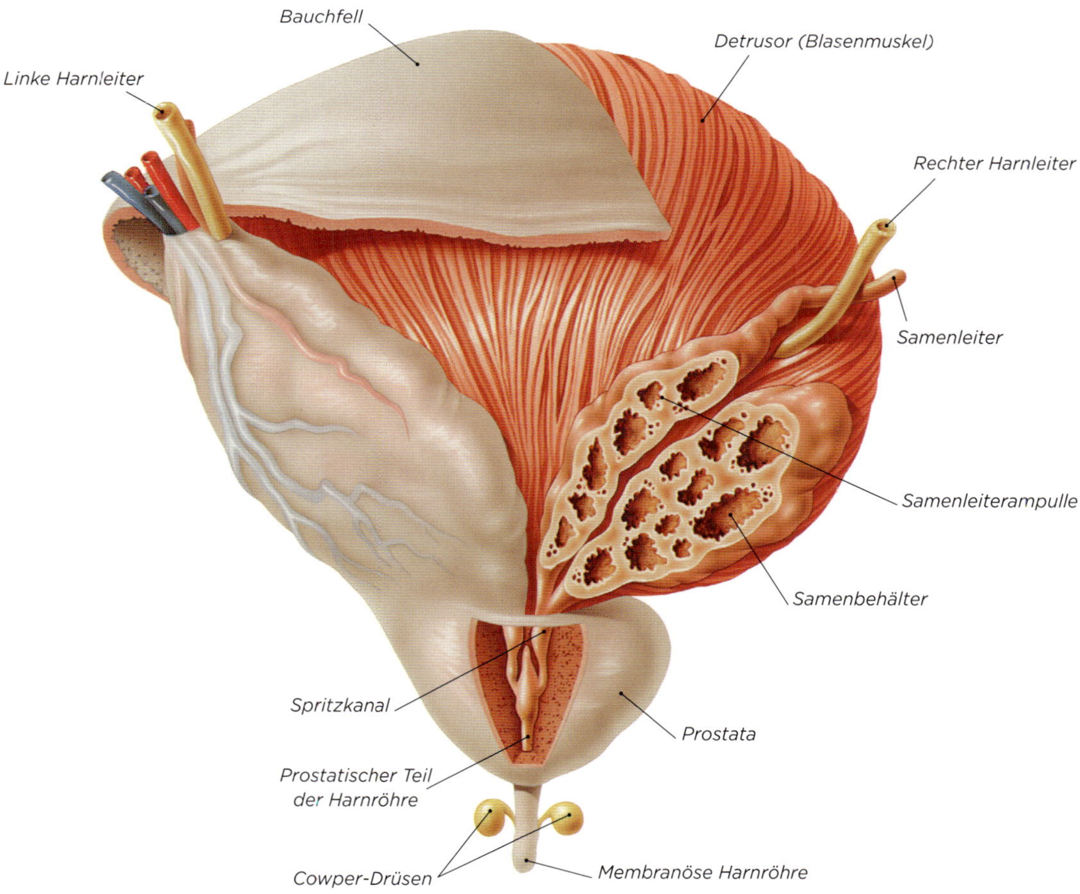

Rückansicht

FORTPFLANZUNGSSYSTEM: FRAU

Die Eierstöcke sind mandelförmige und -große Organe in der Seitenwand des Beckens, direkt unterhalb der Teilung der gemeinsamen Hüftarterien. Von den Eierstöcken produzierte Eizellen werden von den Eileiterfransen „eingefangen", die in die beiden oberen Winkel der Gebärmutter (Uterus) münden. Die oberen zwei Drittel der Gebärmutter - der Gebärmutterkörper - ruhen auf der Harnblase und haben eine dicke Wand aus glatter Muskulatur. Das untere Drittel - der Gebärmutterhals - ist ein zylindrischer Muskelschlauch, der in die Scheide (Vagina) hineinragt. Das Lumen (Inneres) des Gebärmutterhalses gleicht einem spindelförmigen Kanal. Die Scheide ist ein dehnbarer fibromuskulärer Schlauch, der vom Gebärmutterhals zum Scheidenvorhof verläuft. Die äußeren Genitalien nennt man auch Pudenda oder Vulva.

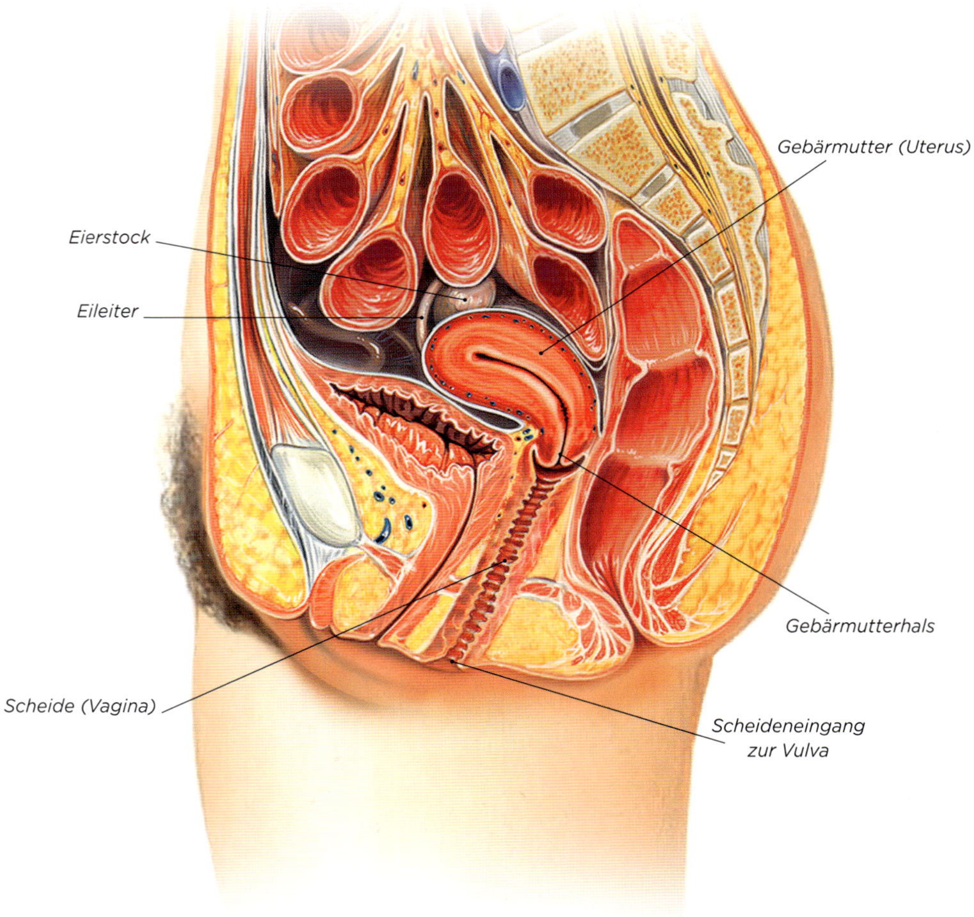

Sagittale Ansicht

GEBÄRMUTTER

Die Gebärmutter (Uterus) besteht aus Fundus, Körper und Gebärmutterhals. Sie ist birnenförmig und von vorne nach hinten abgeflacht. In ihren oberen Teil münden die beiden Eileiter, einer auf jeder Seite. Die Eileiter haben ein fast trompetenförmiges Aussehen und sind an einem Ende mit der Gebärmutter verbunden; das Ende neben dem Eierstock ist breit und aufgeweitet. Die Eileiter befördern die Eizelle zur Gebärmutter. Der Gebärmutterhals zwischen dem Gebärmutterkörper und der Scheide (Vagina) hat einen zentral platzierten Kanal, der in die Höhle des Gebärmutterkörpers darüber führt und sich unten zur Scheide öffnet. Die Scheide ist der Durchgang, der die Gebärmutter mit der Außenseite des Körpers verbindet.

Das breite Ligament der Gebärmutter befestigt diese an den Seitenwänden des Beckens. Eine weitere Stütze bieten die am Gebärmutterhals angebrachten Bänder, die quer über den Beckenboden verlaufen und mit den Beckenwänden verankert sind.

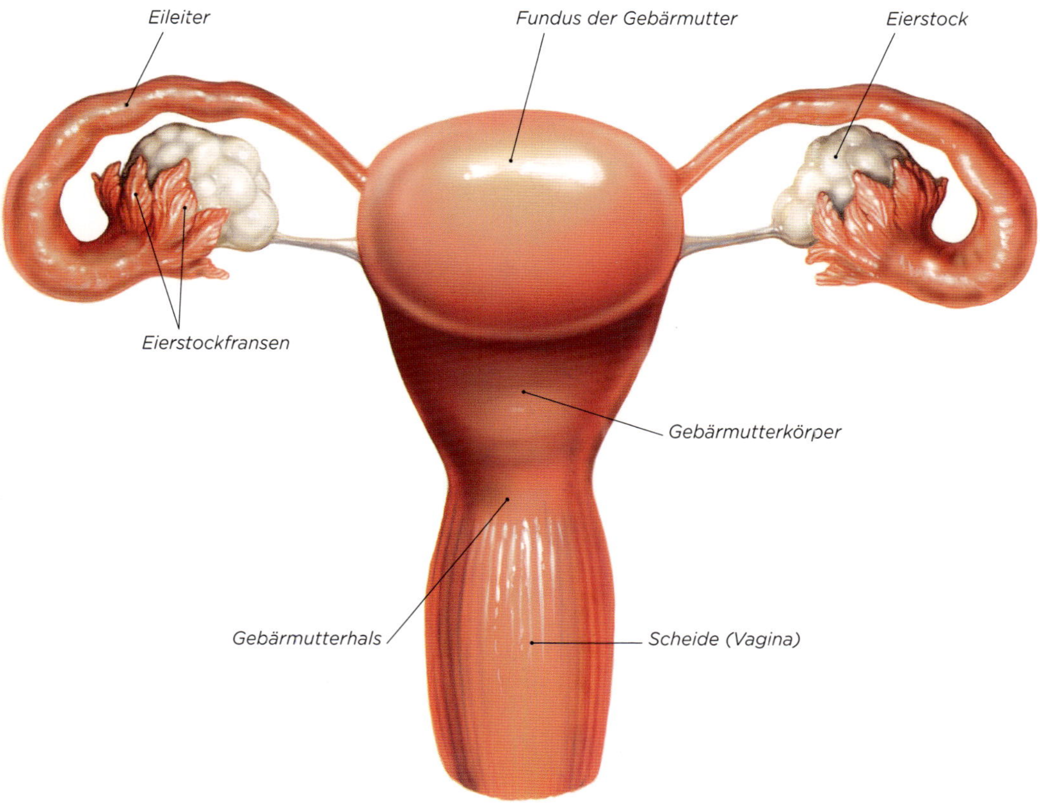

Vorderansicht

KARTE 138

EIERSTOCK

Die Eierstöcke liegen dicht an den Seitenwänden des Beckens und werden vom breiten Gebärmutterband gestützt. Das gesamte Blut, die Lymphgefäße und die Nerven des Eierstocks treten am Eierstockhilus ein. Unter seinem Oberflächenepithel befindet sich eine Rinde, die das Mark (Medulla) in seinem Kern umschließt. Der Großteil des Eierstocks ist ein als Stroma bezeichnetes Stützgerüst.

Die Eierstockrinde enthält Eizellen in unterschiedlichen Entwicklungsstadien. Die Eizellen beginnen als primäre Eizellen und sind von einer Schicht flacher Zellen, den Granulosazellen, umgeben. In der Pubertät beginnen sich die Granulosazellen zu vermehren und bilden die vielschichtige Theca interna (innere Zellschicht), die Östrogen ausscheidet; die umliegenden Stromazellen bilden die Theca externa (äußere Zellschicht). In der Theca interna entsteht ein Spalt und dehnt sich zu einer mit Flüssigkeit gefühlten Höhle aus, die die Eizelle zur Seite schiebt; der Follikel ist nun ein Graaf'scher Follikel. Der Eisprung findet in der Mitte jedes Menstruationszyklus statt: Ein Graaf'scher Follikel platzt und gibt seine Eizelle frei, die in die Eileiter gelangt. Der leere Follikel füllt sich mit Blut und bildet sich zum Gelbkörper zurück. Wenn die Eizelle befruchtet wird, bleibt der Gelbkörper bestehen und schüttet weiterhin Progesteron (Gelbkörperhormon) zur Aufrechterhaltung der Schwangerschaft aus.

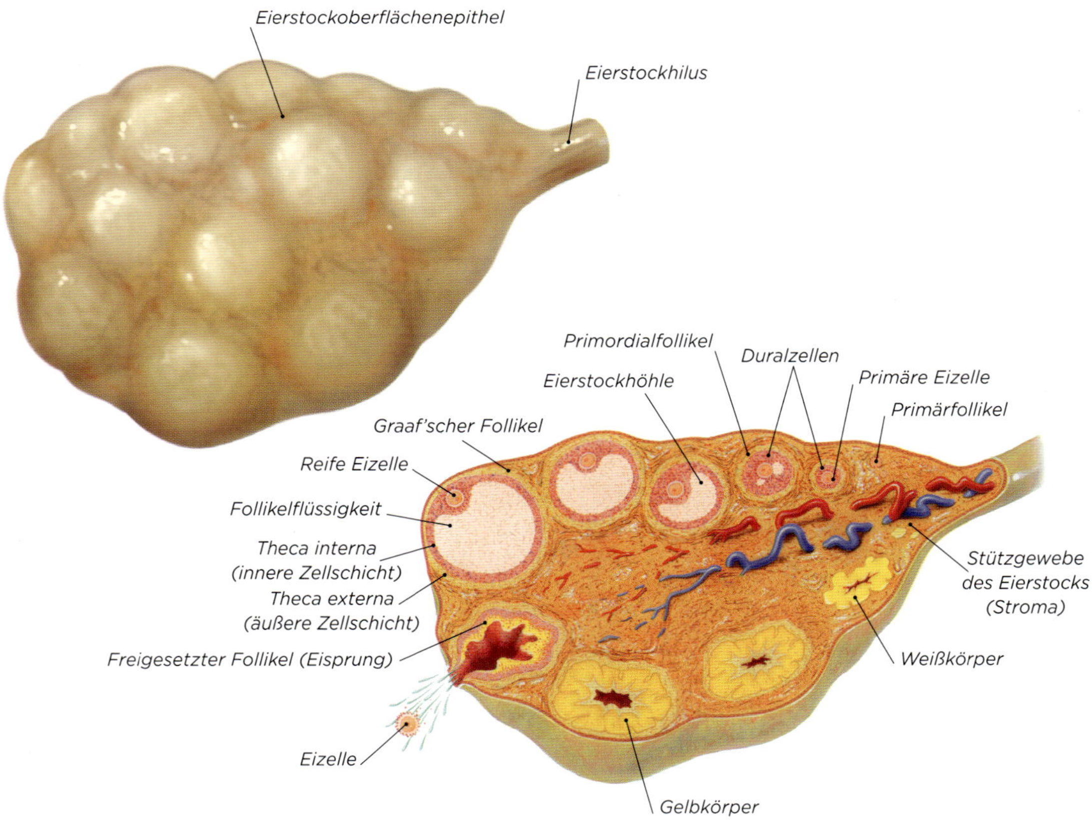

Ansicht des isolierten intakten Eierstocks (o. l.), Querschnittsansicht (u. r.)

KARTE 139

ÄUSSERE GESCHLECHTS-ORGANE: FRAU

Die weiblichen äußeren Genitalien werden zusammenfassend als Pudendum oder Vulva bezeichnet. Sie umfassen die großen Schamlippen, die eine feuchte Innenschleimhaut haben und mit Unterhautfett gepolstert und von Haut und Schamhaaren bedeckt sind. Die großen Schamlippen (Labia majora) schließen sich der Schambeinfuge als Mons pubis an, einem kleinen, durch eine darunter liegende Fettschicht erhöhten Hügel. Die kleinen Schamlippen (Labia minora) sind fleischige Falten innerhalb der großen Schamlippen, die auf beiden Seiten des Scheidenvorhofs mit der Scheiden- und Harnröhrenöffnung liegen. Die Klitoris besteht wie der Penis aus Schwellgewebe. Die oberen Enden der kleinen Schamlippen verbinden sich um die Klitoris zur Klitorisvorhaut.

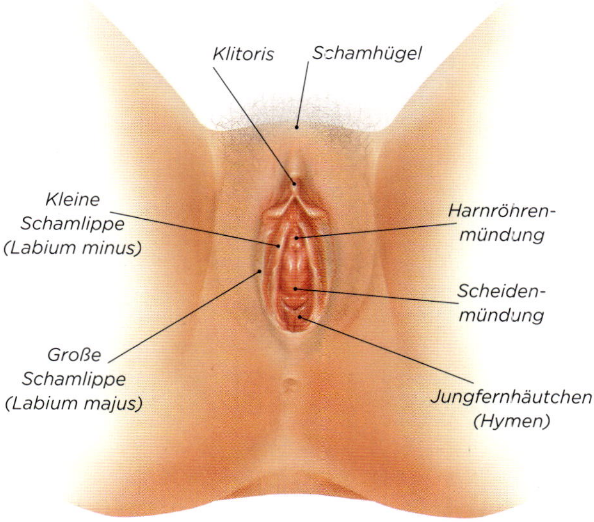

Ansicht von unten

KARTE 140

BRUSTDRÜSE

Die Brüste (Milchdrüsen) sind zwei milchproduzierende Organe auf der Brust, die meist nur bei Frauen funktionsfähig sind. Sie bestehen vor allem aus Fettzellen, die von sackartigen Läppchen durchsetzt sind – Drüsen, die bei Frauen Milch produzieren können, wenn sie von Hormonen wie Prolaktin stimuliert werden. Sie münden in ein Netzwerk von Kanälen, die Milch von den Läppchen zur Brustwarze transportieren. Rund um die Brustwarze befindet sich ein pigmentierter Bereich, der Warzenhof (Areola). Während der Pubertät führt das Sexualhormon Östrogen zur Vergrößerung der Brüste und der Bildung von Fettdepots.

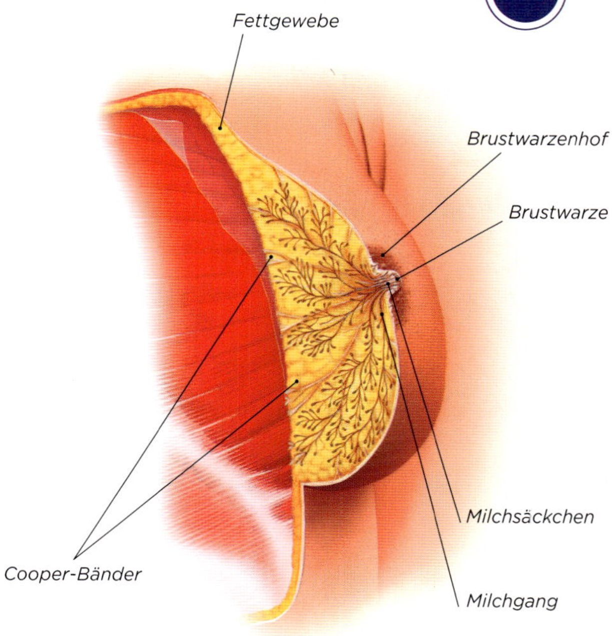

Sagittalansicht

EINLEITUNG ZU DEN LERNKARTEN

Im folgenden Abschnitt findest du 140 herausnehmbare interaktive Lernkarten. Du kannst die Karten dazu benutzen, deine Anatomiekenntnisse zu prüfen und zu vertiefen. Jede Lernkarte ist nummeriert, und die Nummern beziehen sich auf die Farbabbildungen und den Text im vorhergehenden Abschnitt. Jede Karte – mit Ausnahme der ersten vier Karten, die bereits schattiert und nur für Anmerkungen gedacht sind – hat ein Schwarz-Weiß-Diagramm auf einer Seite; auf der anderen Seite findest du eine Liste anatomischer Beschriftungen, die sich auf die Abbildung beziehen. Du kannst die Karten auf verschiedene Arten verwenden: Schreibe die fehlenden Bezeichnungen auf die vorgegebenen Linien; male die Bilder aus, um die unterschiedlichen Teile der dargestellten Anatomie zu identifizieren; verwende die Karten zum Befragen von Mitlernenden. Im Handbuch kannst du deine Antworten überprüfen und auf weitere Informationen zugreifen.

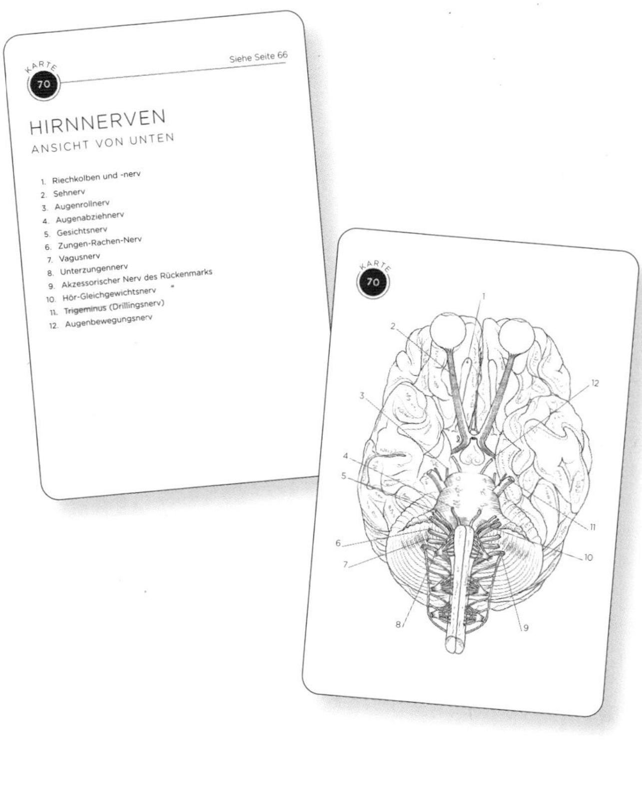

KARTE 1

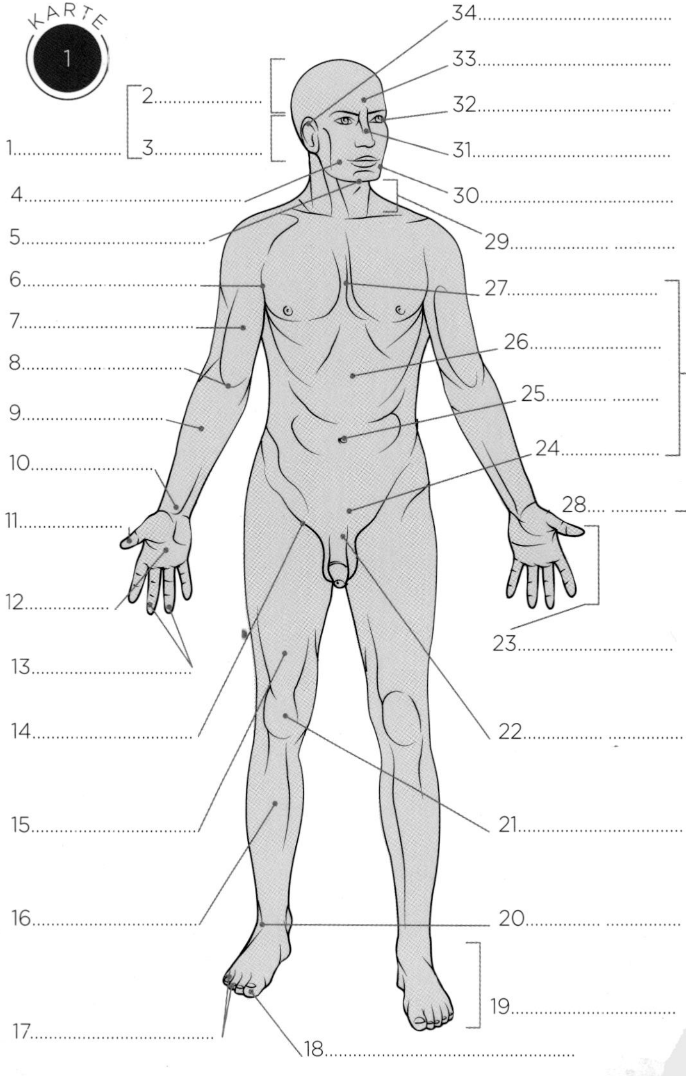

34...
33...
2.......................
32...
1.......................
3.......................
31...
4...
30...
5...
29.................... ....
6...
27...............................
7...
26...............................
8...
25............ ....
9...
24...................
10.........................
28.... ....
11.......................
12.................
23.................................
13.............................
14.............................
22............... ....
15.............................
21.................................
16.............................
20.............. ....
19.................................
17.............................
18...

KARTE 1

Siehe Seite 8

KÖRPERREGIONEN

Vorderansicht

1. Kopf
2. Schädel (kranial)
3. Gesicht (fazial)
4. Mund (oral)
5. Kinn (mental)
6. Achselhöhle (axillar)
7. Oberarm (brachial)
8. Ellenbeuge
9. Unterarm (antebrachial)
10. Handgelenk (karpal)
11. Daumen (Pollex)
12. Handfläche (palmar)
13. Finger (digital oder phalangeal)
14. Leiste (inguinal)
15. Pubis (pubisch)
16. Oberschenkel (femoral)
17. Kniescheibe (Patella)
18. Unterschenkel (crural)
19. Fußwurzel (tarsal)
20. Zehen (digital oder phalangeal)
21. Großer Zeh (Hallux)
22. Fuß (Pes)
23. Becken (pelvin)
24. Hand (Manus)
25. Bauchnabel (Umbilicus)
26. Oberbauch (epigastrisch)
27. Brustkorb (thorakal)
28. Rumpf
29. Hals (Cervix)
30. Backe (bukkal)
31. Nase (nasal)
32. Augenhöhle (Orbita)
33. Stirn (frontal)
34. Ohr (aurikular)

KARTE 2

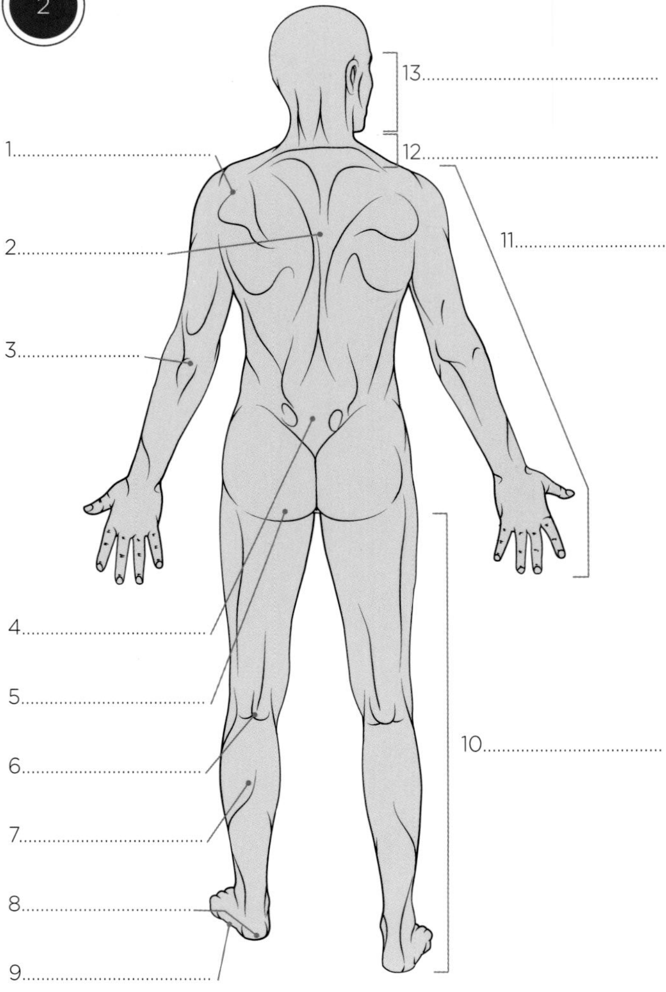

KARTE 2

Siehe Seite 8

KÖRPERREGIONEN

Rückansicht

1. Schulter (acromial)
2. Rücken (dorsal)
3. Ellenbogenhöcker (olecranal)
4. Unterer Rücken (lumbar)
5. Gesäßmuskel (gluteal)
6. Kniekehlenmuskel (popliteal)
7. Wade (sural)
8. Fersenbein (calcaneal)
9. Fußsohle (plantar)
10. Untere Extremität
11. Obere Extremität
12. Hals (cervical)
13. Kopf (cephalisch)

KARTE 3

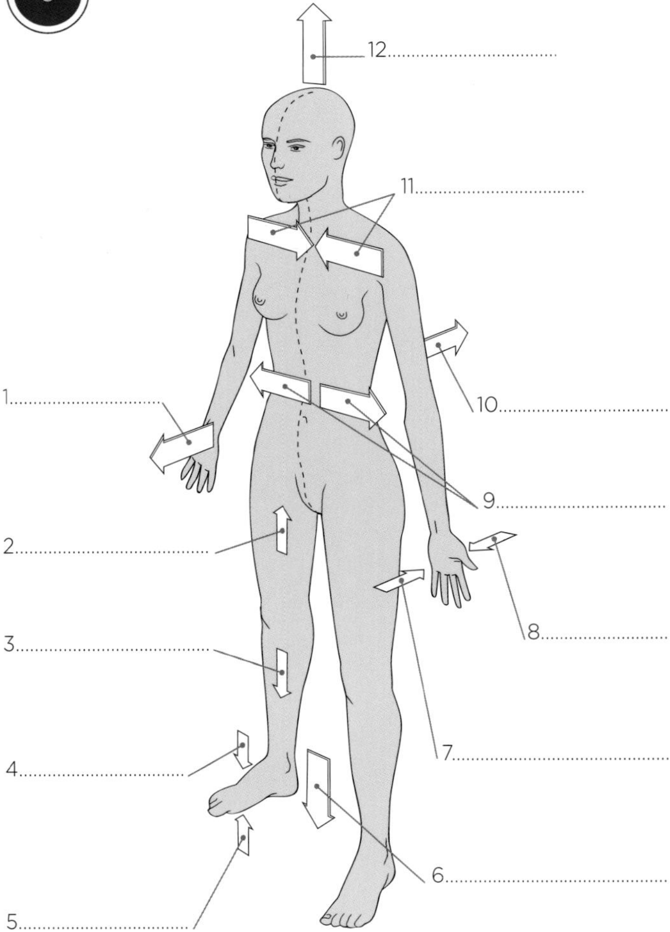

KARTE 3

Siehe Seite 9

ANATOMISCHE ORIENTATIERUNG

1. anterior
2. proximal
3. distal
4. dorsale Oberfläche (Fuß)
5. plantare Oberfläche (Fuß)
6. unten
7. palmare Oberfläche (Hand)
8. dorsale Oberfläche (Hand)
9. lateral
10. posterior
11. medial
12. oben

KARTE 4

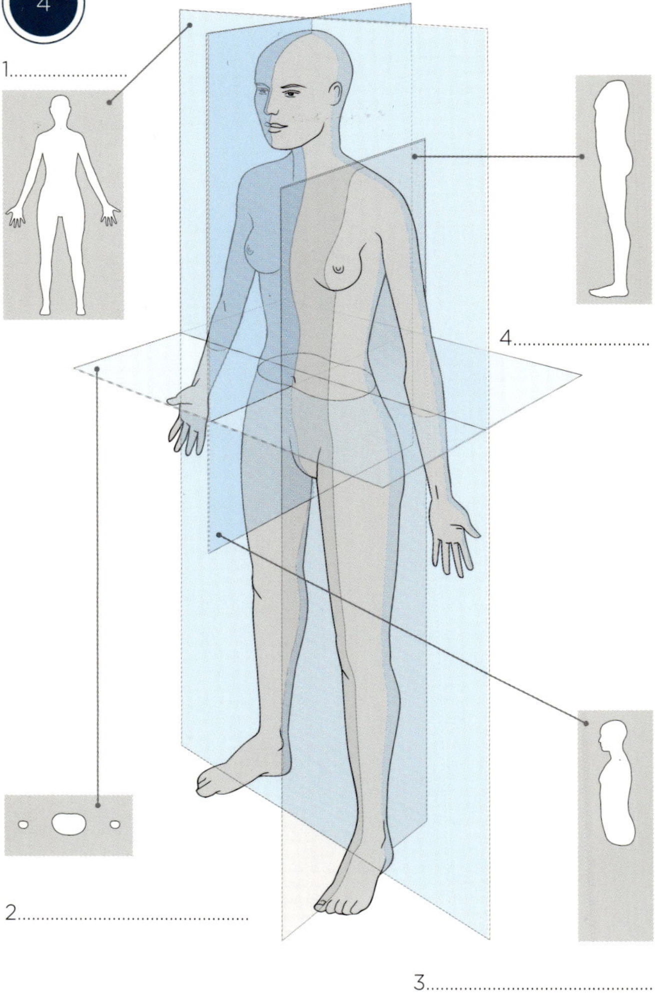

KARTE 4

Siehe Seite 9

ANATOMISCHE EBENEN

1. Frontal- oder Coronalebene
2. Transversalebene (Axial- oder Horizontalebene)
3. Sagittalebene (Medianebene)
4. Paramedianebene

KARTE 5

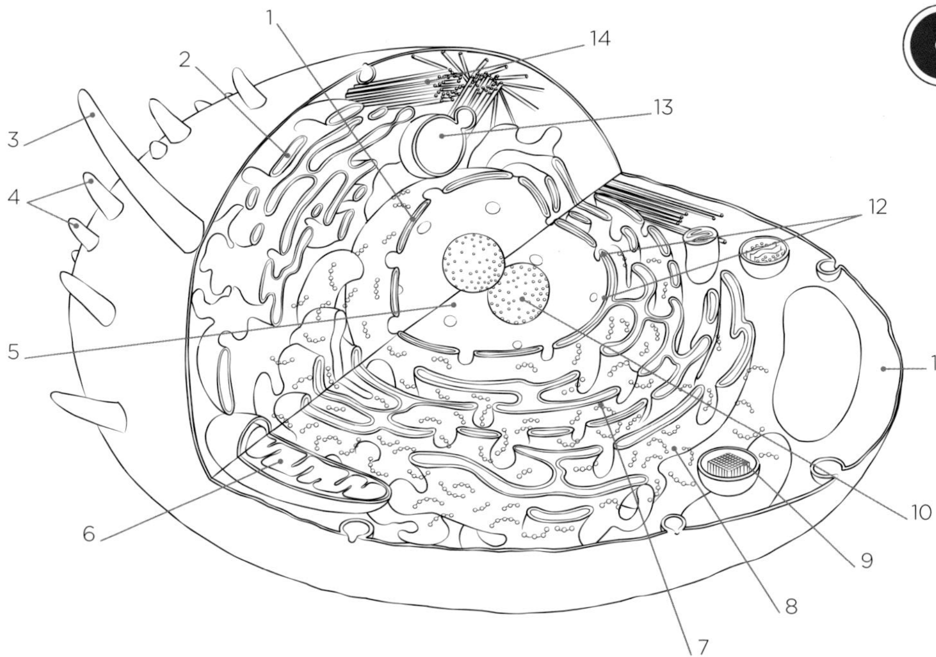

KARTE 5

Siehe Seite 10

ZELLSTRUKTUR

1. Nucleus (Zellkern)
2. Golgi-Apparat
3. Cilium
4. Mikrovilli
5. Lage des Chromatins
6. Mitochondrion
7. Zellmembran
8. Ribosome auf endoplasmatischem Retikulum
9. Peroxisom
10. Nucleolus (Kernkörperchen)
11. Zytoplasma
12. Kernporen
13. Lysosom
14. Centriole (Zentralkörperchen)

KARTE 6

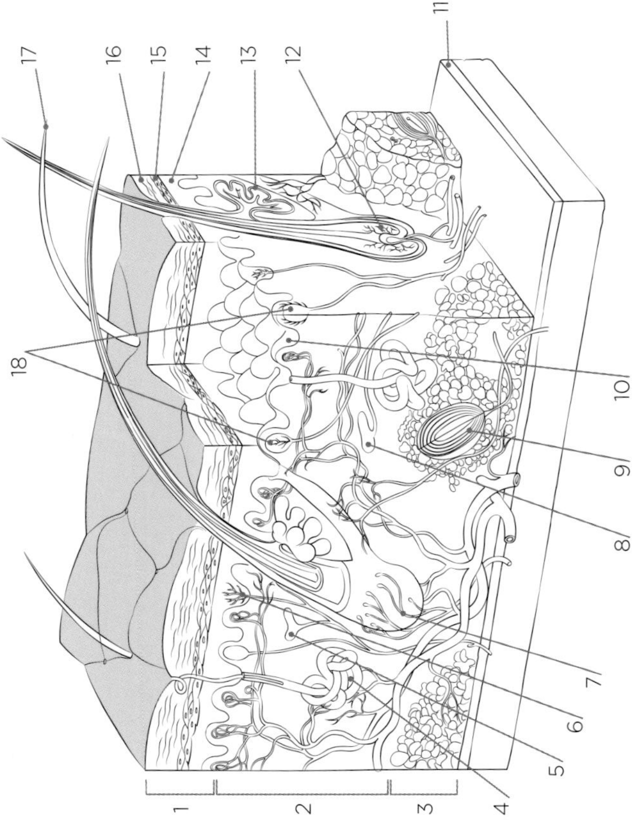

KARTE 6

Siehe Seite 10

HAUT

1. Epidermis
2. Dermis
3. Unterhautfett (Hypodermis)
4. Schweißdrüse
5. Ruffini-Ende
6. Freies Nervenende
7. Nervenende
8. Krause-Körperchen
9. Pacinisches Körperchen
10. Dermale Papille
11. Tiefe Faszie
12. Haarfollikel
13. Talgdrüse
14. Stachelzellschicht
15. Körnerzellschicht
16. Hornzellschicht
17. Haar
18. Meissner-Körperchen

KARTE 7

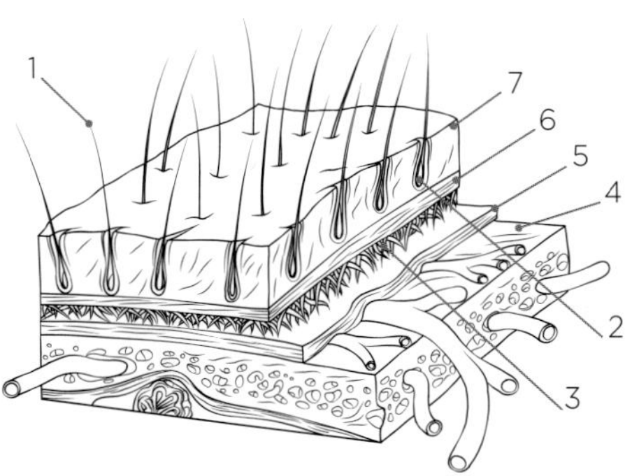

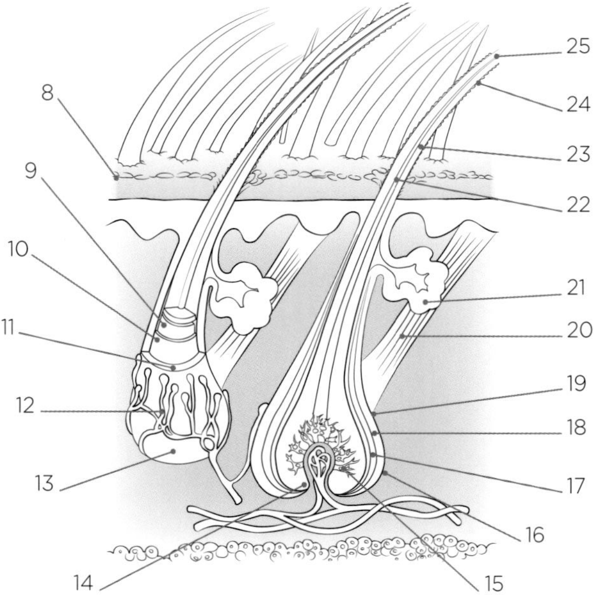

KARTE 7

Siehe Seite 11

KOPFHAUT UND HAAR

KOPFHAUT

1. Haar
2. Haarfollikel
3. Lockeres Bindegewebe
4. Schädelbasisknochen
5. Knochenhaut
6. Sehnenplatte
7. Haut

HAAR

8. Epidermis
9. Epithel
10. Innerer Wurzelschaft
11. Äußerer Wurzelschaft
12. Nerv
13. Follikelschaft
14. Dermale Haarpapille
15. Melanozyt
16. Haarzwiebel
17. Innerer Wurzelschaft
18. Äußerer Wurzelschaft
19. Follikelschaft
20. Haarmuskel
21. Talgdrüse
22. Medulla
23. Cortex
24. Kutikula
25. Haarschaft

KARTE 8

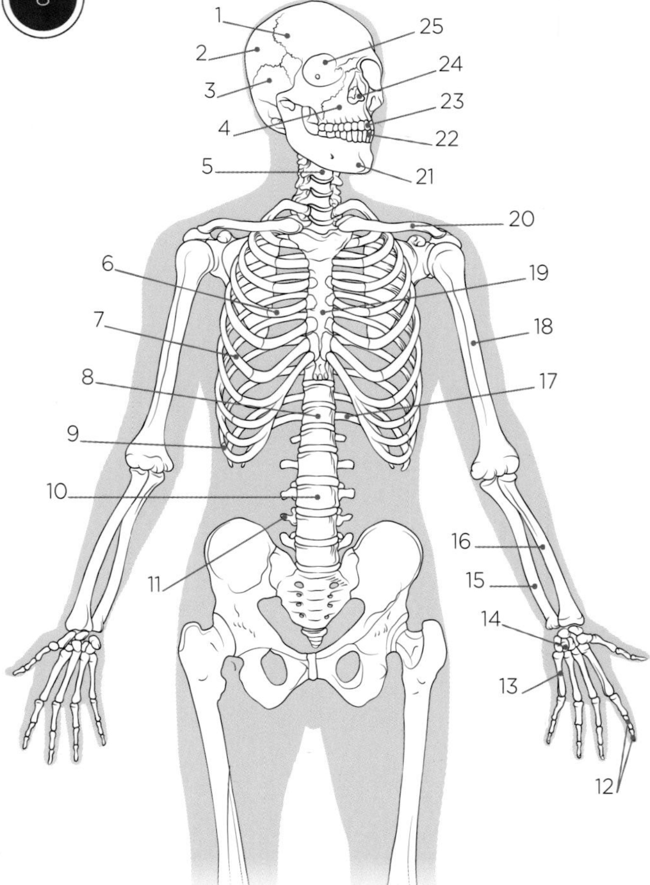

KARTE 8

Siehe Seite 12

SKELETTSYSTEM

VORDERANSICHT

1. Stirnbein
2. Scheitelbein
3. Schläfenbein
4. Oberkiefer (Maxilla)
5. Halswirbel
6. Rippenknorpel
7. Echte Rippe
8. Brustwirbel
9. Falsche Rippe
10. Lendenwirbel
11. Querfortsatz
12. Fingerknochen
13. Mittelhandknochen
14. Handwurzelknochen
15. Elle (Ulna)
16. Speiche (Radius)
17. Zwölfte Rippe (freie Rippe)
18. Oberarmknochen (Humerus)
19. Brustbein (Sternum)
20. Schlüsselbein (Clavicula)
21. Unterkiefer (Mandibula)
22. Unterkieferzähne
23. Oberkieferzähne
24. Vordere Nasenöffnung
25. Augenhöhle

KARTE 9

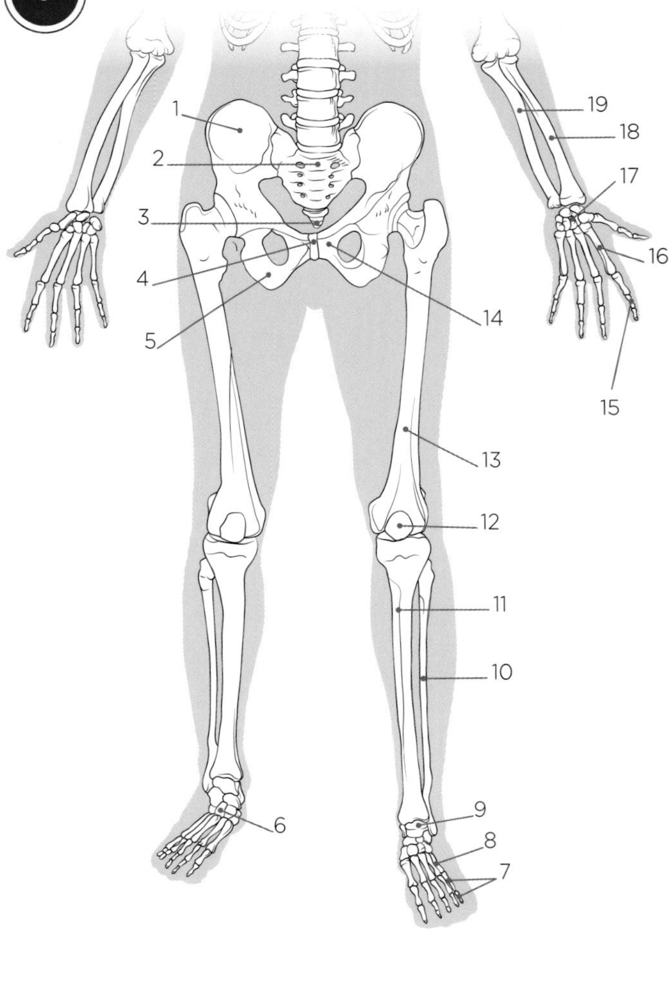

KARTE 9

Siehe Seite 13

SKELETTSYSTEM

VORDERANSICHT

1. Hüftbein
2. Kreuzbein
3. Steißbein
4. Schambeinfuge
5. Sitzbein
6. Fußwurzelknochen
7. Zehenknochen
8. Mittelfußknochen
9. Sprungbein
10. Wadenbein (Fibula)
11. Schienbein (Tibia)
12. Kniescheibe (Patella)
13. Oberschenkelknochen (Femur)
14. Schambeinkörper
15. Fingerknochen
16. Mittelhandknochen
17. Handwurzelknochen
18. Elle (Ulna)
19. Speiche (Radius)

KARTE 10

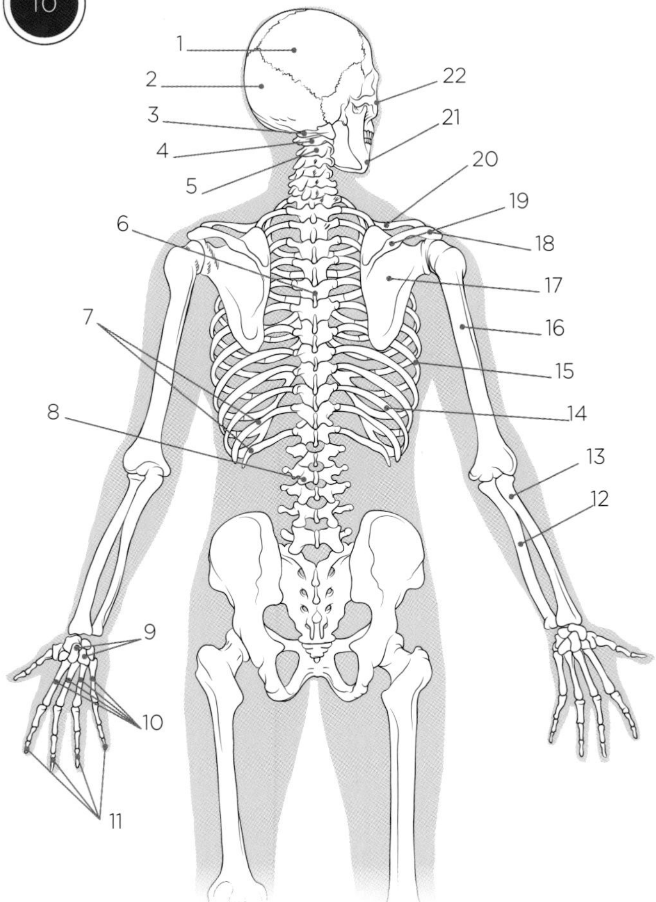

KARTE 10

Siehe Seite 14

SKELETTSYSTEM

RÜCKANSICHT

1. Scheitelbein
2. Hinterhauptbein
3. Atlas (C1)
4. Axis (C2)
5. Halswirbel
6. Brustwirbel
7. Freie Rippen (Nr. 11 und 12)
8. Lendenwirbel
9. Handwurzelknochen
10. Mittelhandknochen
11. Fingerknochen
12. Elle (Ulna)
13. Speiche (Radius)
14. Falsche Rippe
15. Echte Rippe
16. Oberarmknochen (Humerus)
17. Schulterblatt (Scapula)
18. Schulterhöhe (Acromion)
19. Schultergräte
20. Schlüsselbein (Clavicula)
21. Unterkiefer (Mandibula)
22. Jochbein

KARTE 11

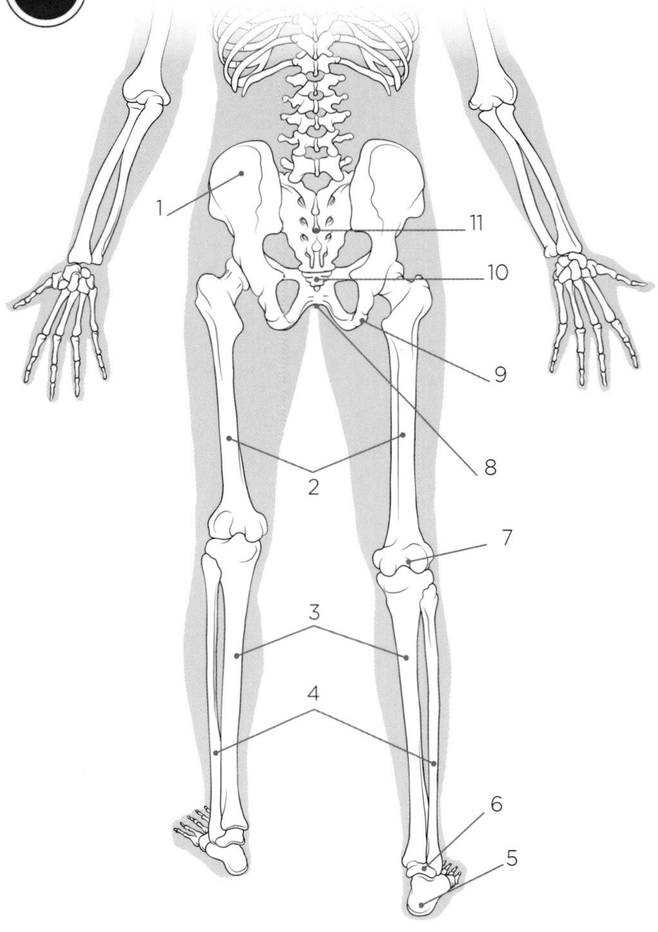

KARTE 11

Siehe Seite 15

SKELETTSYSTEM

RÜCKANSICHT

1. Hüftbein
2. Oberschenkelknochen (Femur)
3. Schienbein (Tibia)
4. Wadenbein (Fibula)
5. Fersenbein (Calcaneus)
6. Sprungbein (Talus)
7. Oberschenkel-knochenfortsatz
8. Schambeinfuge
9. Sitzbeinhöcker
10. Steißbein
11. Kreuzbein

KARTE 12

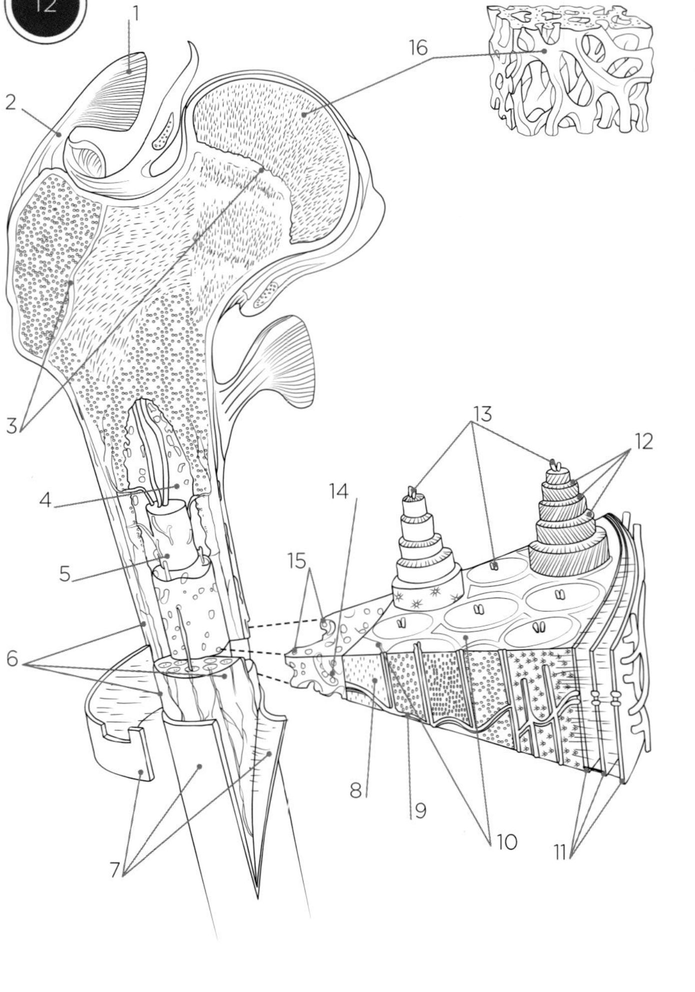

KARTE 12

Siehe Seite 16

KNOCHENBAU

QUERSCHNITT DES PROXIMALEN OBERSCHENKELKNOCHENS

1. Muskel
2. Sehne
3. Epiphysenfuge
4. Knochenmarkhöhle
5. Knochenmark
6. Kortikalis
7. Knochenhaut
8. Zirkumferenzielle Innenlamelle
9. Volkmann-Kanall
10. Interstitielle Lamellem
11. Zirkumferenzielle Außenlamellen
12. Konzentrische Lamellen
13. Havers-Kanal
14. Trabekel der Spongiosa
15. Endosteum
16. Spongiosa

KARTE 13

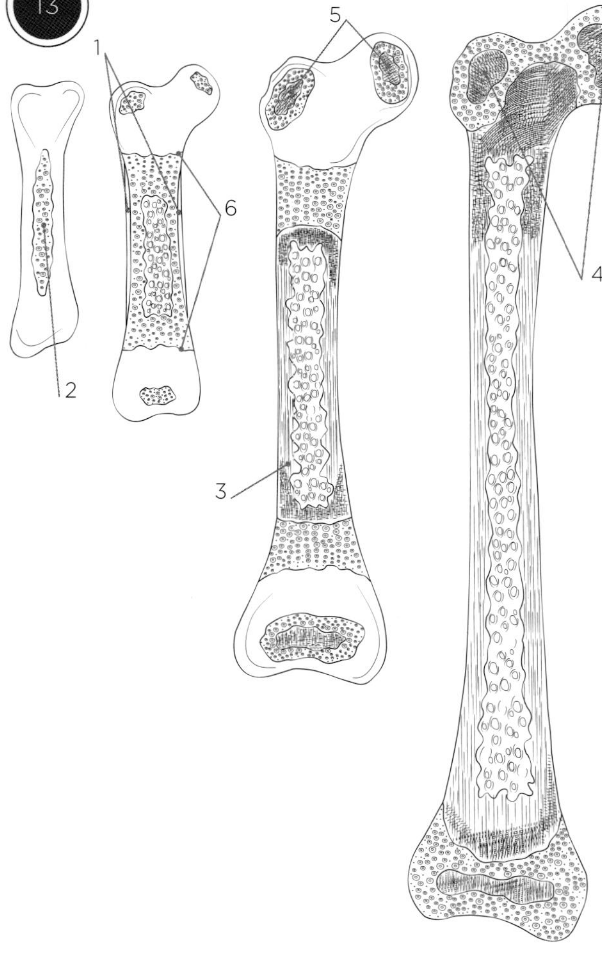

KARTE 13

Siehe Seite 17

KNOCHENWACHSTUM

1. Äußere Knochenoberfläche
2. Knorpelzellen
3. Kompakte Knochen
4. Schwammknochen
5. Sekundäre Ossifikationskerne (Epiphysen)
6. Wachstumsfuge

KARTE 14

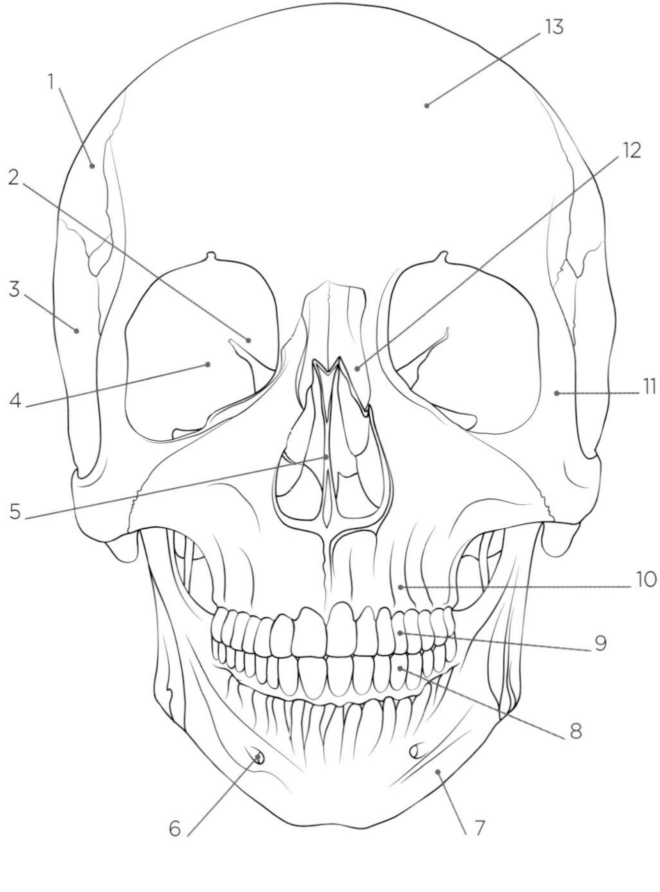

KARTE 14

Siehe Seite 18

SCHÄDELKNOCHEN

VORDERANSICHT

1. Scheitelbein
2. Kleiner Keilbeinflügel
3. Schläfenbein
4. Großer Keilbeinflügel
5. Nasenscheidewand
6. Kinnloch
7. Unterkiefer (Mandibula)
8. Unterkieferzähne
9. Oberkieferzähne
10. Oberkiefer (Maxilla)
11. Jochbein
12. Nasenbein
13. Stirnbein

KARTE 15

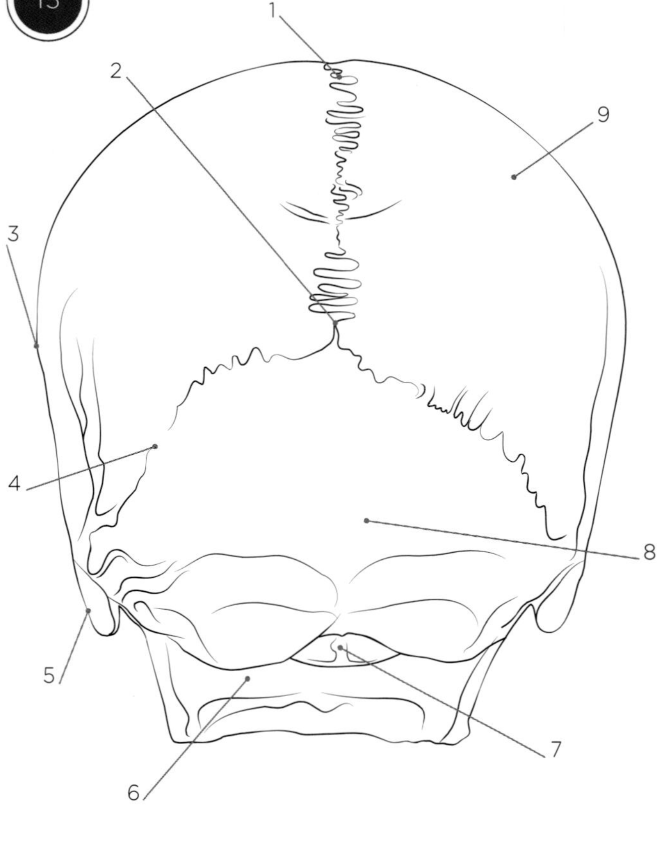

KARTE 15

Siehe Seite 19

SCHÄDELRÜCKSEITE

RÜCKANSICHT

1. Sagittalnaht
2. Lambda
3. Schläfenbein
4. Lambdanaht
5. Warzenfortsatz
6. Unterkiefer (Mandibula)
7. Äußerer Hinterhauptvorsprung
8. Hirnhauptbein
9. Scheitelbein

KARTE 16

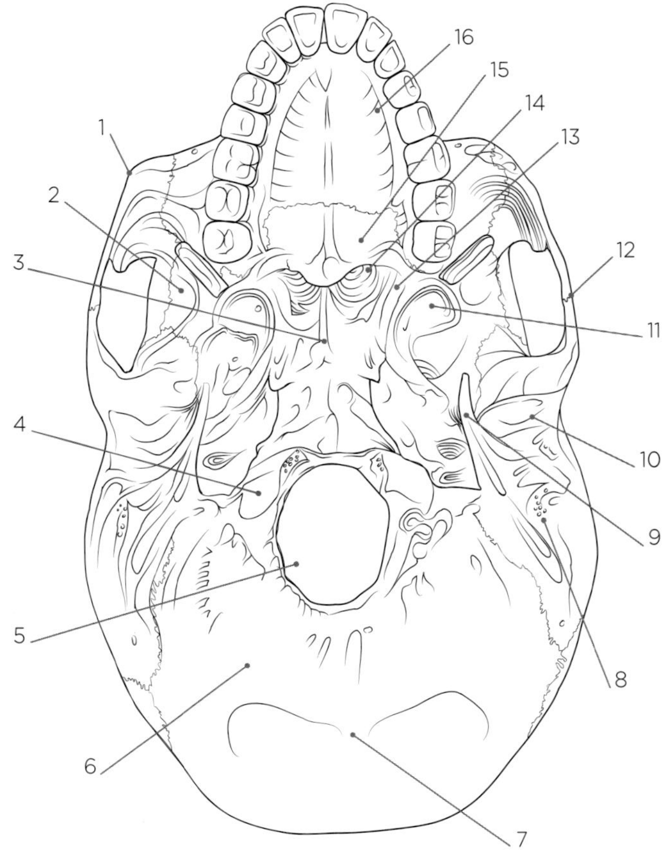

KARTE 16

Siehe Seite 19

SCHÄDELBASIS

ANSICHT VON UNTEN

1. Jochbein
2. Großer Keilbeinflügel
3. Pflugscharbein (Vomer)
4. Hinterhauptkondylus
5. Großes Hinterhauptloch
6. Hinterhauptbein
7. Äußere Vorwölbung des Hinterhauptbeins
8. Warzenfortsatz
9. Griffelfortsatz
10. Unterkiefergelenkgrube
11. Äußere Flügelplatte
12. Jochbogen
13. Innere Flügelplatte
14. Hintere Nasenöffnung
15. Horizontale Platte (Gaumenbein)
16. Gaumenfortsatz (Maxilla)

KARTE 17

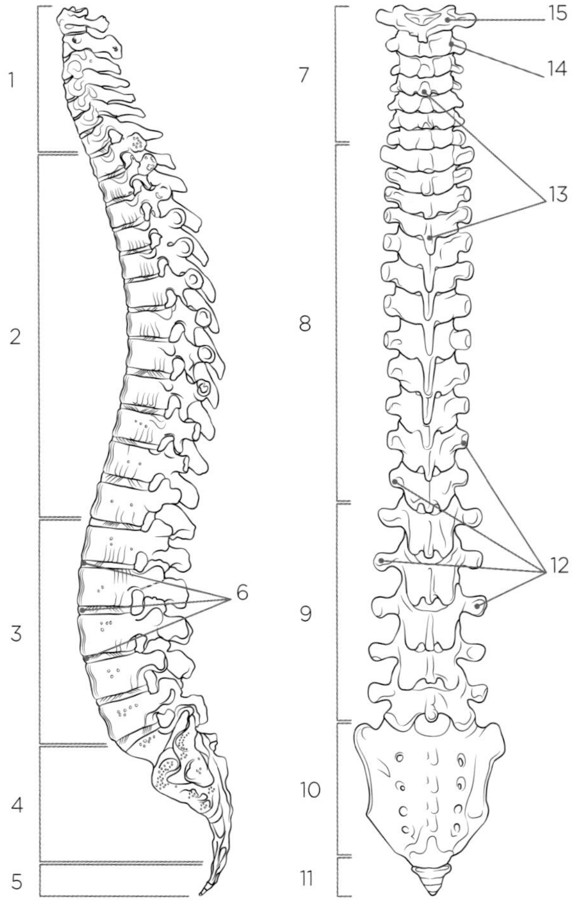

KARTE 17

Siehe Seite 20

WIRBELSÄULE

SEITEN- UND RÜCKANSICHT

SEITENANSICHT

1. Halswirbel (C1-C7)
2. Brustwirbel (T1-T12)
3. Lendenwirbel (L1-L5)
4. Kreuzbein
5. Steißbein
6. Bandscheiben

RÜCKANSICHT

7. Halsbereich (C1-C7)
8. Brustbereich (T1-T12)
9. Lendenbereich (L1-L5)
10. Kreuzbeinbereich (S1-S5)
11. Steißbeinbereich
12. Querfortsätze
13. Dornfortsätze
14. Axis (C2)
15. Atlas (C1)

KARTE
18

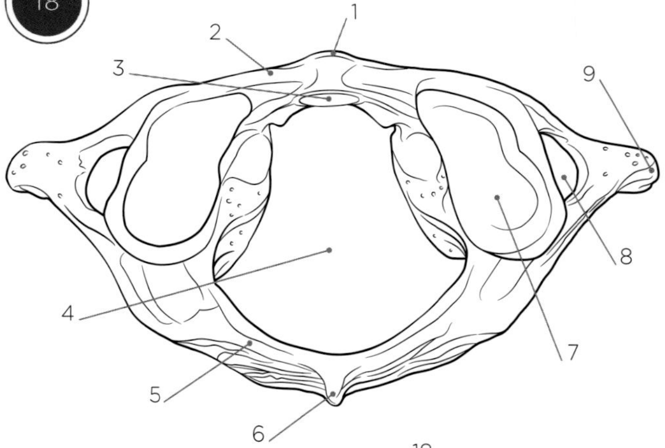

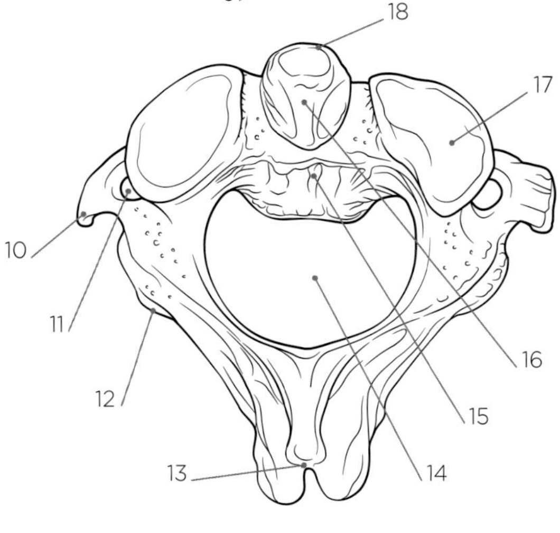

KARTE 18

Siehe Seite 21

HALSWIRBEL

ATLAS (C1) UND AXIS (C2)

ATLAS (C1)

1. Vorderer Knochenhöcker (Tuberculum)
2. Vorderer Atlasbogen
3. Gelenkgrube für Dens axis (Axis-Fortsatz)
4. Wirbelloch
5. Hinterer Atlasbogen
6. Hinterer Knochenhöcker
7. Obere Gelenkfläche
8. Querforamen
9. Querfortsatz

AXIS (C2)

10. Axis-Querfortsatz
11. Querforamen
12. Unterer Gelenkfortsatz
13. Dornfortsatz
14. Wirbelloch
15. Körperachse
16. Dens axis (Axis-Fortsatz)
17. Obere Gelenkfläche
18. Gelenkgrube für Atlas

KARTE 19

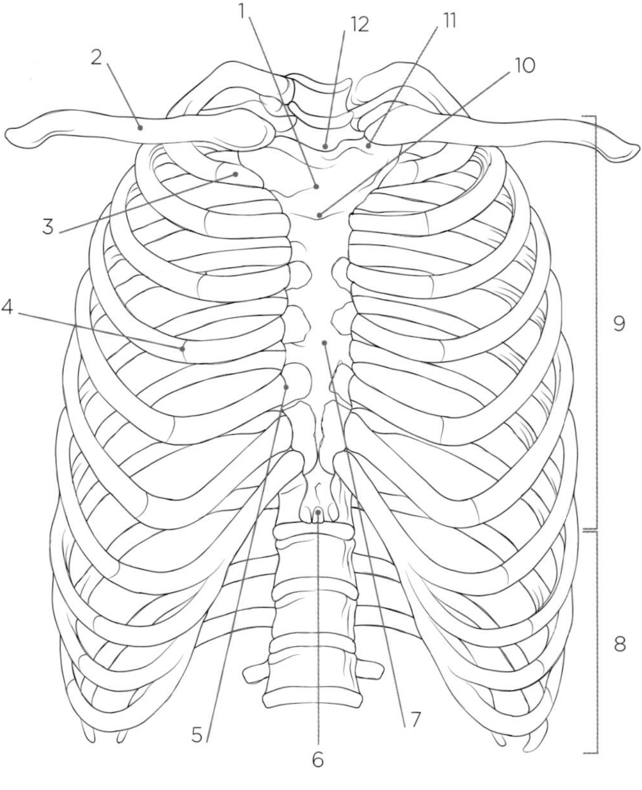

Siehe Seite 22

BRUSTKORB

VORDERANSICHT

1. Manubrium des Brustbeins
2. Schlüsselbein (Clavicula)
3. Rippenknorpel
4. Rippenknorpelgelenk
5. Brustbein-Rippen-Gelenk
6. Schwertfortsatz (Xiphoid)
7. Brustbeinkörper
8. Falsche Rippen (Paar 8–10)
9. Echte Rippen (Paar 1–7)
10. Brustbeinwinkel
11. Brustbein-Schlüsselbein-Gelenk
12. Drosselgrube

KARTE 20

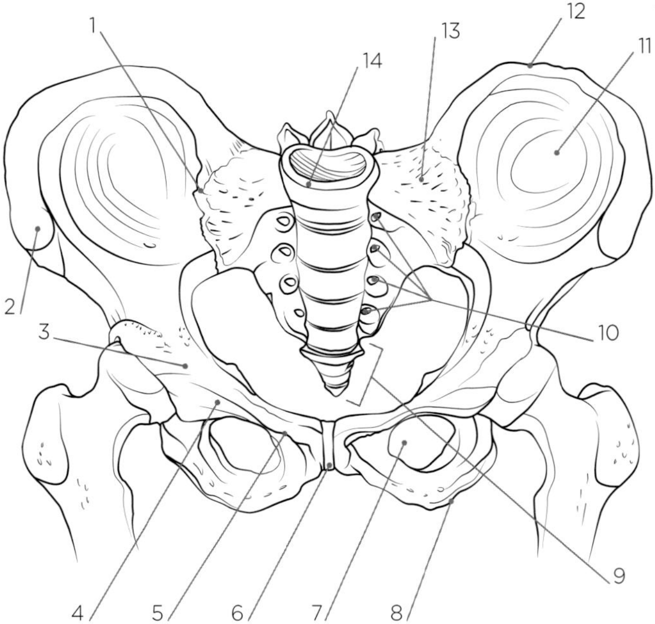

KARTE 20

Siehe Seite 23

BECKENKNOCHEN: FRAU

VORDERANSICHT

1. Kreuzbein-Darmbein-Gelenk
2. Vorderer oberer Darmbeinstachel
3. Knochenerhebung des Darmbein-Schambein-Knochenbands
4. Oberer Schambeinast
5. Schambeinhügel
6. Schambeinfuge
7. Hüftbeinloch
8. Sitzbein
9. Steißbein
10. 4-paarige Kreuzbeinöffnungen
11. Darmbeingrube
12. Darmbeinkamm
13. Kreuzbeinflügel
14. Sakralpromontorium (vorderer Kreuzbein-knochenvorsprung)

KARTE 21

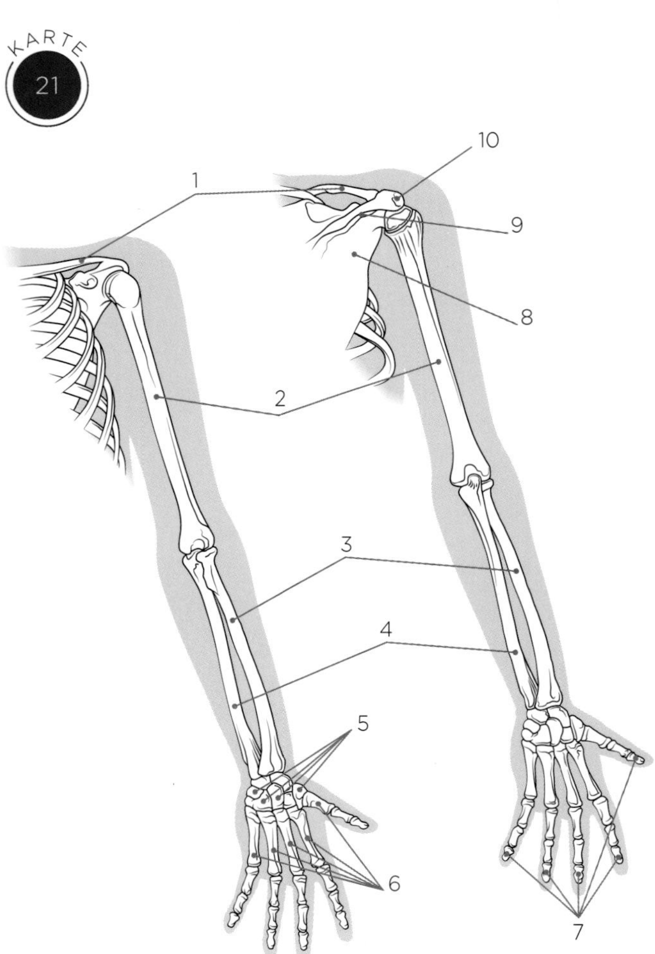

KARTE 21

Siehe Seite 24

KNOCHEN DER OBEREN EXTREMITÄT

VORDER- UND RÜCKANSICHT

1. Schlüsselbein (Clavicula)
2. Oberarmknochen (Humerus)
3. Speiche (Radius)
4. Elle (Ulna)
5. Handwurzelknochen
6. Mittelhandknochen
7. Fingerknochen
8. Schulterblatt (Untergrätengrube)
9. Schultergräte
10. Schulterdach

KARTE 22

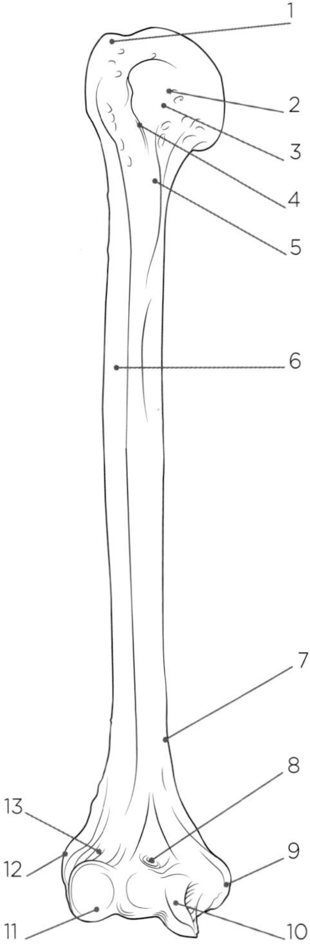

KARTE 22

Siehe Seite 25

OBERARMKNOCHEN (HUMERUS)

VORDERANSICHT

1. Großer Tuberkel
2. Anatomischer Hals
3. Kleiner Tuberkel
4. Intertuberkulärer Sulcus
5. Chirurgischer Hals
6. Tuberositas deltoidea (Knochenerhebung)
7. Mediale Obergelenk-knorrenleiste
8. Fossa coronoidea (Vertiefung am vorderen Oberarm)
9. Medialer Epikondylus
10. Trochlea (Gelenkrolle)
11. Capitulum
12. Lateraler Epikondylus
13. Speichengrube

KARTE
23

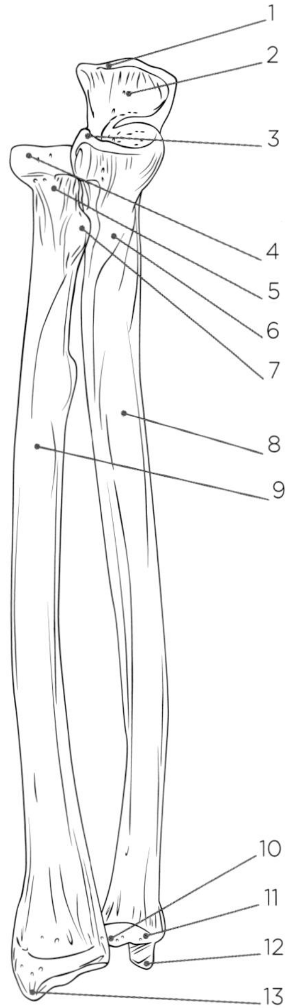

KARTE 23

Siehe Seite 25

SPEICHE UND ELLE (RADIUS UND ULNA)

VORDERANSICHT

1. Ellenbogenhöcker (Olecranon)
2. Rolleneinschnitt der Elle
3. Kronenfortsatz
4. Speichenkopf
5. Speichenhals
6. Ellenrauigkeit
7. Speichenrauigkeit
8. Elle (Ulna)
9. Speiche (Radius)
10. Distales Speichen-Ellen-Gelenk
11. Ellenkopf
12. Griffelfortsatz der Elle
13. Griffelfortsatz der Speiche

KARTE 24

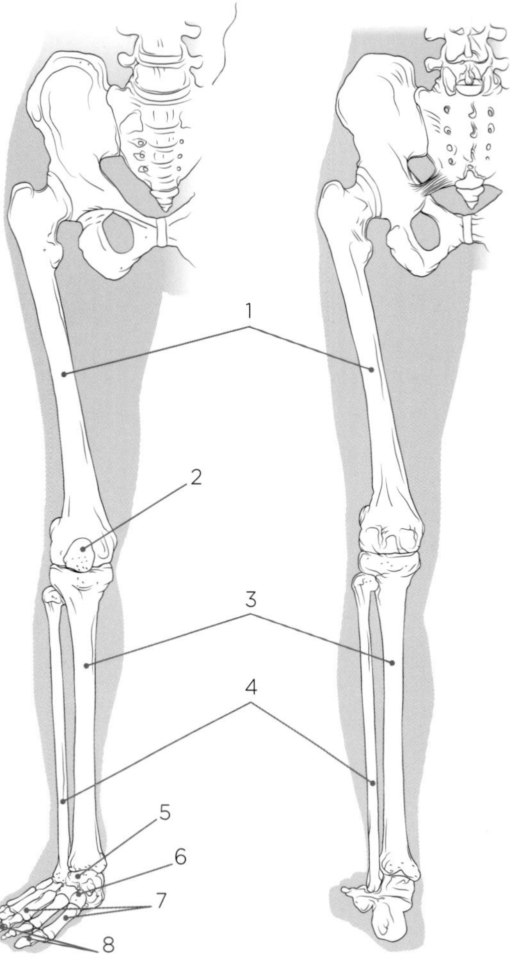

Siehe Seite 26

KNOCHEN DER UNTEREN EXTREMITÄT

VORDER- UND RÜCKANSICHT

1. Oberschenkelknochen (Femur)
2. Kniescheibe (Patella)
3. Schienbein (Tibia)
4. Wadenbein (Fibula)
5. Sprungbein (Talus)
6. Fußwurzelknochen
7. Mittelfußknochen
8. Zehenknochen

KARTE 25

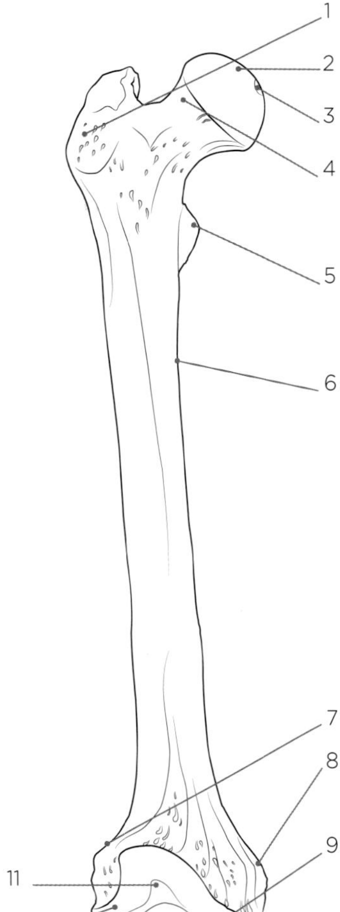

KARTE 25

Siehe Seite 27

OBERSCHENKEL-KNOCHEN (FEMUR)

VORDERANSICHT

1. Großer Rollhügel
2. Oberschenkelkopf
3. Hüftkopfgrube
4. Oberschenkelhals
5. Kleiner Rollhügel
6. Knochenschaft
7. Laterale Knochen-vorwölbung
8. Mediale Knochen-vorwölbung
9. Innere Oberschenkel-kondyle
10. Äußere Oberschenkel-kondyle
11. Gelenkfläche der Kniescheibe

KARTE 26

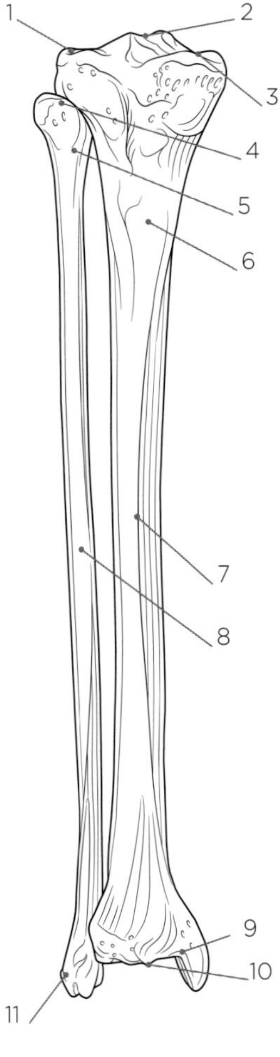

KARTE 26

Siehe Seite 27

SCHIENBEIN UND WADENBEIN (TIBIA UND FIBULA)

VORDERANSICHT

1. Laterale Schienbeinkondyle
2. Interkondylarhöcker
3. Mediale Schienbeinkondyle
4. Wadenbeinköpfchen
5. Wadenbeinhals
6. Knochenvorsprung des Schienbeinkopfes
7. Schienbein (Tibia)
8. Wadenbein (Fibula)
9. Schienbeinknöchel
10. Untere Gelenkfläche
11. Außenknöchel

KARTE 27

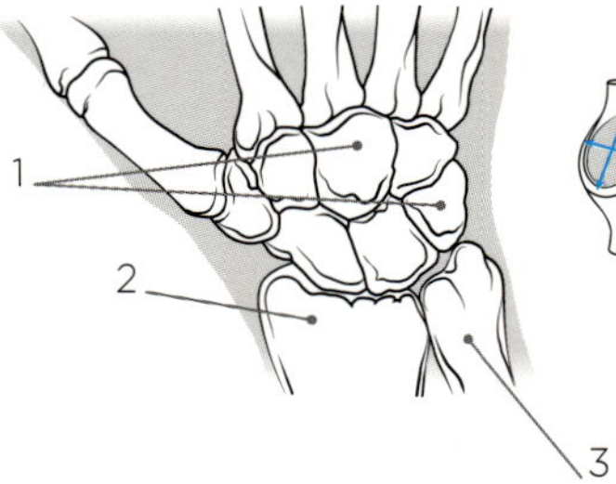

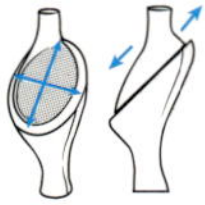

Arthrodial- oder Gleitgelenk (ebenes oder planes Gelenk)

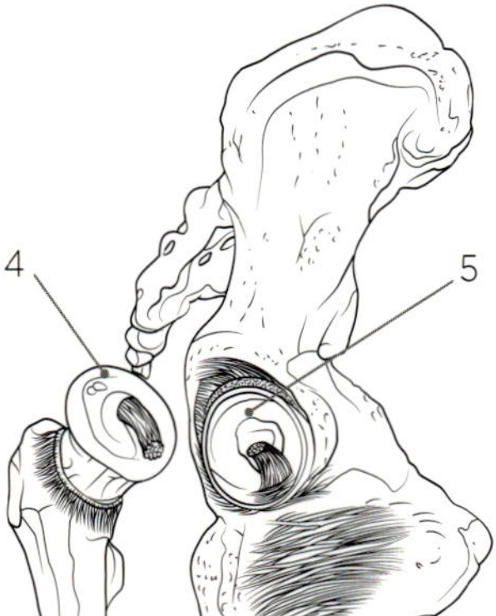

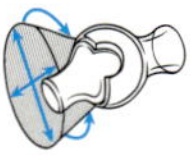

Kugelgelenk

Ellipsoidgelenk (Eigelenk)

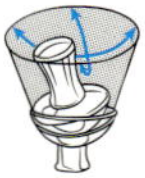

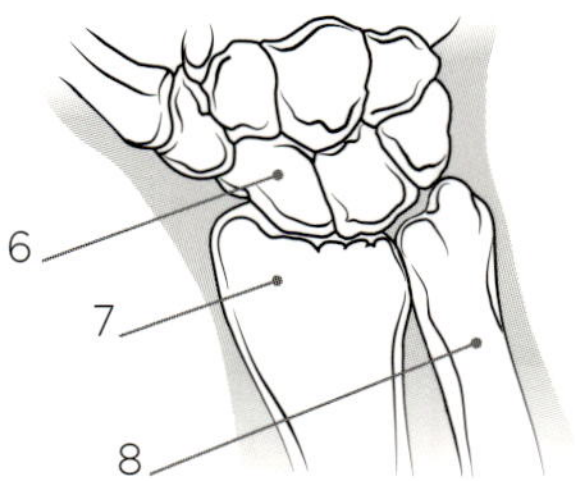

KARTE 27

Siehe Seite 29

GELENKE

1. Handwurzelknochen
2. Speiche (Radius)
3. Elle (Ulna)
4. Oberschenkelkopf
5. Pfannenboden
6. Kahnbein
7. Speiche (Radius)
8. Elle (Ulna)

KARTE 28

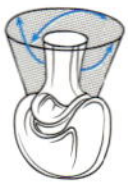

Sattelgelenk

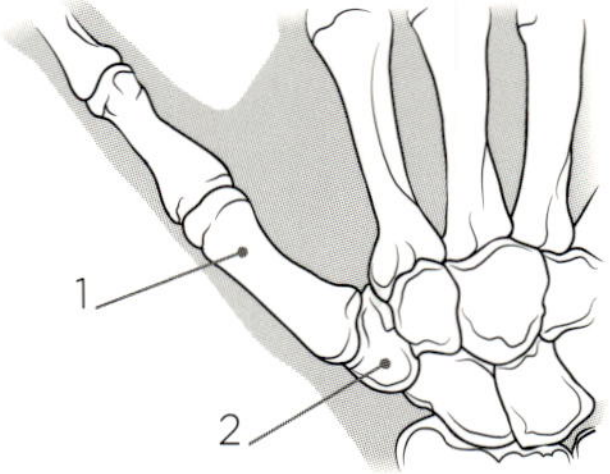

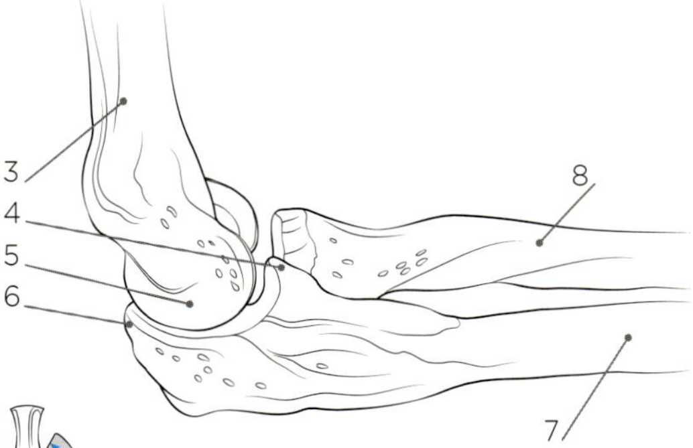

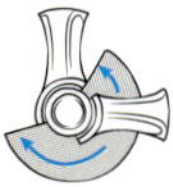

Scharniergelenk

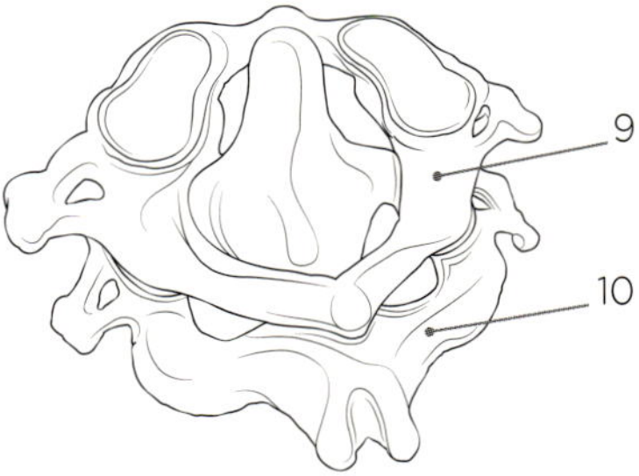

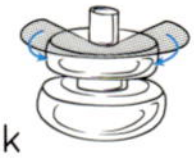

Drehgelenk

KARTE 28

Siehe Seite 29

GELENKE

1. Mittelhandknochen des Daumens
2. Großes Vieleckbein
3. Oberarmknochen (Humerus)
4. Kronenfortsatz der Elle
5. Gelenkrolle (Trochlea) des Humerus
6. Ellenbogenhöcker
7. Elle (Ulna)
8. Speiche (Radius)
9. Atlas
10. Axis

KARTE 29

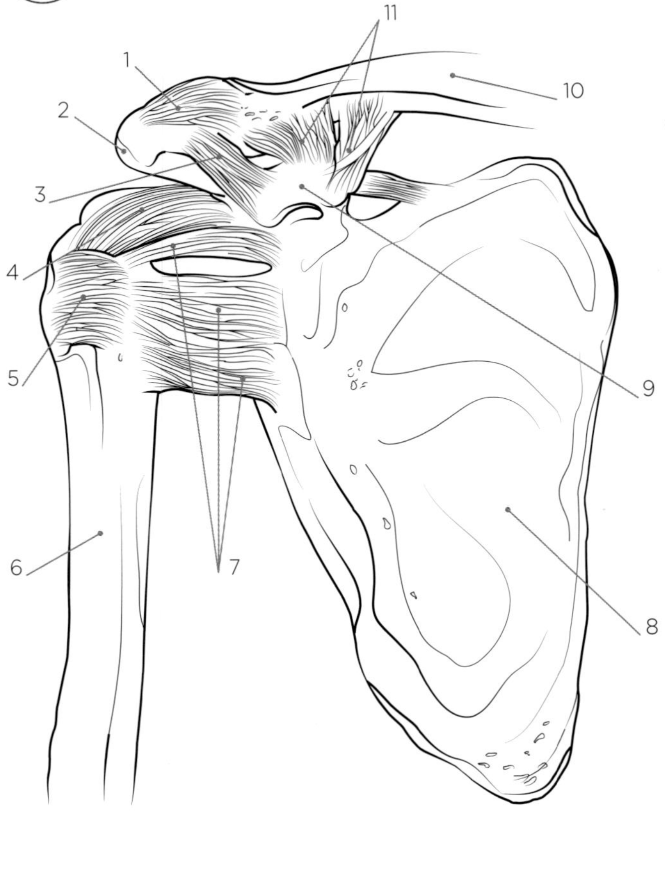

KARTE 29

Siehe Seite 30

GELENKBÄNDER DER SCHULTER

VORDERANSICHT

1. Acromioclavicularband
2. Schulterdach (Acromion)
3. Schulterdachband
4. Coracohumeralband
5. Querband des Oberarmknochens
6. Oberarmknochen (Humerus)
7. Glenohumeralbänder
8. Schulterblatt (Scapula)
9. Coracoid
10. Schlüsselbein (Clavicula)
11. Coracoclavicularband

KARTE 30

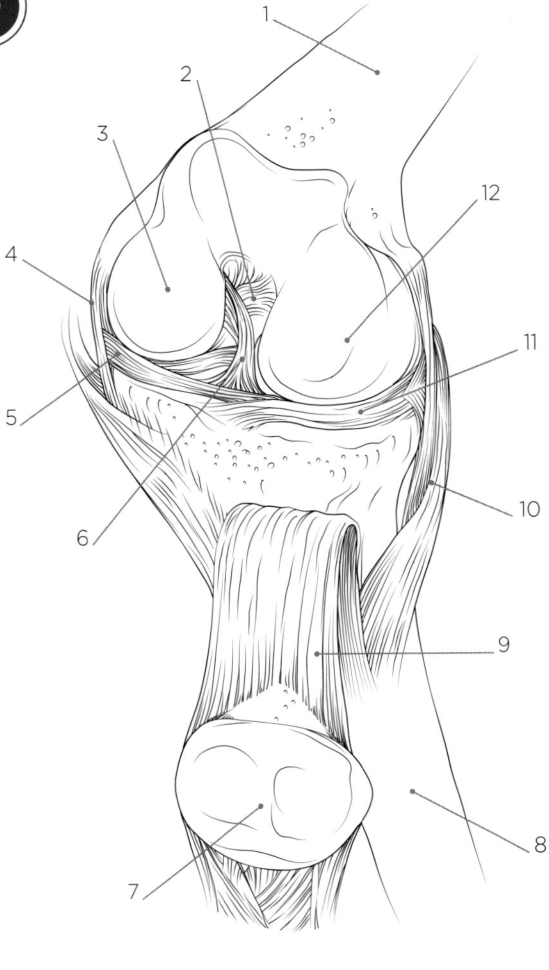

KARTE 30

Siehe Seite 30

KNOCHEN UND GELENK-BÄNDER DES KNIES

VORDERANSICHT

1. Oberschenkelknochen (Femur)
2. Hinteres Kreuzband
3. Laterale Femurkondyle
4. Laterales Kollateralband
5. Außenmeniskus
6. Vorderes Kreuzband
7. Kniescheibe (Patella) (reflektiert)
8. Schienbein (Tibia)
9. Kniescheibenband
10. Mediales Kollateralband
11. Innenmeniskus
12. Mediale Femurkondyle

KARTE 31

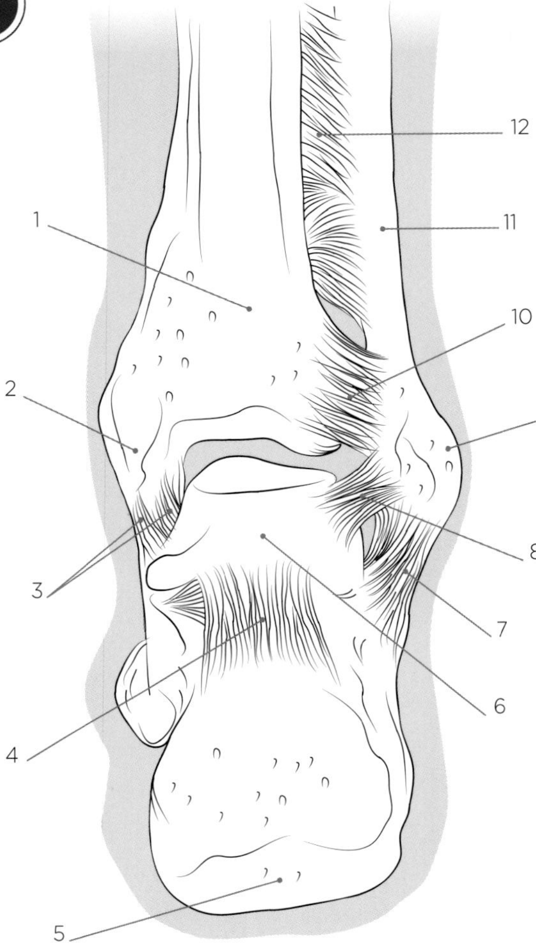

KARTE 31

Siehe Seite 31

KNOCHEN UND GELENK-BÄNDER DES KNÖCHELS

RÜCKANSICHT

1. Schienbein (Tibia)
2. Schienbeinknöchel
3. Mediales Deltaband
4. Hinteres Sprungbein-Fersenbein-Band
5. Fersenbein
6. Sprungbein
7. Fersenbein-Wadenbein-Band
8. Hinteres Sprungband-Wadenbein-Band
9. Außenknöchel
10. Hinteres Schienbein-Wadenbein-Band
11. Wadenbein (Fibula)
12. Zwischenknochenmembran

KARTE 32

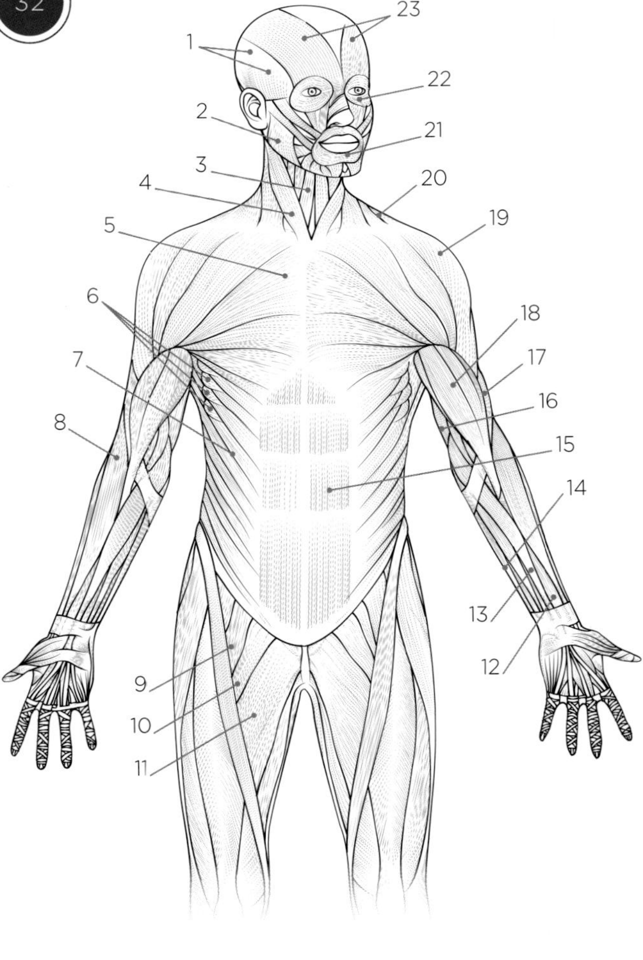

Siehe Seite 32

MUSKULATUR

VORDERANSICHT

1. Schläfenmuskel
2. Kaumuskel (Masseter)
3. Brustbein-Zungenbein-Muskel
4. Kopfwendemuskel
5. Großer Brustmuskel
6. Vorderer Sägemuskel
7. Externus
8. Oberarmspeichenmuskel
9. Lenden-Darmbein-Muskel
10. Kammmuskel
11. Langer Schenkelanzieher
12. Radialer Handstrecker
13. Oberflächlicher Fingerbeuger
14. Ellenseitiger Handbeuger
15. Gerader Bauchmuskel
16. Armstrecker
17. Oberarmmuskel
18. Bizeps
19. Deltamuskel
20. Trapezmuskel
21. Mundschließmuskel
22. Augenschließmuskel
23. Stirnmuskel

KARTE 33

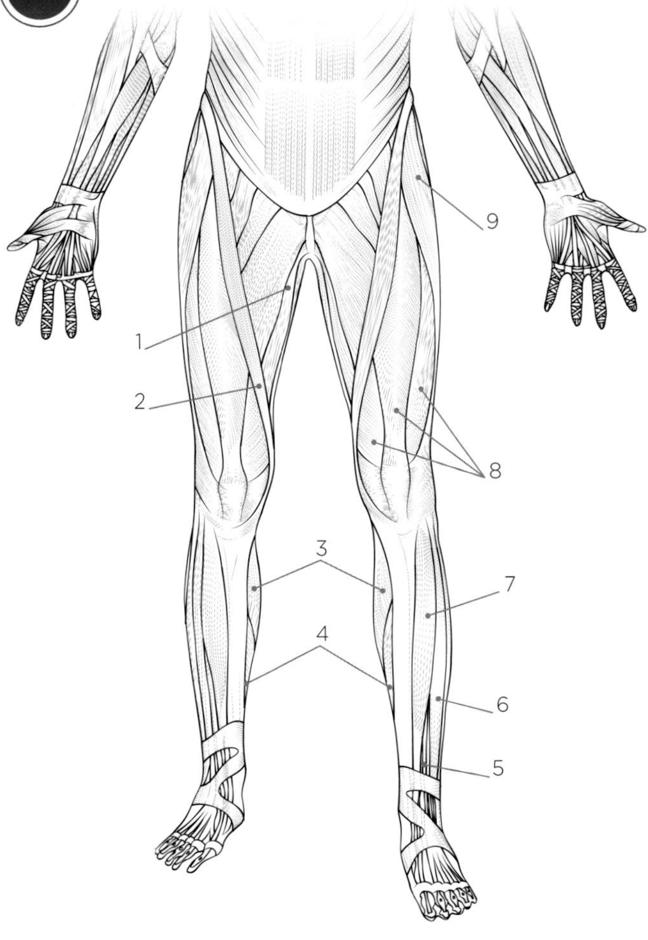

KARTE 33

Siehe Seite 33

MUSKULATUR

VORDERANSICHT

1. Großer Oberschenkelanzieher
2. Schneidermuskel
3. Zwillingswadenmuskel
4. Schollenmuskel
5. Großzehenstrecker
6. Langer Zehenstrecker
7. Vorderer Schienbeinmuskel
8. Vierköpfiger Oberschenkelstreckmuskel
9. Schenkelbindenspanner

KARTE 34

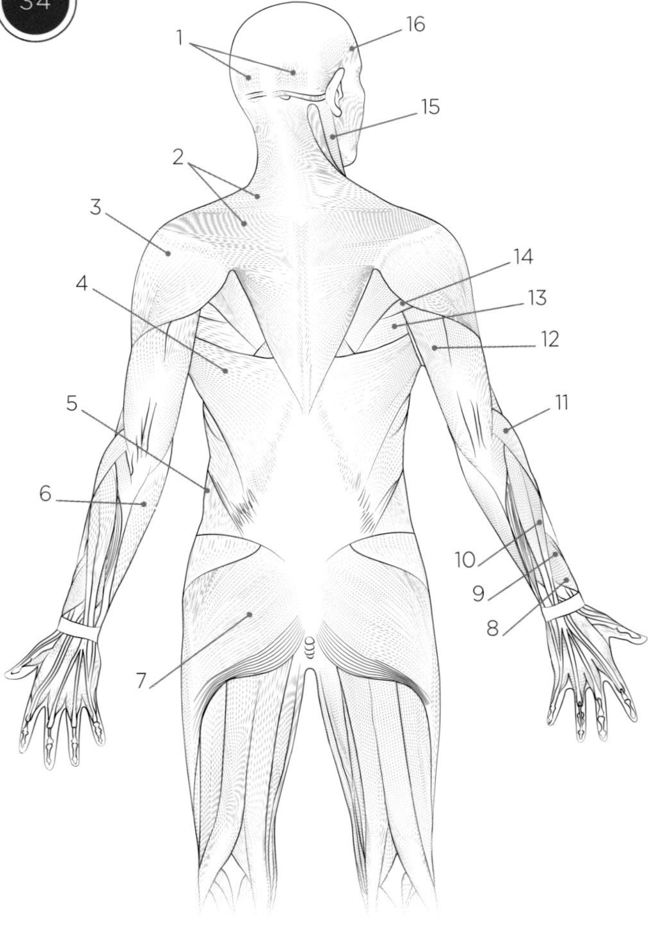

KARTE 34

Siehe Seite 34

SKELETTMUSKEL

RÜCKANSICHT

1. Hinterhauptmuskel (Occipitalis)
2. Trapezmuskel
3. Deltamuskel
4. Großer Rückenmuskel
5. Externus
6. Ellenseitiger Handbeuger
7. Großer Gesäßmuskel
8. Kurzer Daumenstrecker
9. Langer Daumenstrecker
10. Fingerstrecker
11. Oberarmspeichenmuskel
12. Armstrecker
13. Großer Rundmuskel
14. Kleiner Rundmuskel
15. Kopfnicker
16. Schläfenmuskel

KARTE 35

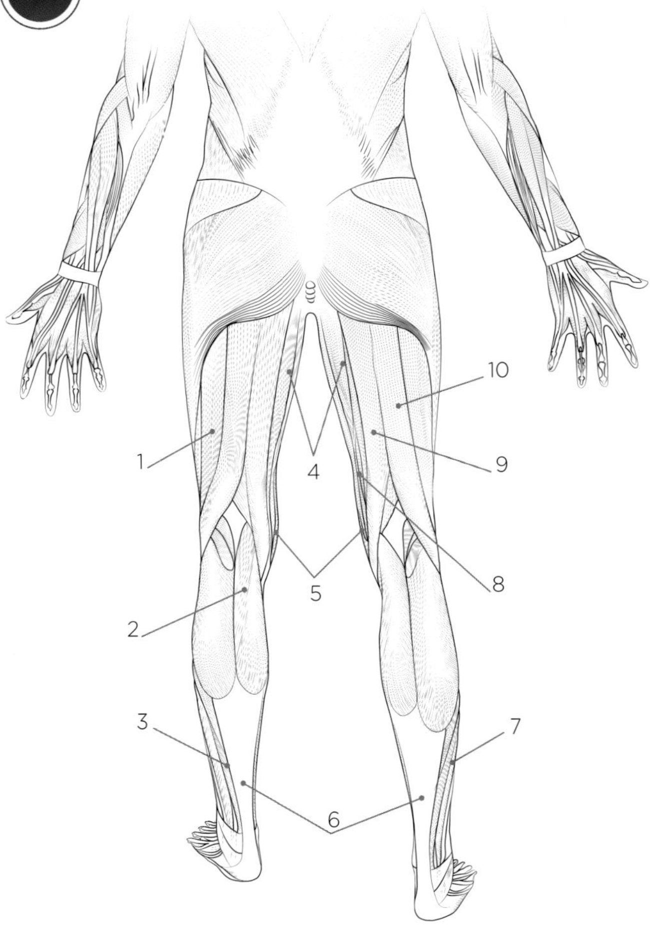

KARTE 35

Siehe Seite 35

SKELETTMUSKEL

RÜCKANSICHT

1. Äußerer Schenkelmuskel
2. Zwillingswadenmuskel, innerer Muskelkopf
3. Schollenmuskel
4. Großer Oberschenkelanzieher
5. Schlanker Muskel
6. Achillessehne
7. Langer Schenkelanzieher
8. Halbmembranöser Muskel
9. Halbsehnenmuskel
10. Langer Kopf des Schenkelbeugers

KARTE 36

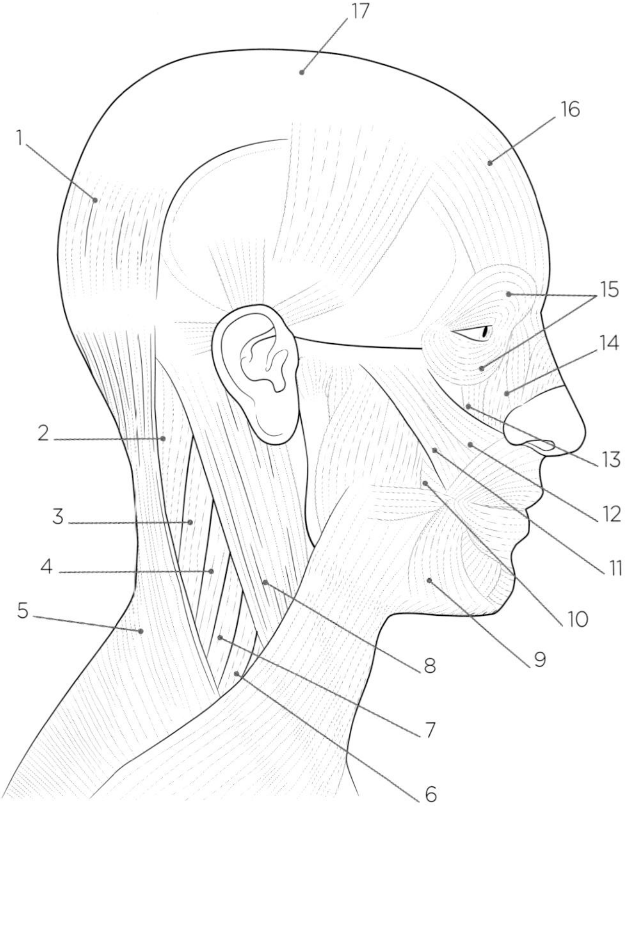

Siehe Seite 36

OBERFLÄCHLICHE KOPF- UND HALSMUSKELN

SEITENANSICHT

1. Hinterhauptmuskel (Occipitalis)
2. Riemenmuskel des Kopfes
3. Schulterblattheber
4. Hinterer Treppenmuskel
5. Trapezmuskel
6. Mittlerer Treppenmuskel
7. Vorderer Treppenmuskel
8. Kopfnicker
9. Mundwinkelsenker
10. Backenmuskel
11. Großer Jochbeinmuskel
12. Kleiner Jochbeinmuskel
13. Oberlippenheber
14. Oberlippen- und Nasenflügelheber
15. Augenringmuskel
16. Stirnmuskel (Frontalis)
17. Sehnenkappe

KARTE 37

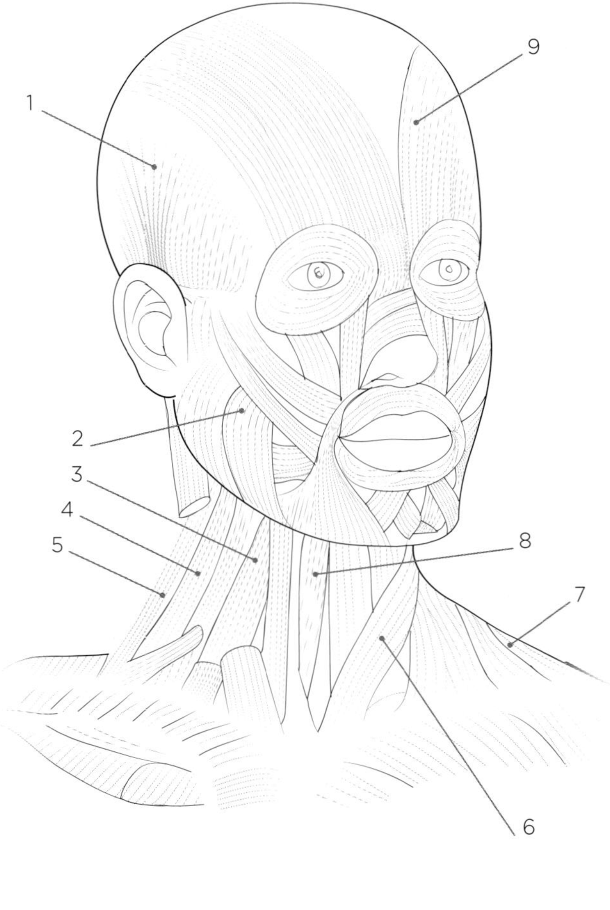

KARTE 37

Siehe Seite 37

TIEFE KOPF- UND HALSMUSKELN

VORDERANSICHT

1. Schläfenmuskel
2. Kaumuskel (Masseter)
3. Vorderer Treppenmuskel
4. Mittlerer Treppenmuskel
5. Schulterblattheber
6. Kopfnicker
7. Trapezmuskel
8. Brustbein-Zungenbein-Muskel
9. Stirnmuskel (Frontalis)

KARTE 38

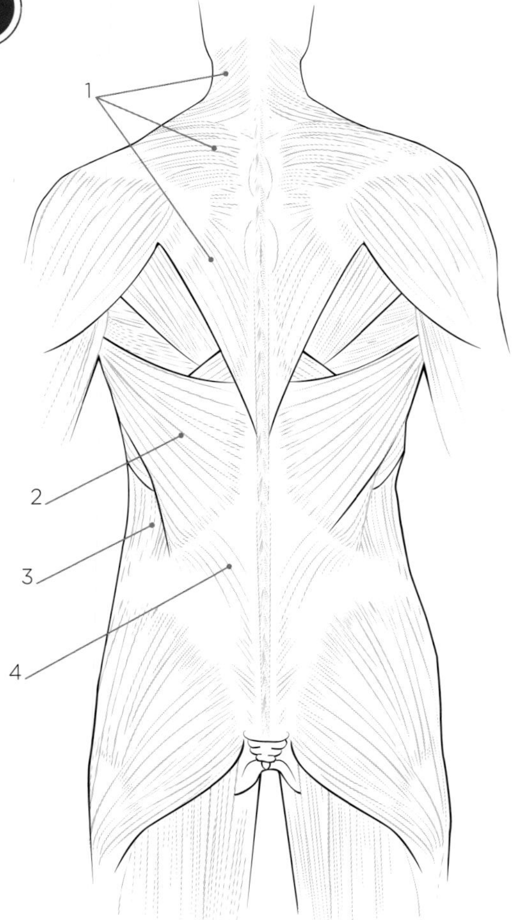

KARTE 38

Siehe Seite 38

OBERFLÄCHLICHE RÜCKENMUSKELN

RÜCKANSICHT

1. Trapezmuskel
2. Großer Rückenmuskel
3. Äußerer schräger Bauchmuskel
4. Thorakolumbare Faszie (Bindegwebsmembran)

KARTE 39

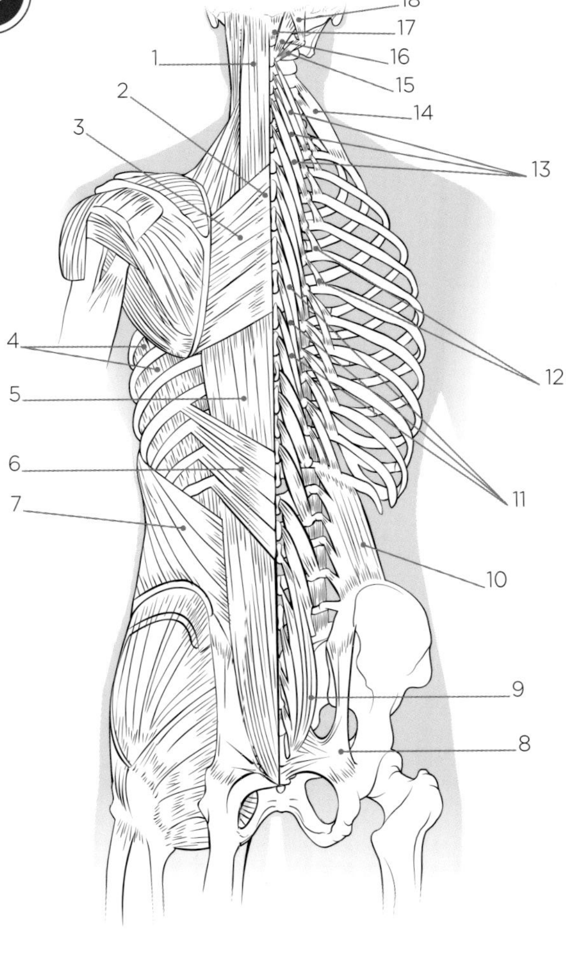

Siehe Seite 39

ZWISCHENMUSKELN UND TIEFE MUSKELN DES RÜCKENS

RÜCKANSICHT

1. Riemenmuskel des Kopfes
2. Kleiner Rautenmuskel
3. Großer Rautenmuskel
4. Äußere Zwischenrippen-muskeln
5. Rückenstrecker
6. Hinterer unterer Sägemuskel
7. Innerer schräger Bauchmuskel
8. Kreuzbein-Sitzbeinhöcker-Band
9. Vielgefiederter Muskel
10. Quadratischer Lendenmuskel
11. Halbdornmuskel der Brust
12. Rotatormuskeln
13. Riemenmuskel des Halses
14. Hinterer Treppenmuskel
15. Unterer schräger Kopfmuskel
16. Großer hinterer gerader Kopfmuskel
17. Kleiner hinterer gerader Kopfmuskel
18. Oberer schräger Kopfmuskel

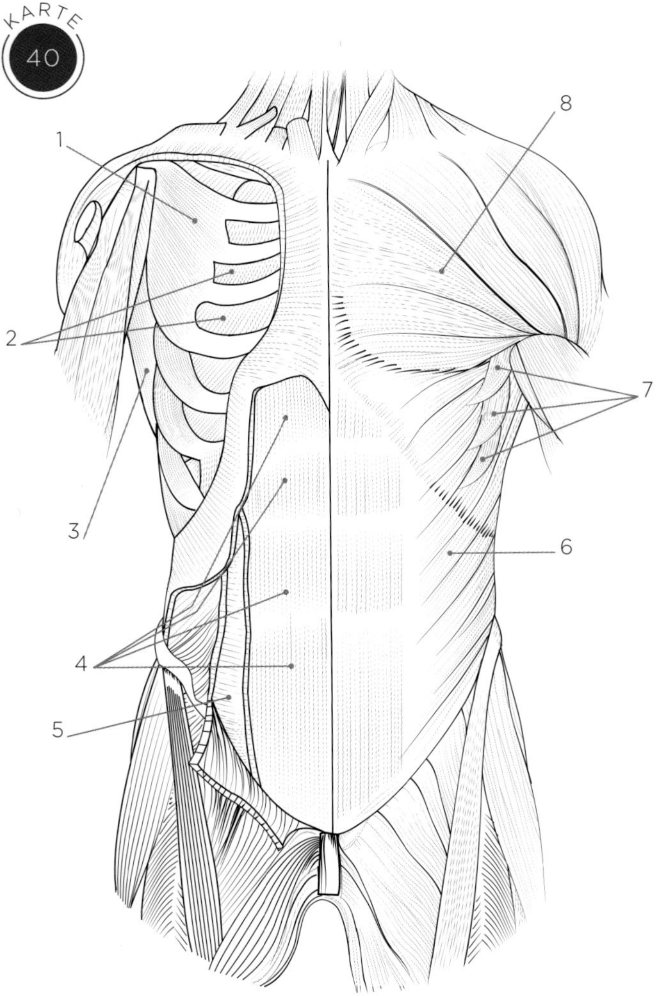
KARTE
40
1
2
3
4
5
6
7
8

KARTE 40

Siehe Seite 40

OBERFLÄCHLICHE UND TIEFE MUSKELN DES BRUSTKORBS UND BAUCHS

VORDERANSICHT

1. Kleiner Brustmuskel
2. Innere Zwischenrippenmuskeln
3. Großer Rückenmuskel
4. Gerader Bauchmuskel
5. Querer Bauchmuskel
6. Äußerer schräger Bauchmuskel
7. Vorderer Sägemuskel
8. Großer Brustmuskel

KARTE
41

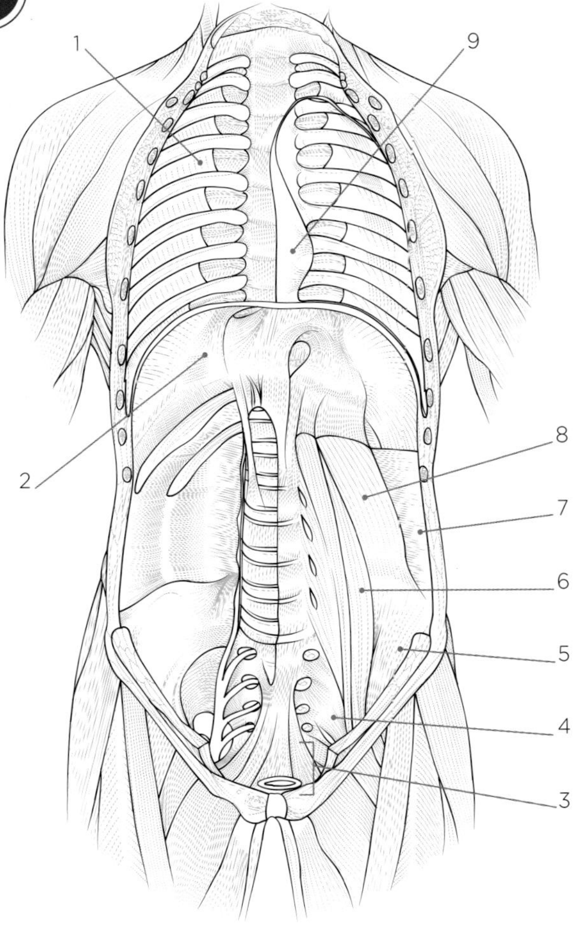

Siehe Seite 41

MUSKELN DER RÜCKWAND DER BRUST- UND BAUCHHÖHLE

VORDERANSICHT

1. Zwischenrippenmuskeln
2. Zwerchfell
3. Afterheber (Darmbein-Steißbein-Muskel und Schambein-Steißbein-Muskel)
4. Gesäßmuskel
5. Darmbeinmuskel
6. Großer Lendenmuskel
7. Querer Bauchmuskel
8. Quadratischer Lendenmuskel
9. Mittelfellabschnitt

KARTE 42

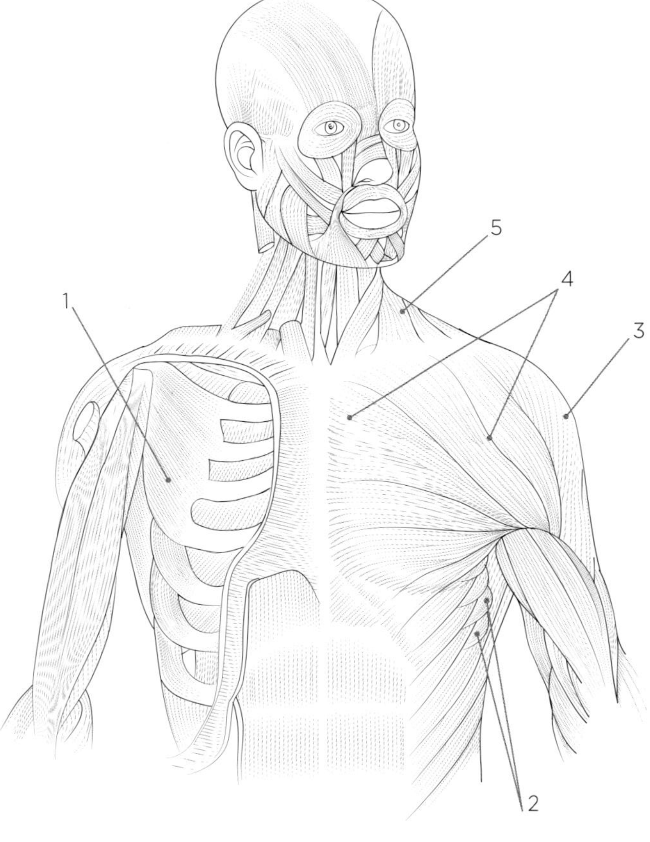

KARTE 42

Siehe Seite 42

OBERFLÄCHLICHE UND TIEFE MUSKELN DER SCHULTER

VORDERANSICHT

1. Kleiner Brustmuskel
2. Vorderer Sägemuskel
3. Deltamuskel
4. Großer Brustmuskel
5. Trapezmuskel

KARTE 43

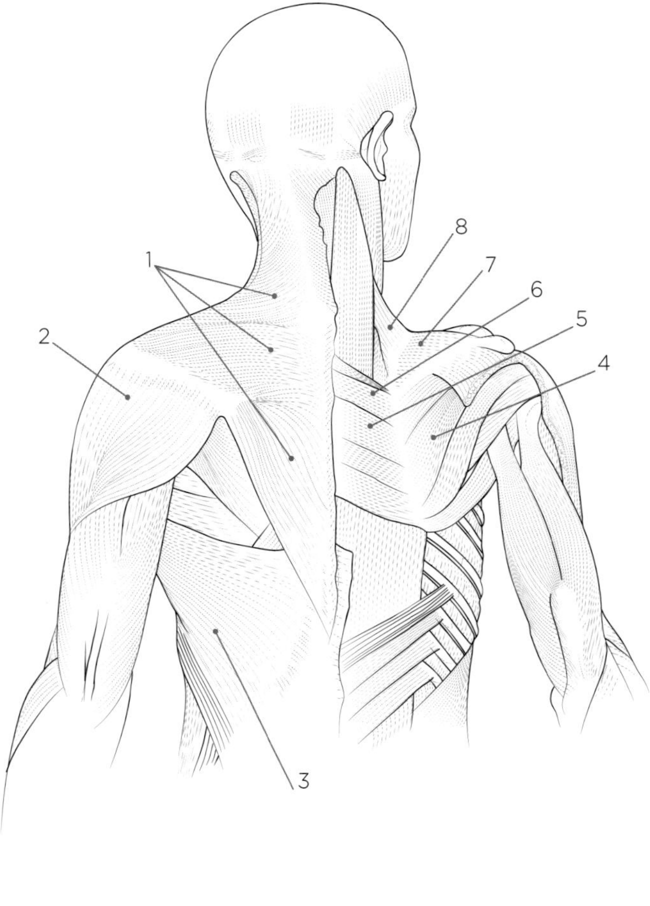

Siehe Seite 43

OBERFLÄCHLICHE UND TIEFE MUSKELN DES RÜCKENS UND DER SCHULTER

RÜCKANSICHT

1. Trapezmuskel
2. Deltamuskel
3. Großer Rückenmuskel
4. Untergrätenmuskel
5. Großer Rautenmuskel
6. Kleiner Rautenmuskel
7. Obergrätenmuskel
8. Schulterblattheber

KARTE 44

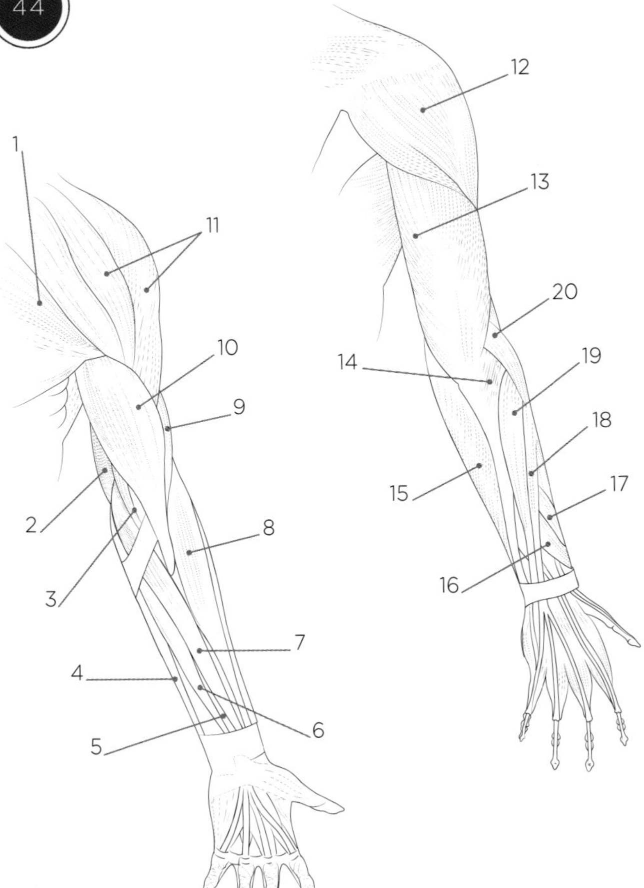

Siehe Seite 44

OBERFLÄCHLICHE MUSKELN DER OBEREN EXTREMITÄT

VORDER- UND RÜCKANSICHT

VORDERANSICHT

1. Großer Brustmuskel
2. Trizeps
3. Runder Einwärtsdreher
4. Sehne des ellenseitigen Handbeugers
5. Oberflächlicher Fingerbeuger
6. Sehne des langen Hohlhandmuskels
7. Sehne des speichenseitigen Handbeugers
8. Oberarmspeichenmuskel
9. Oberarmmuskel
10. Bizeps
11. Deltamuskel

RÜCKANSICHT

12. Deltamuskel
13. Armstrecker (langer Kopf)
14. Ellenbogenmuskel
15. Ellenseitiger Handbeuger
16. Kurzer radialer Handstrecker
17. Unterarmmuskel
18. Fingerstrecker
19. Kleinfingerstrecker
20. Oberarmspeichenmuskel

KARTE 45

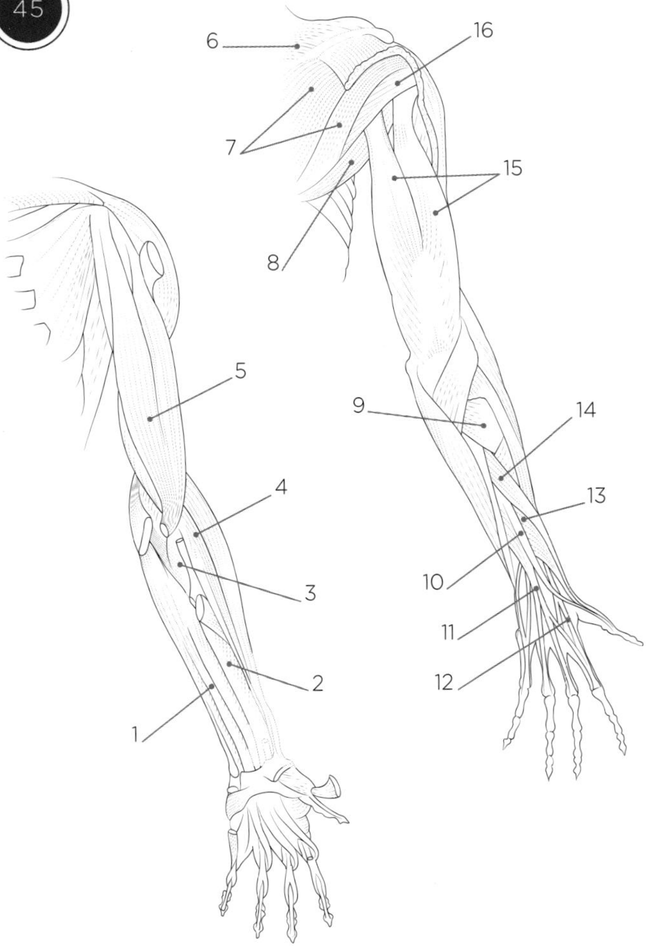

Siehe Seite 45

TIEFE MUSKELN DER OBEREN EXTREMITÄT

VORDER- UND RÜCKANSICHT

VORDERANSICHT

1. Fingerbeuger
2. Langer Daumenbeuger
3. Auswärtsdreher
4. Langer radialer Handstrecker
5. Bizeps

RÜCKANSICHT

6. Obergrätenmuskel
7. Untergrätenmuskel
8. Großer Rundmuskel
9. Auswärtsdreher
10. Langer radialer Handstrecker
11. Fingerstrecker
12. Zeigefingerstrecker
13. Kurzer Daumenabzieher
14. Langer Daumenabzieher
15. Armstrecker
16. Kleiner Rundmuskel

KARTE 46

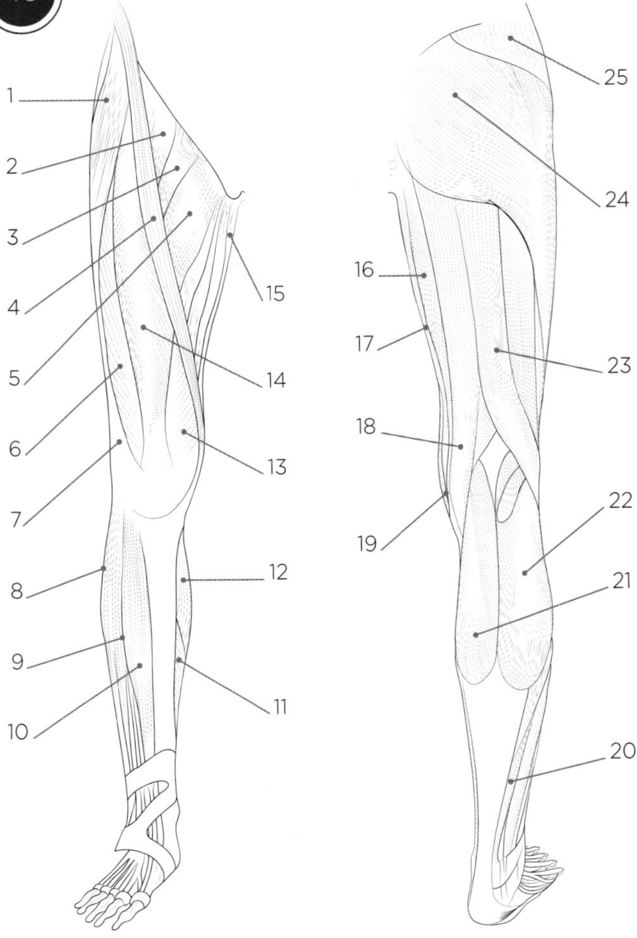

Siehe Seite 46

OBERFLÄCHLICHE MUSKELN DER UNTEREN EXTREMITÄT

VORDER- UND RÜCKANSICHT

VORDERANSICHT

1. Schenkelbindenspanner
2. Lenden-Darmbein-Muskel
3. Kammmuskel
4. Schneidermuskel
5. Langer Schenkelanzieher
6. Äußerer Schenkelmuskel
7. Iliotibialtrakt (Sehnenfaserstrang)
8. Langer Wadenbeinmuskel
9. Langer Zehenstrecker
10. Vorderer Schienbeinmuskel
11. Schollenmuskel
12. Zwillingsmuskel, medialer Kopf
13. Innerer Schenkelmuskel
14. Gerader Schenkelmuskel
15. Schlanker Muskel

RÜCKANSICHT

16. Halbmembranöser Muskel
17. Schlanker Muskel
18. Halbsehnenmuskel
19. Sehne des schlanken Muskels
20. Schollenmuskel
21. Zwillingswadenmuskel, medialer Kopf
22. Zwillingswadenmuskel, lateraler Kopf
23. Schenkelbeuger
24. Großer Gesäßmuskel
25. Mittlerer Gesäßmuskel

KARTE 47

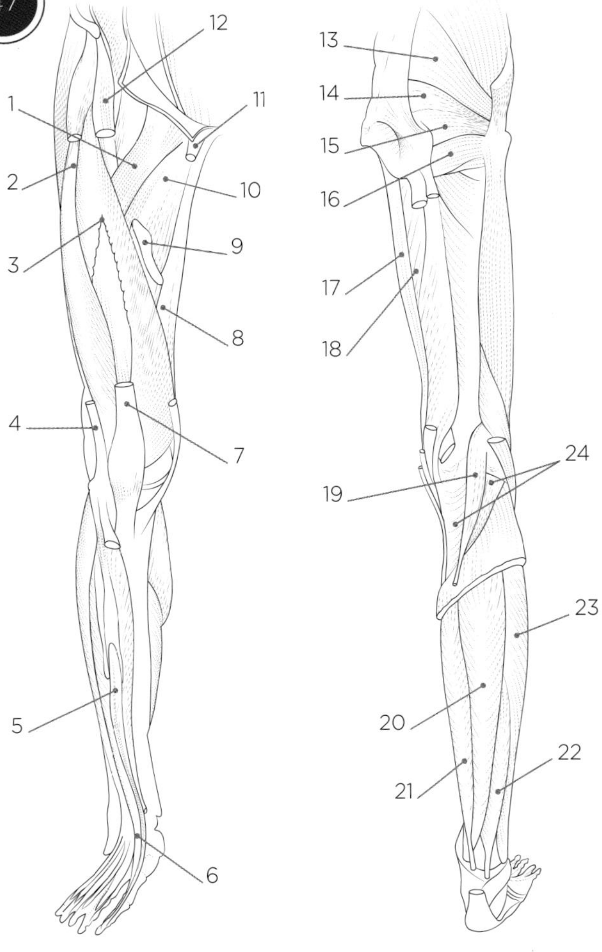

Siehe Seite 47

TIEFE MUSKELN DER UNTEREN EXTREMITÄT

VORDER- UND RÜCKANSICHT

VORDERANSICHT

1. Kammmuskel
2. Äußerer Schenkelmuskel
3. Mittlerer Schenkelmuskel
4. Iliotibialtrakt (Schnitt)
5. Vorderer Schienbeinmuskel
6. Großzehenstrecker
7. Gerader Schenkelmuskel (Schnitt)
8. Großer Oberschenkelanzieher
9. Langer Schenkelanzieher
10. Kurzer Schenkelanzieher
11. Langer Schenkelanzieher (Schnitt)
12. Schneidermuskel (Schnitt)

RÜCKANSICHT

13. Birnenförmiger Muskel
14. Oberer Zwillingsmuskel
15. Unterer Zwillingsmuskel
16. Quadratischer Lendenmuskel
17. Schlanker Muskel
18. Großer Oberschenkelanzieher
19. Fußsohlenmuskel
20. Hinterer Schienbeinmuskel
21. Langer Zehenbeuger
22. Langer Großzehenbeuger
23. Langer Wadenbeinmuskel
24. Kniekehlenmuskel

KARTE 48

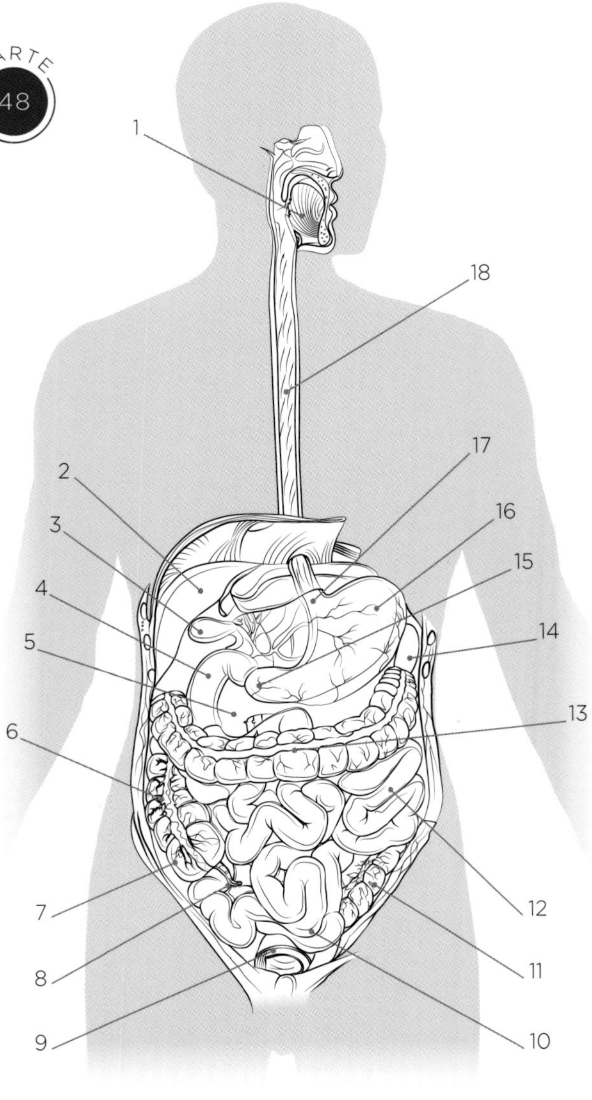

KARTE 48

Siehe Seite 48

VERDAUUNGSTRAKT

VORDERANSICHT

1. Zunge
2. Leber (angehoben)
3. Gallenblase
4. Zwölffingerdarm (Duodenum)
5. Pankreas (Kopf)
6. Aufsteigendes Kolon
7. Blinddarm
8. Appendix (Wurmfortsatz)
9. Mastdarm
10. Krummdarm
11. Sigmadarm
12. Leerdarm (Jejunum)
13. Querkolon
14. Milz
15. Magenpförtner (Pylorus)
16. Magen
17. Ösophagogastraler Übergang
18. Speiseröhre

KARTE 49

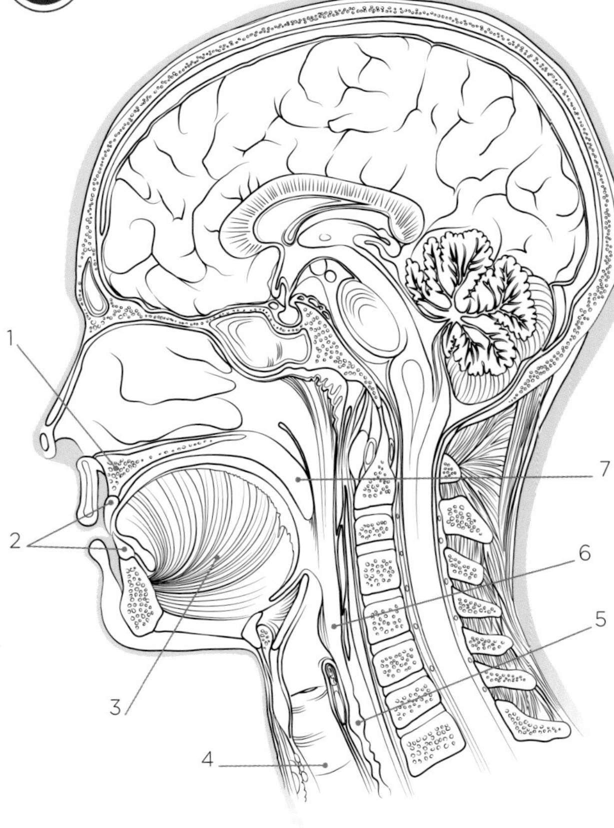

KARTE 49

Siehe Seite 49

MUNDHÖHLE

SAGITTALE ANSICHT

1. Harter Gaumen
2. Schneidezähne
3. Zunge
4. Luftröhre
5. Speiseröhre
6. Kehlkopf
7. Weicher Gaumen

KARTE 50

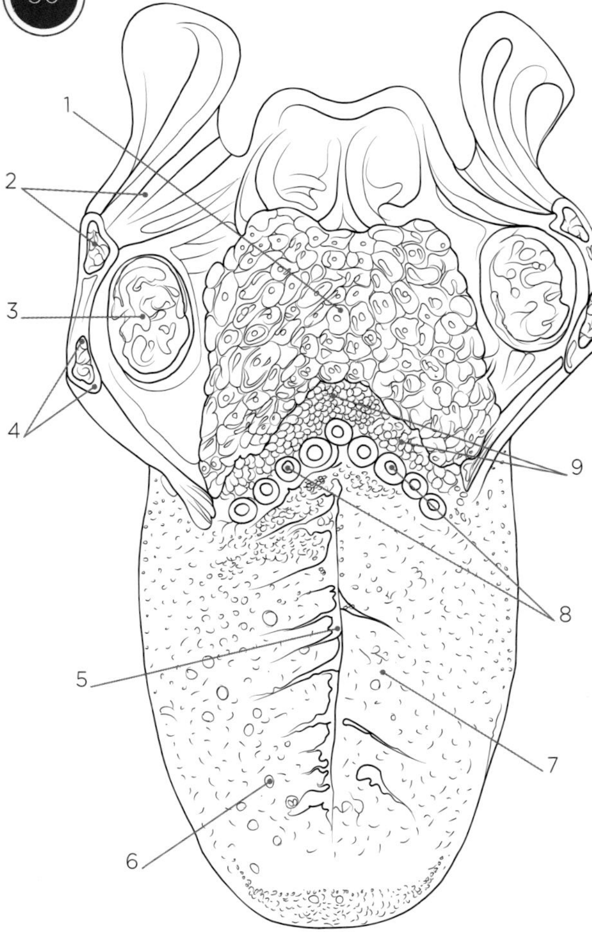

KARTE 50

Siehe Seite 50

ZUNGE

ANSICHT VON OBEN

1. Zungenmandel
2. Hinterer Gaumenbogen und Gaumen-Rachen-Muskel
3. Gaumenmandel
4. Gaumen-Zungen-Bogen und Gaumen-Zungen-Muskel
5. Mediane Zungenfurche
6. Pilzförmige Papillen
7. Fadenförmige Papillen
8. Wallpapillen
9. Zungenwurzelfurche

KARTE 51

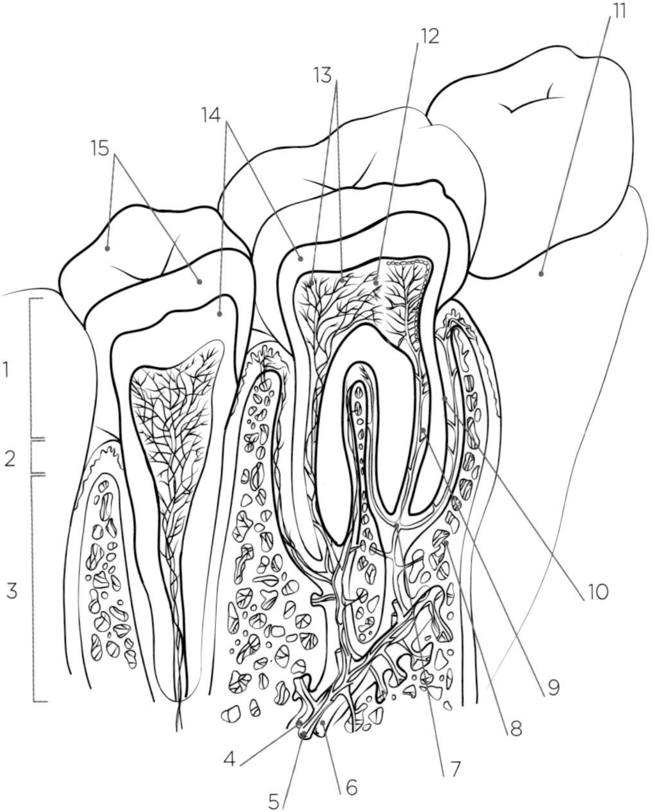

KARTE 51

Siehe Seite 51

ZÄHNE

LÄNGSSCHNITT

1. Zahnkrone
2. Zahnhals
3. Zahnwurzel
4. Alveolarvene
5. Alveolararterie
6. Alveolarnerv
7. Wurzelspitzenöffnung
8. Alveolarfortsatz
9. Wurzelkanal
10. Cementum (Wurzelzement)
11. Zahnfleisch
12. Zahnhöhle
13. Kapillarplexus
14. Zahnbein
15. Zahnschmelz

KARTE
52

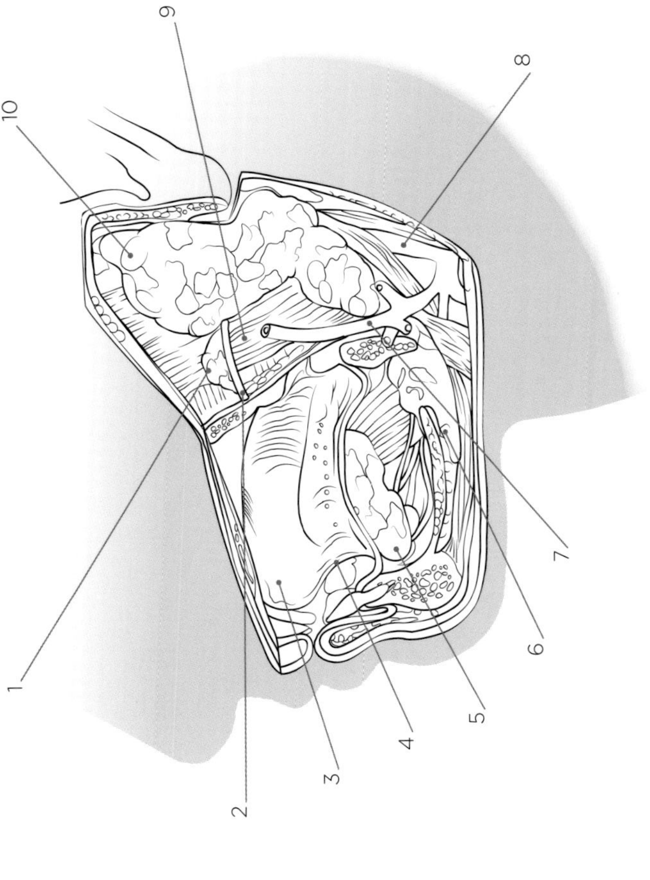

Siehe Seite 51

SPEICHELDRÜSEN

SEITENANSICHT

1. Zusätzliches Drüsenläppchen der Ohrspeicheldrüse
2. Parotisgang
3. Zunge
4. Zungenband
5. Unterzungenspeicheldrüse
6. Unterkieferspeicheldrüse
7. Gesichtsvene
8. Innere Halsvene
9. Kaumuskel (Masseter)
10. Ohrspeicheldrüse

KARTE 53

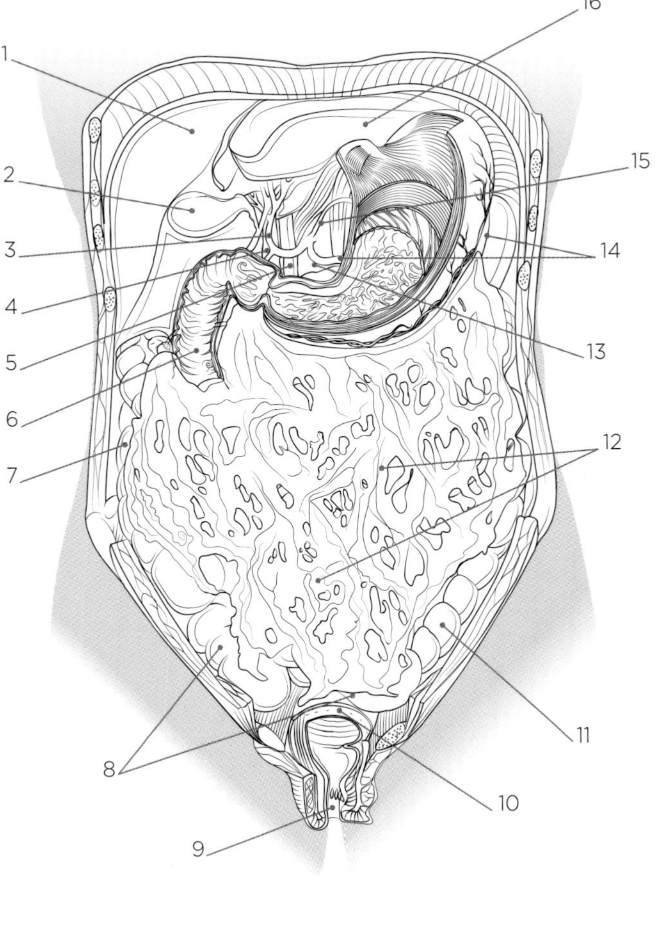

KARTE 53

Siehe Seite 52

VERDAUUNGSORGANE UND BAUCHNETZ IN SITU

VORDERANSICHT

1. Leber (rechter Leberlappen, nach oben gespiegelt)
2. Gallenblase
3. Leberarterie
4. Pfortenader
5. Untere Hohlvene (Vena cava inferior)
6. Zwölffingerdarm (zweiter Teil)
7. Aufsteigendes Kolon
8. Dünndarm
9. Anus
10. Mastdarm
11. Sigmadarm
12. Bauchnetz
13. Bauchaorta
14. Milzarterie
15. Linke Magenarterie
16. Leber (linker Leberlappen, nach oben gespiegelt)

KARTE 54

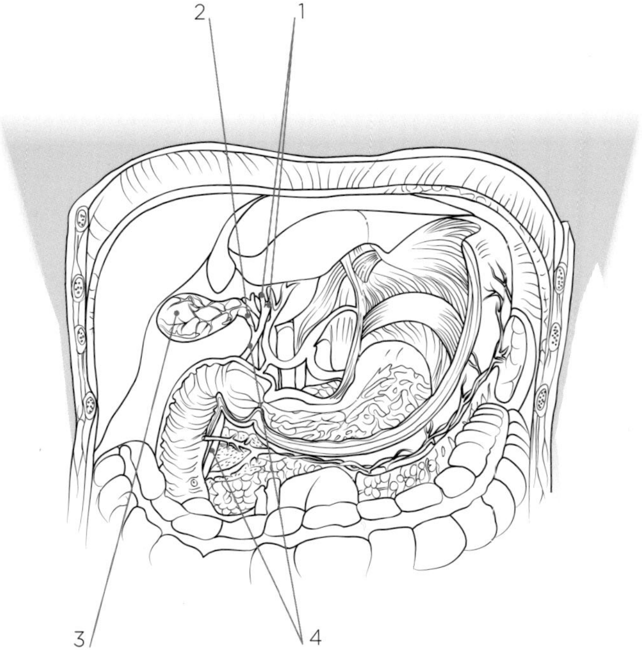

KARTE 54

Siehe Seite 53

GALLENGÄNGE

VORDERANSICHT

1. Linker und rechter Gallengang
2. Gallenblasengang
3. Gallenblase
4. Gallengang

KARTE 55

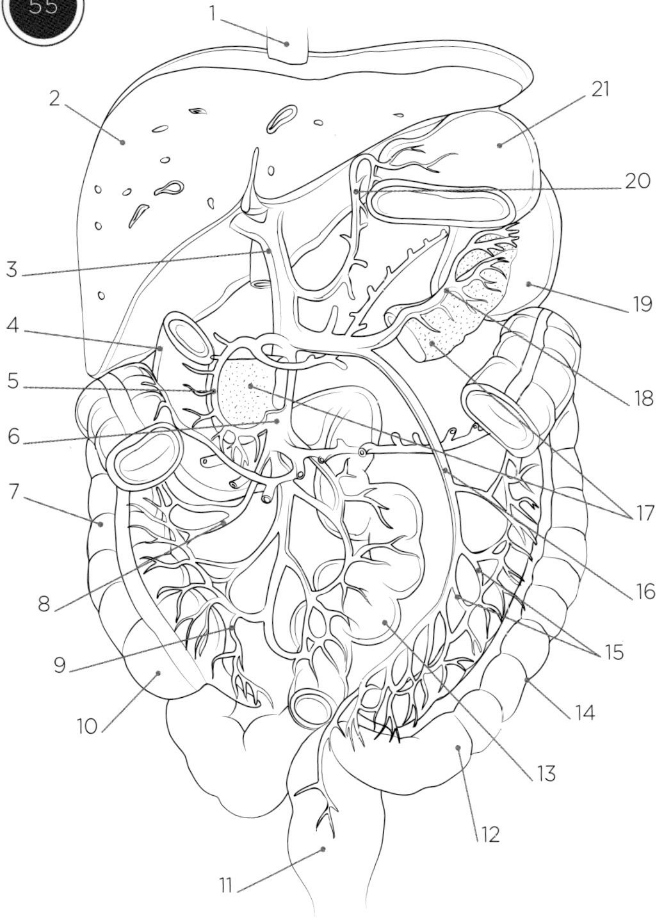

KARTE 55

Siehe Seite 54

PFORTADERSYSTEM

VORDERANSICHT

1. Untere Hohlvene (Vena cava Inferior)
2. Leber
3. Pfortader
4. Zwölffingerdarm (zweiter Teil)
5. Pankreas- und Zwölffingerdarmarterie
6. Obere Eingeweidevene
7. Aufsteigendes Kolon
8. Rechte Dickdarmvene
9. Wurmfortsatzvene
10. Blinddarm
11. Mastdarm
12. Sigmadarm
13. Leerdarm (Jejunum)
14. Absteigendes Kolon
15. Linke Dickdarmvene
16. Untere Darmvene
17. Pankreas (Bauchspeicheldrüse, Schnitt)
18. Milzvene
19. Milz
20. Linke Magenvene
21. Magen

KARTE 56

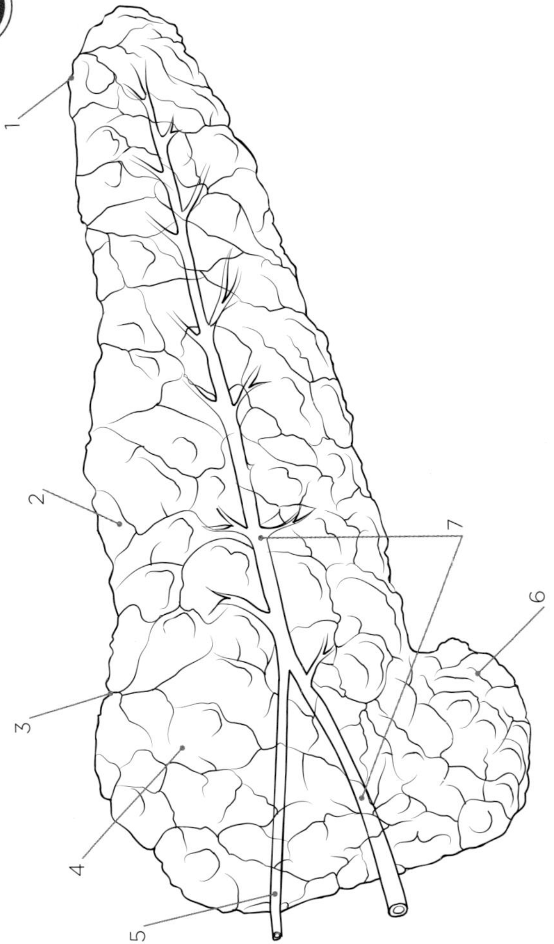

KARTE 56

Siehe Seite 55

PANKREAS (VERDAUUNGSSYSTEM)

VORDERANSICHT

1. Pankreasschwanz
2. Pankreaskörper
3. Pankreashals
4. Pankreaskopf
5. Akzessorischer Pankreasgang
6. Pankreaskopffortsatz
7. Hauptpankreasgang

KARTE 57

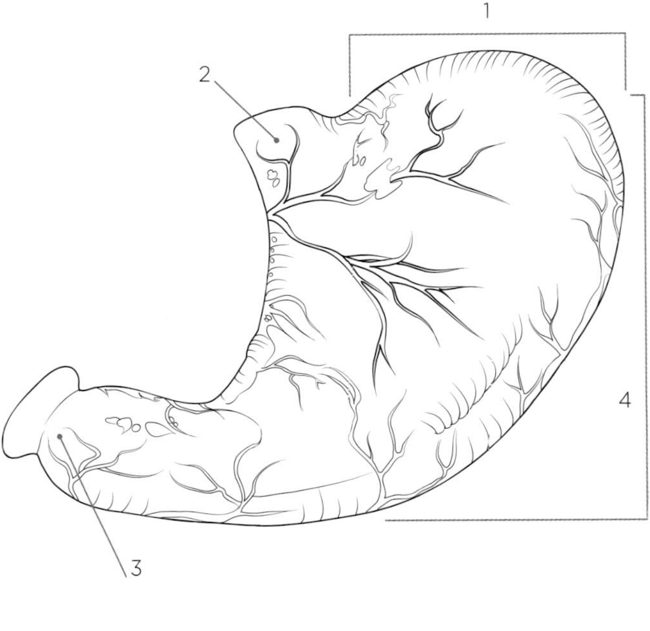

KARTE 57

Siehe Seite 55

MAGEN

VORDERANSICHT

1. Magengrund
2. Mageneingang (ösophagogastraler oder ösophagokardialer Übergang)
3. Magenpförtner
4. Magenkörper

KARTE 58

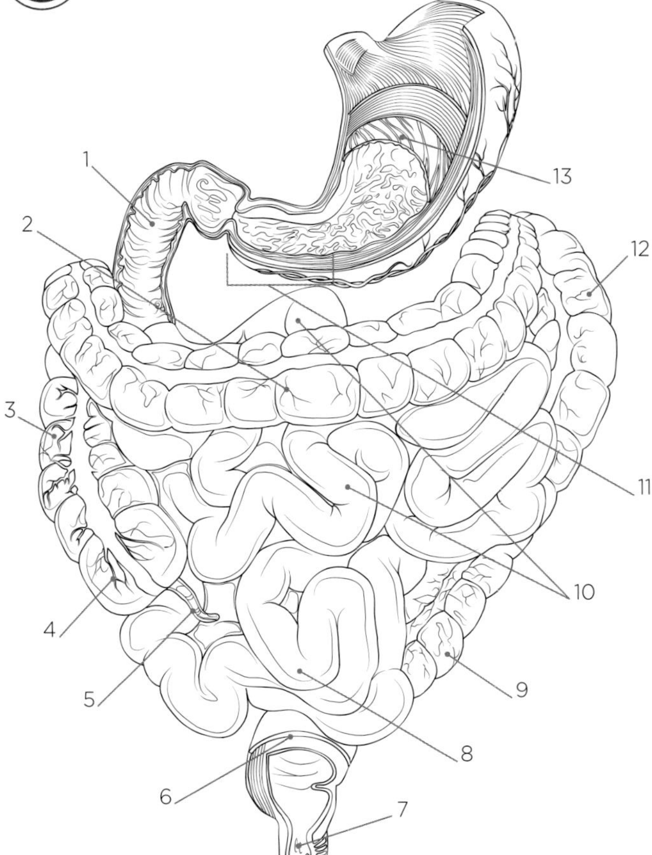

Siehe Seite 56

MAGEN UND DARM

VORDERANSICHT

1. Zwölffingerdarm (Duodenum)
2. Querkolon (nach unten reflektiert)
3. Aufsteigendes Kolon
4. Blinddarm
5. Wurmfortsatz des Blinddarms (Appendix)
6. Mastdarm
7. Anus
8. Krummdarm
9. Sigmadarm
10. Leerdarm (Jejunum)
11. Magenpförtner (Pylorus)
12. Absteigendes Kolon
13. Magen

KARTE 59

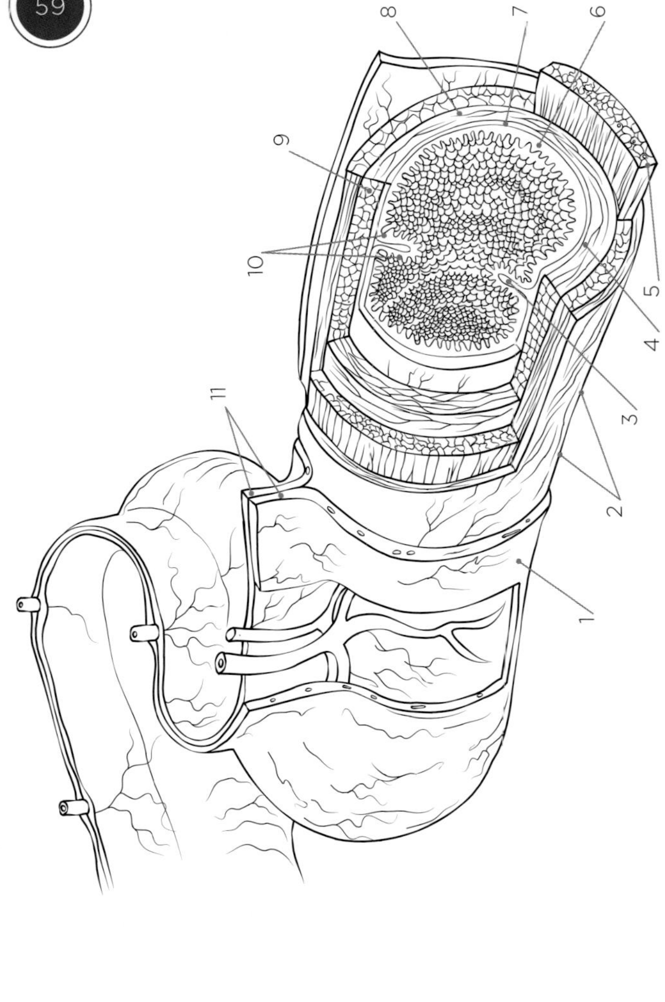

KARTE 59

Siehe Seite 57

LEERDARM

QUERSCHNITTSANSICHT

1. Seröse Membran (Mesothel)
2. Seröse Membran (Bindegwebe)
3. Ringfalten
4. Bindegewebsschicht
5. Äußere Längsmuskelschicht (Muscularis externa)
6. Schleimhaut (Mucosa)
7. Außenschicht der Mucosa
8. Nerven des Mesenterialplexus
9. Innere Ringmuskelschicht (Muscularis externa)
10. Darmzotten
11. Gekröse

KARTE 60

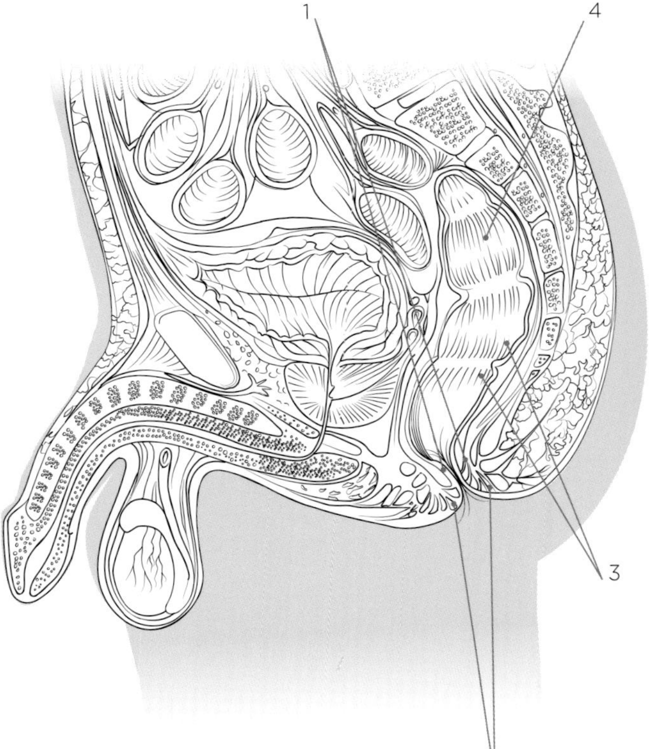

KARTE 60

Siehe Seite 57

MASTDARN

SAGITTALE ANSICHT

1. Innerer Afterschließmuskel
2. Äußerer Afterschließmuskel
3. Leerdarm
4. Sigmakolon

KARTE 61

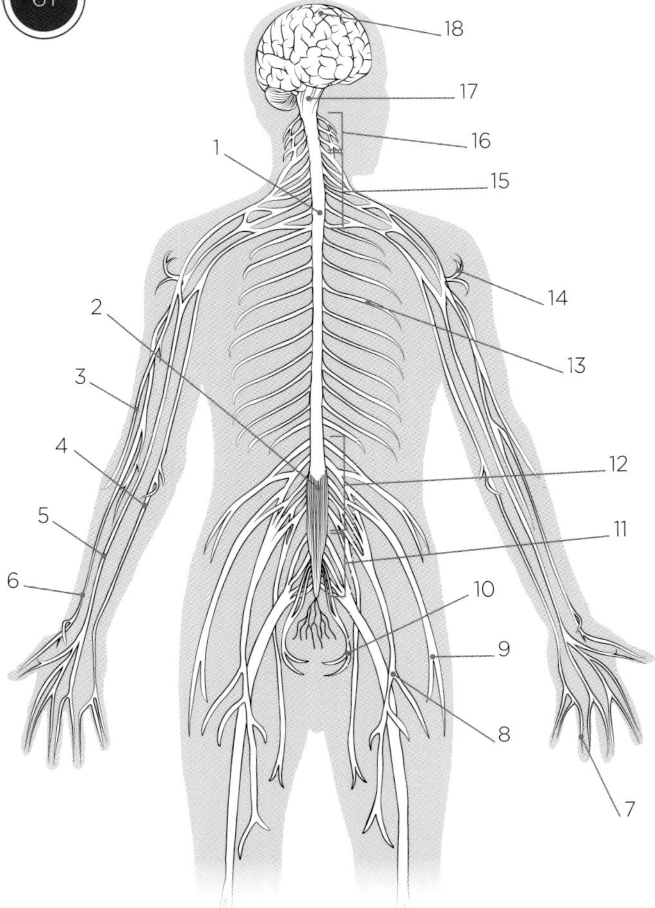

KARTE 61

Siehe Seite 58

NERVENSYSTEM

VORDERANSICHT

1. Rückenmark
2. Cauda equina (Pferdeschweif)
3. Muskel-Haut-Nerv
4. Ellennerv
5. Mittelarmnerv
6. Radialnerv
7. Fingernerv
8. Oberschenkelnerv
9. Oberschenkelhautnerv
10. Schamnerv
11. Kreuzbeingeflecht
12. Lendengeflecht
13. Zwischenrippennerv
14. Achselnerv
15. Ursprung des Armgeflechts
16. Halsgeflecht
17. Verlängertes Rückenmark
18. Großhirnhemisphäre

KARTE 62

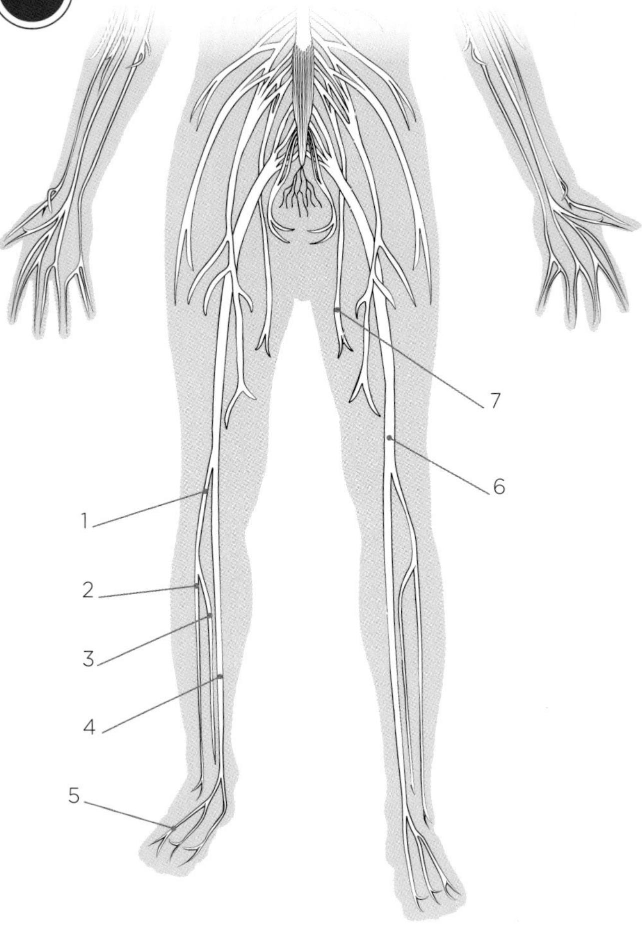

Siehe Seite 59

NERVENSYSTEM

VORDERANSICHT

1. Gemeinsamer Wadenbeinnerv
2. Oberflächlicher Wadenbeinnerv
3. Tiefer Wadenbeinnerv
4. Hinterer Schienbeinnerv
5. Fußsohlennerv
6. Hüftnerv
7. Hüftlochnerv

KARTE 63

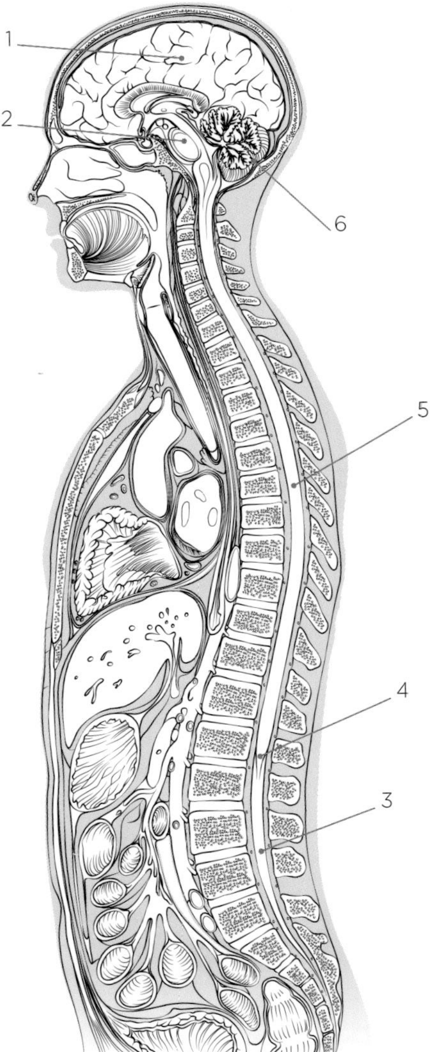

KARTE 63

Siehe Seite 60

ZENTRALES NERVEN-SYSTEM

SAGITTALE ANSICTH

1. Großhirn
2. Brücke
3. Bereich der Cauda equina (Pferdeschweif)
4. Markkegel
5. Rückenmark
6. Kleinhirn

KARTE 64

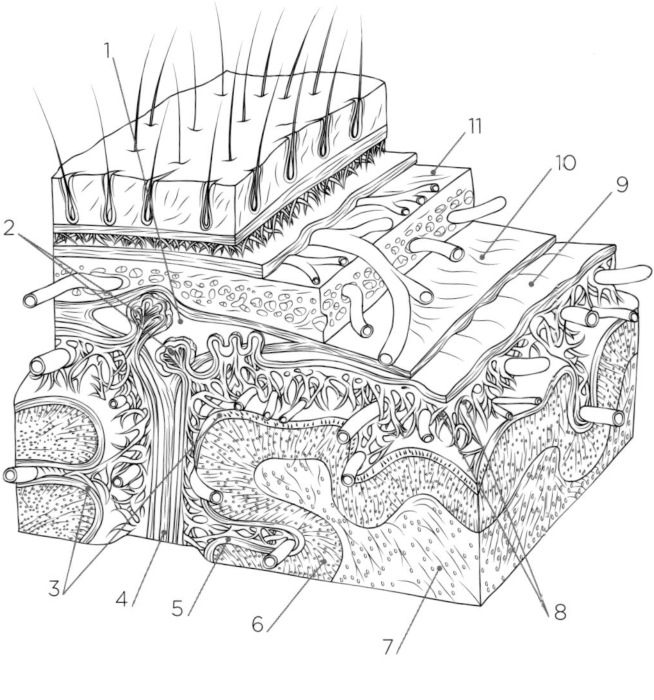

Siehe Seite 61

HIRNHÄUTE

QUERSCHNITTSANSICHT

1. Sinus durae matris (venöse Blutleiter)
2. Pacchionische Granulationen
3. Pia mater
4. Dura mater, die Hirnsichel bildend
5. Trabekel
6. Hirnrinde (graue Substanz)
7. Weiße Substanz (des Gehirns)
8. Liquorraum
9. Arachnoidea
10. Dura mater
11. Schädelknochen

KARTE 65

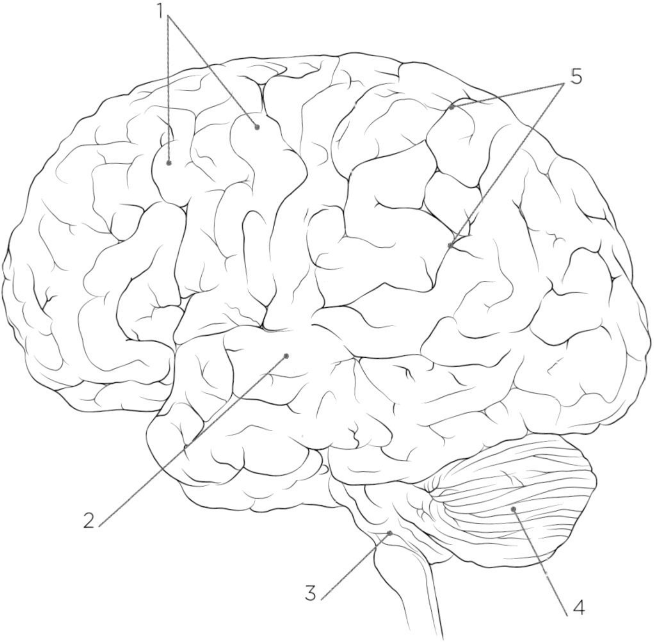

KARTE 65

Siehe Seite 62

DAS GEHIRN

SEITENANSICHT

1. Hirnwindungen
2. Großhirn (Schläfenlappen)
3. Hirnstamm
4. Kleinhirn
5. Furchen

KARTE 66

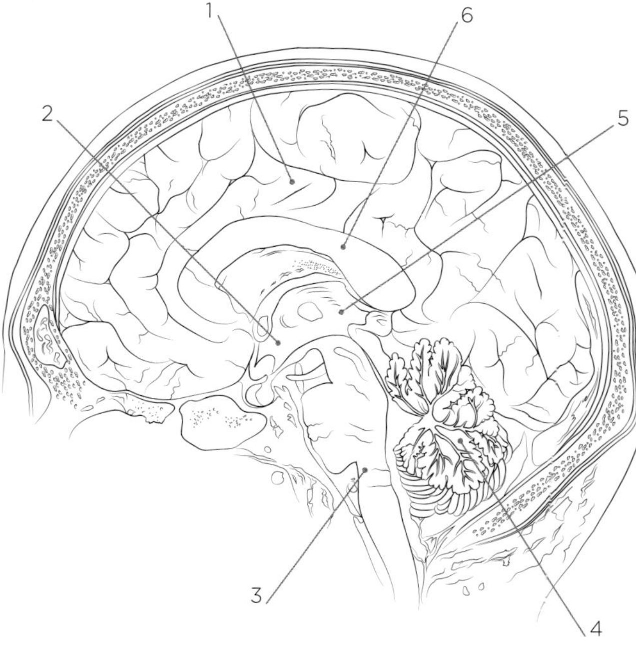

KARTE 66

Siehe Seite 63

IM HIRNINNEREN

SAGITTALE ANSICHT

1. Großhirn
   (mittlere Oberfläche)
2. Hypothalamus
3. Hirnstamm
4. Kleinhirn
5. Thalamus
6. Hirnbalken

KARTE 67

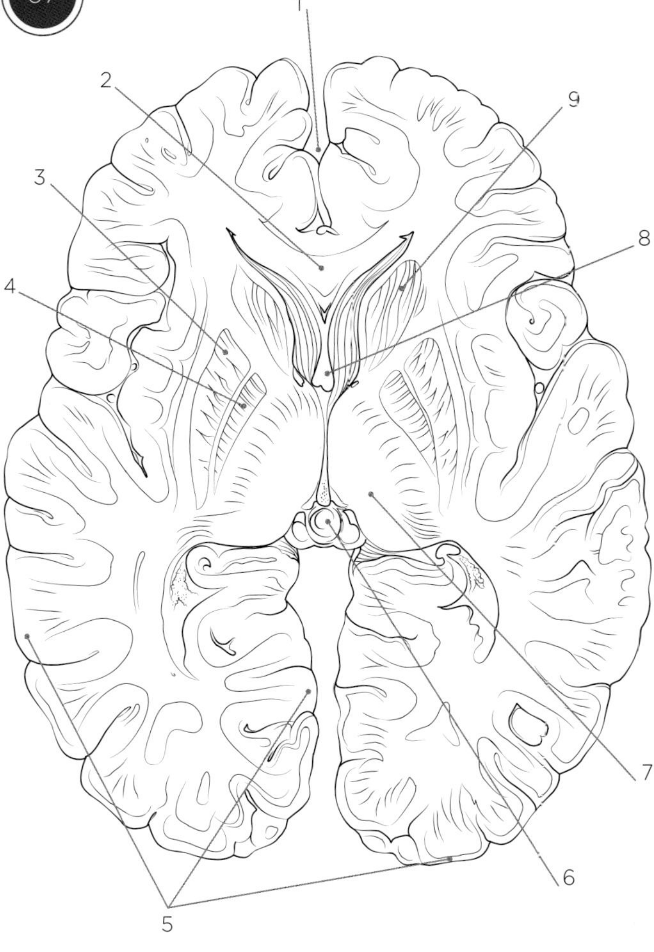

KARTE 67

Siehe Seite 63

QUERSCHNITT DES GEHIRNS

HORIZONTALSCHNITT

1. Sagittal- oder Längsfissur
2. Hirnbalken (Genu; Knie)
3. Putamen (äußerer Linsenkern)
4. Globus pallidus (Palladium; blasse Kugel)
5. Hirnrinde (graue Substanz)
6. Zirbeldrüse
7. Thalamus
8. Fornix
9. Nucleus caudatus (Schweifkern)

KARTE 68

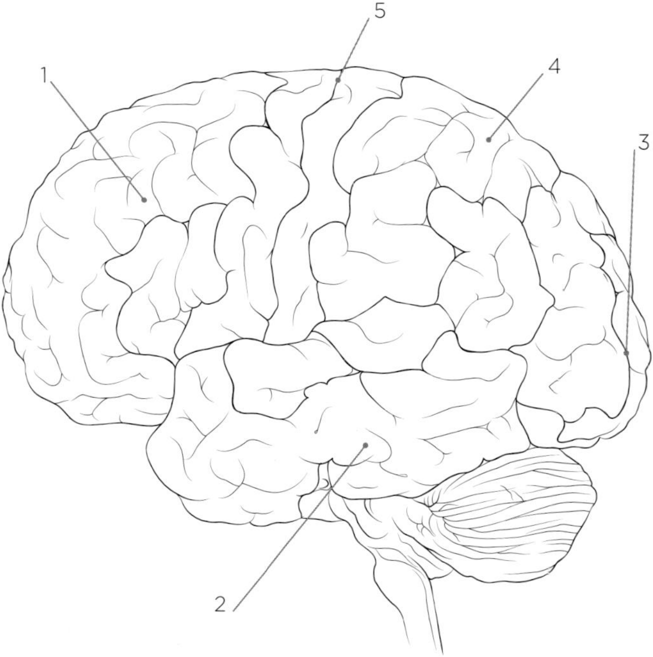

KARTE 68

Siehe Seite 64

HIRNLAPPEN

SEITENANSICHT

1. Stirnlappen
2. Schläfenlappen
3. Hinterhauptlappen
4. Scheitellappen
5. Zentralfurche

KARTE 69

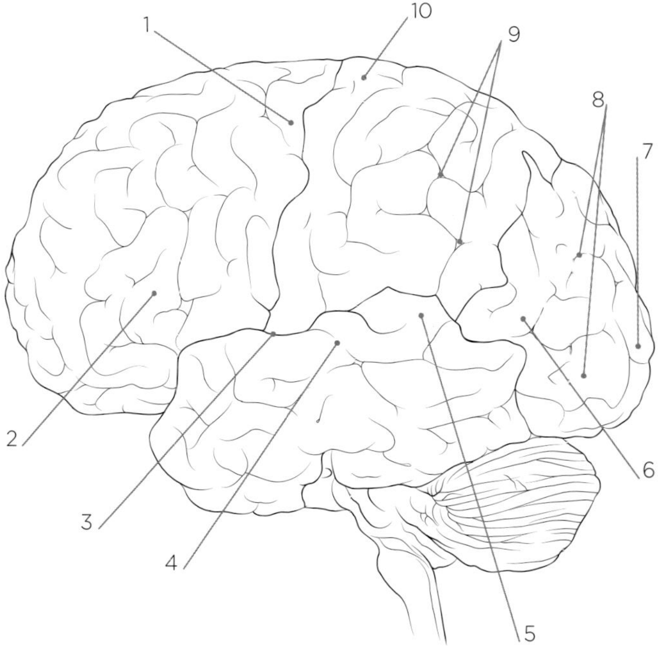

KARTE 69

Siehe Seite 65

FUNKTIONSBEREICHE DES GEHIRNS

SEITENANSICHT

1. Primär motorischer Cortex
2. Motorisches Sprachzentrum (Broca-Areal)
3. Primärer auditiver Cortex (an der oberen Grenze des Schläfenlappens)
4. Hörfeld
5. Wernicke-Sprachzentrum
6. Areal für Leseverständnis
7. Primäres Sehzentrum
8. Visuelles Assoziationsareal
9. Parieto-temporo-okzipitaler Assoziationscortex
10. Primärer somatosensorischer Cortex

KARTE 70

Siehe Seite 66

HIRNNERVEN

ANSICHT VON UNTEN

1. Riechkolben und -nerv
2. Sehnerv
3. Augenrollnerv
4. Augenabziehnerv
5. Gesichtsnerv
6. Zungen-Rachen-Nerv
7. Vagusnerv
8. Unterzungennerv
9. Akzessorischer Nerv des Rückenmarks
10. Hör-Gleichgewichtsnerv
11. Trigeminus (Drillingsnerv)
12. Augenbewegungsnerv

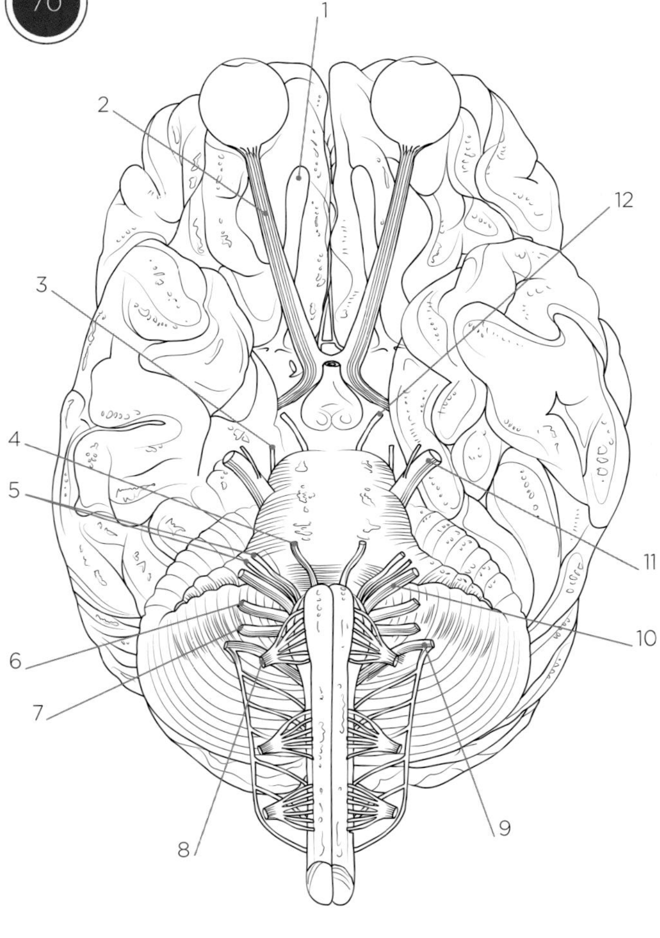
1
2
12
3
4
11
5
10
6
7
9
8

KARTE 71

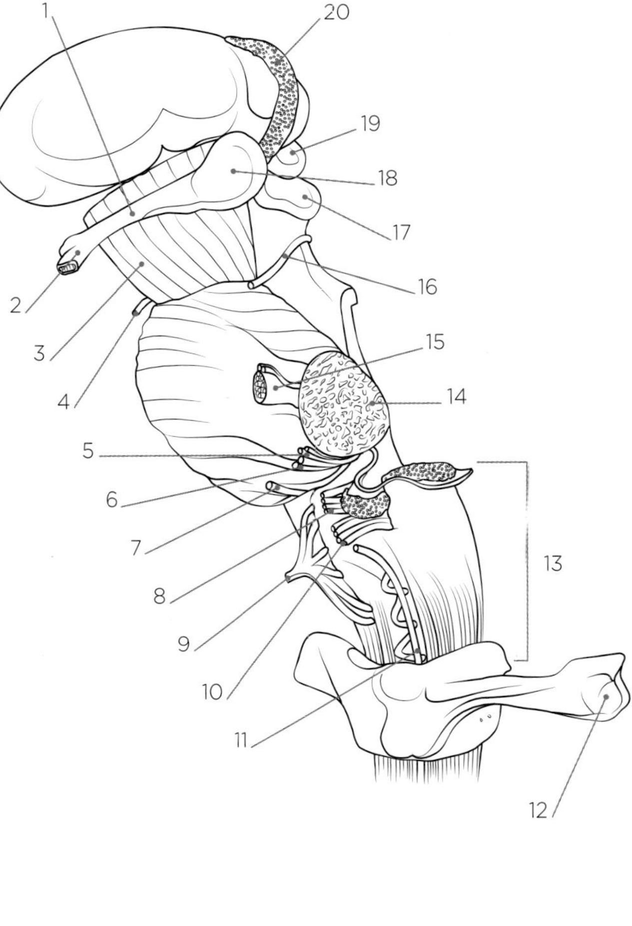

KARTE 71

Siehe Seite 67

HIRNSTAMM

SEITENANSICHT

1. Sehstrang
2. Sehnerv (II)
3. Hirnstiel
4. Augenbewegungsnerv (III)
5. Hör-Gleichgewichtsnerv (VIII)
6. Gesichtsnerv (VII)
7. Augenabziehnerv (VI)
8. Zungen-Rachen-Nerv (IX)
9. Unterzungennerv (XII)
10. Vagusnerv (X)
11. Akzessorischer Spinalnerv (XI)
12. Atlas (C1)
13. Verlängertes Rückenmark
14. Mittlerer Kleinhirnstiel
15. Trigeminus (V) (Drillingsnerv)
16. Augenrollnerv (IV)
17. Unterer Bindearm
18. Seitlicher Kniehöcker
19. Oberer Bindearm
20. Plexus choroideus (Adergeflecht) des Seitenventrikels

KARTE 72

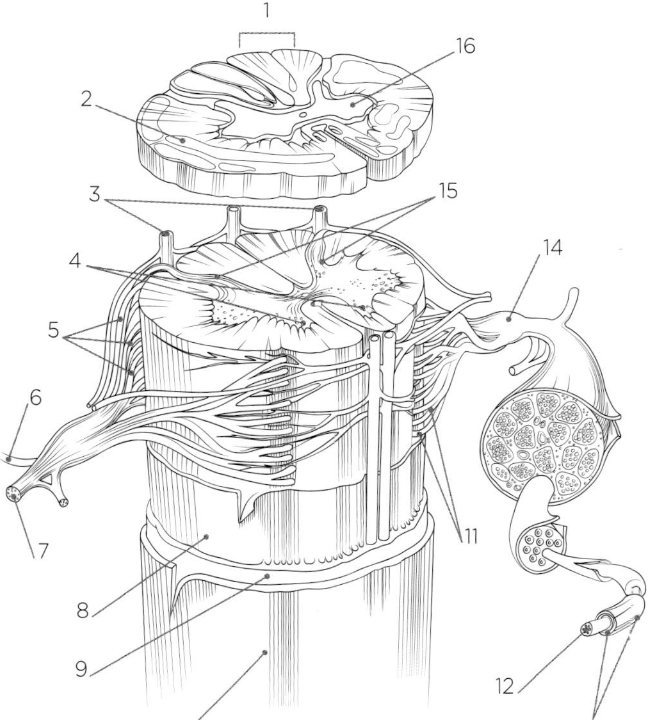

Siehe Seite 68

RÜCKENMARK

QUERSCHNITTSANSICHT

1. Hinterstrang (Säule)
2. Spinothalamus-Trakt
3. Hintere Rückenmarkarterie
4. Rückenmarkvorderhorn
5. Dorsale Spinalwurzeln
6. Hinterer Ast eines Spinalnervs
7. Vorderer Ast eines Spinalnervs
8. Pia mater
9. Arachnoidea
10. Dura mater
11. Ventrale Wurzeln
12. Axon
13. Myelinscheide der Schwann-Zelle
14. Spinalganglion (Hinterwurzelganglion)
15. Rückenmarkhinterhorn
16. Graue Substanz des Rückenmarks

KARTE 73

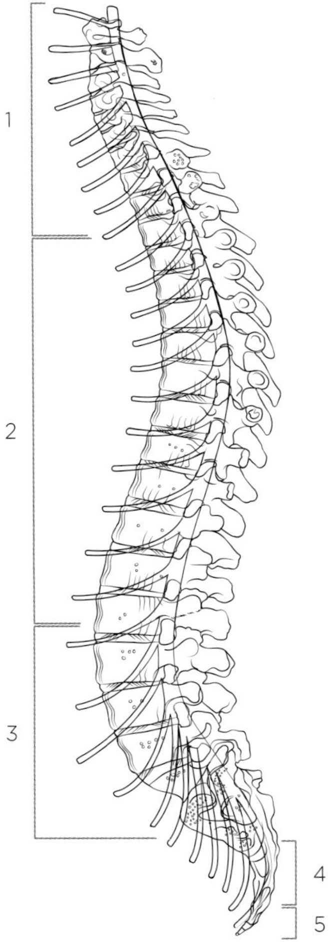

KARTE 73

Siehe Seite 69

SPINALNERVEN

1. Spinalnerven C1–C8
2. Spinalnerven T1–T12
3. Spinalnerven L1–L5
4. Spinalnerven S1–S5
5. Kokzygealer Spinalnerv

KARTE 74

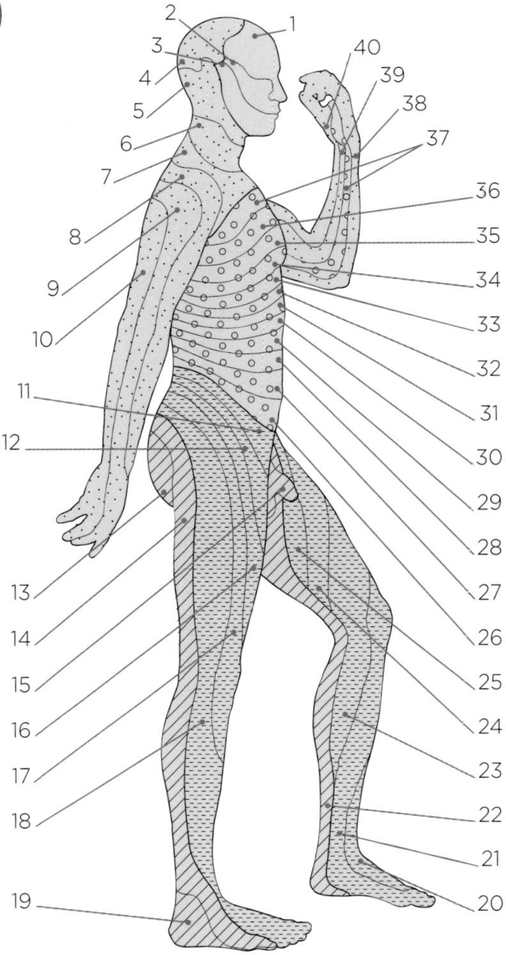

1
2
3
4
5
6
7
8
9
10
11
12
13
14
15
16
17
18
19
20
21
22
23
24
25
26
27
28
29
30
31
32
33
34
35
36
37
38
39
40

Siehe Seite 69

DERMATOME

SEITENANSICHT

1. V1
2. V2
3. V3
4. C2
5. C3
6. C4
7. C5
8. C6
9. C7
10. C8
11. L1
12. L2
13. S2
14. S1
15. S3
16. L3
17. L4
18. L5
19. S2
20. L5
21. L4
22. S2
23. L3
24. L2
25. L1
26. T12
27. T11
28. T10
29. T9
30. T8
31. T7
32. T6
33. T5
34. T4
35. T3
36. T2
37. T1
38. C8
39. C5
40. C6

KARTE 75

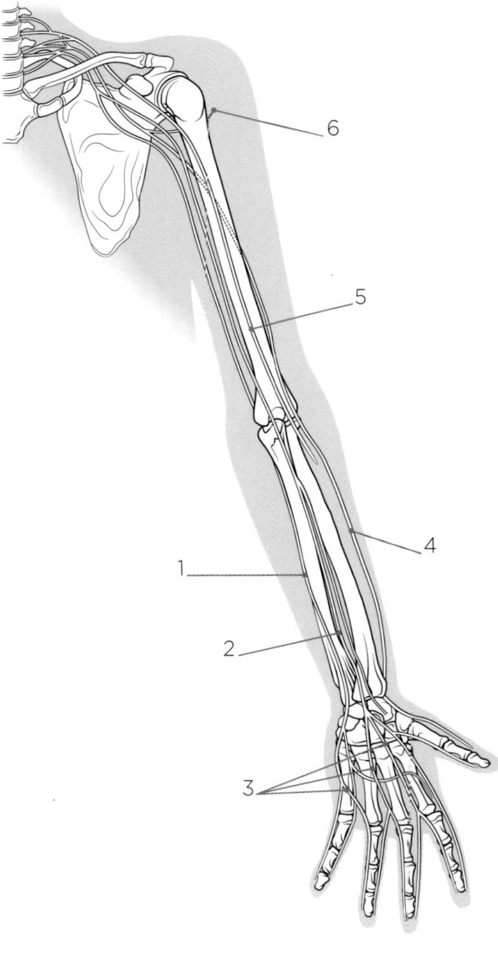

KARTE 75

Siehe Seite 70

HAUPTNERVEN DER OBEREN EXTREMITÄT

VORDERANSICHT

1. Ellennerv
2. Mittelarmnerv
3. Gemeinsame Fingernerven der Hohlhand
4. Speichennerv
5. Muskel-Haut-Nerv
6. Achselnerv

KARTE 76

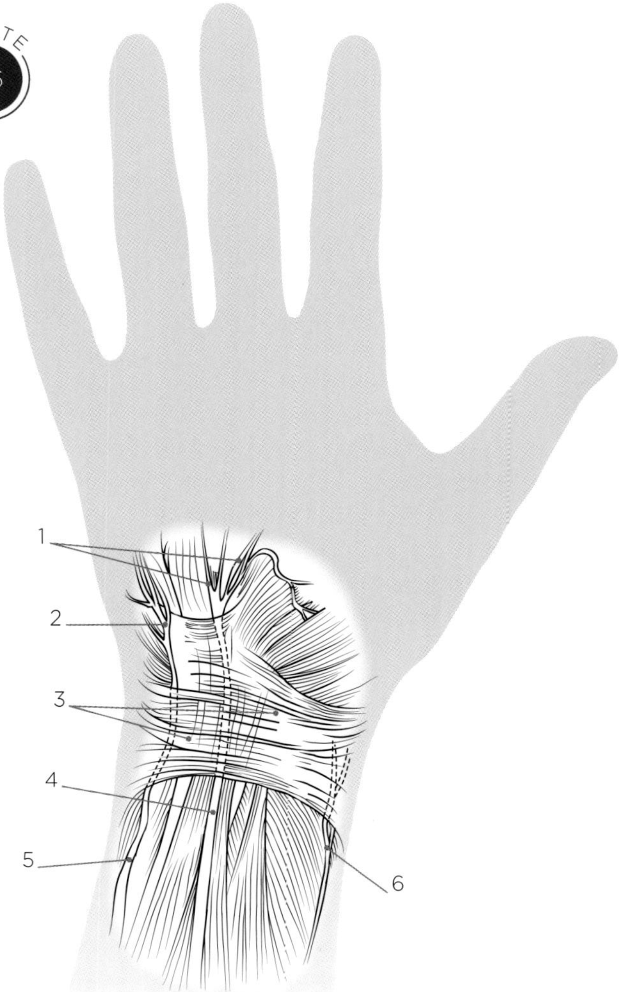

Siehe Seite 70

HAUPTNERVEN DES HANDGELENKS

PALMARANSICHT

1. Gemeinsame hohlhandseitige Fingeräste des Mittelarmnerven
2. Oberflächlicher Ast des Ellennerven
3. Beuger-Retinakulum (Halteband der Beuger)
4. Mittelarmnerv
5. Ellennerv
6. Oberflächlicher Ast des Speichennerven

KARTE 77

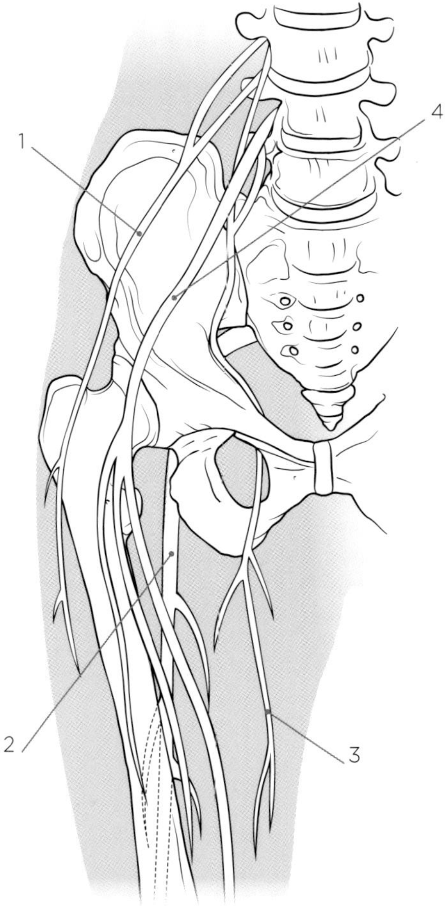

KARTE 77

Siehe Seite 71

HAUPTNERVEN DER UNTEREN EXTREMITÄT

VORDERANSICHT

1. Oberschenkelhautnerv
2. Ischiasnerv
3. Hüftlochnerv
4. Oberschenkelnerv

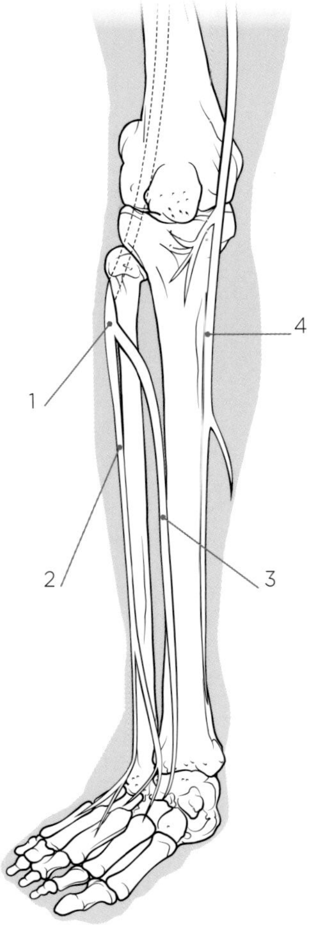
4
1
2
3

KARTE 78

Siehe Seite 71

HAUPTNERVEN DER UNTEREN EXTREMITÄT

VORDERANSICHT

1. Gemeinsamer Wadenbeinnerv
2. Oberflächlicher Wadenbeinnerv
3. Tiefer Wadenbeinnerv
4. Schienbeinnerv

KARTE 79

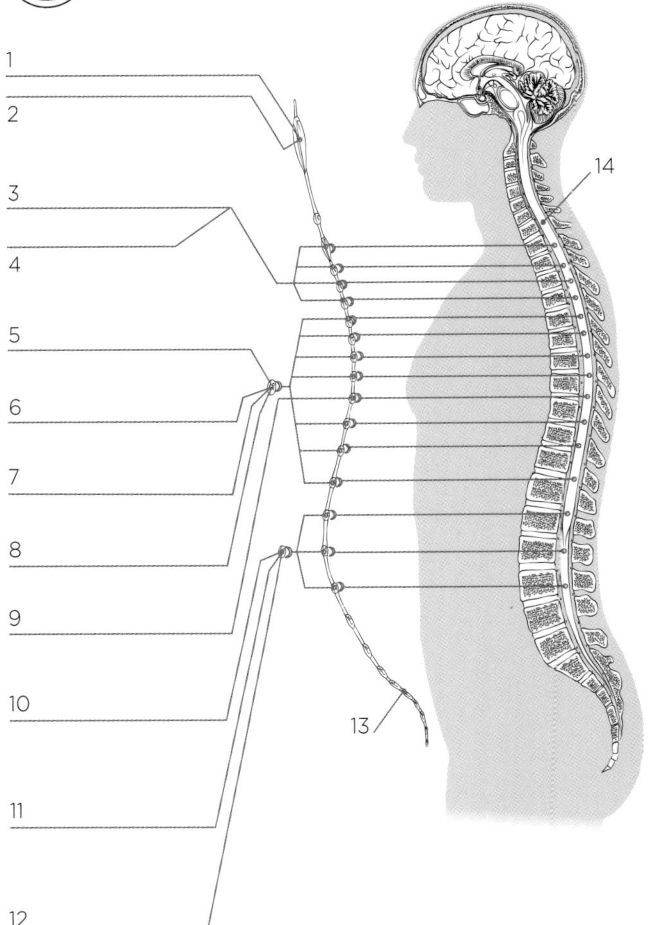

KARTE 79

Siehe Seite 72

VEGETATIVES NERVEN-SYSTEM: SYMPATHSCHER BEREICH

1. Auge und Tränendrüsen
2. Speicheldrüsen
3. Lunge
4. Herz
5. Leber
6. Magen
7. Pankreas
8. Dünndarm
9. Nebennierenmark
10. Dickdarm und Mastdarm
11. Harnblase
12. Fortpflanzungsorgane
13. Grenzstrang
14. Rückenmark

KARTE 80

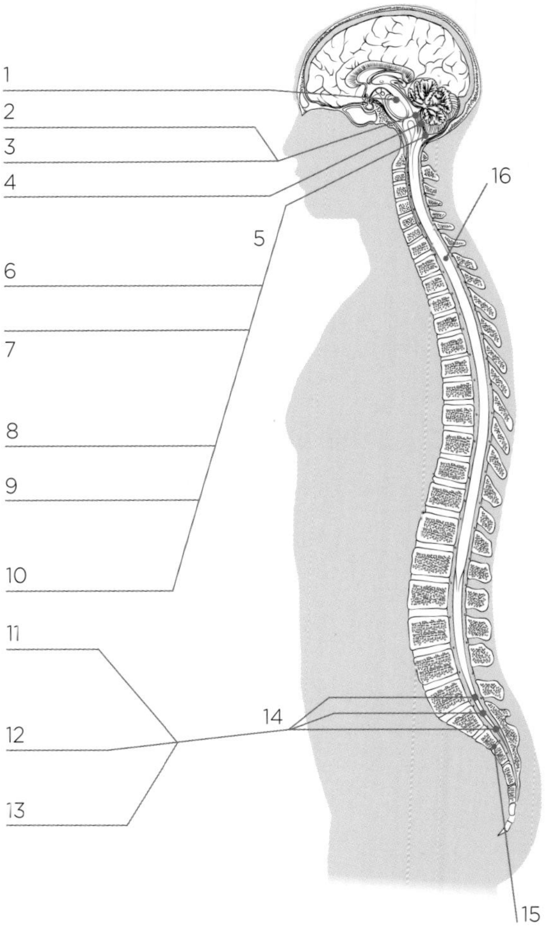

Siehe Seite 73

VEGETATIVES NERVENSYSTEM: PARASYMPATHISCHER BEREICH

1. Auge und Augenbewegungsnerv
2. Gesichtsnerv zur Unterkieferspeicheldrüse
3. Gesichtsnerv zur Unterzungenspeicheldrüse
4. Zungen-Rachen-Nerv
5. Vagusnerv
6. Lunge
7. Herz
8. Magen
9. Pankreas
10. Dünndarm
11. Mastdarm
12. Harnblase
13. Fortpflanzungsorgane
14. Becken-Eingeweidenerven (Harn- und Stuhlkontinenz)
15. Kreuzbein
16. Rückenmark

KARTE 81

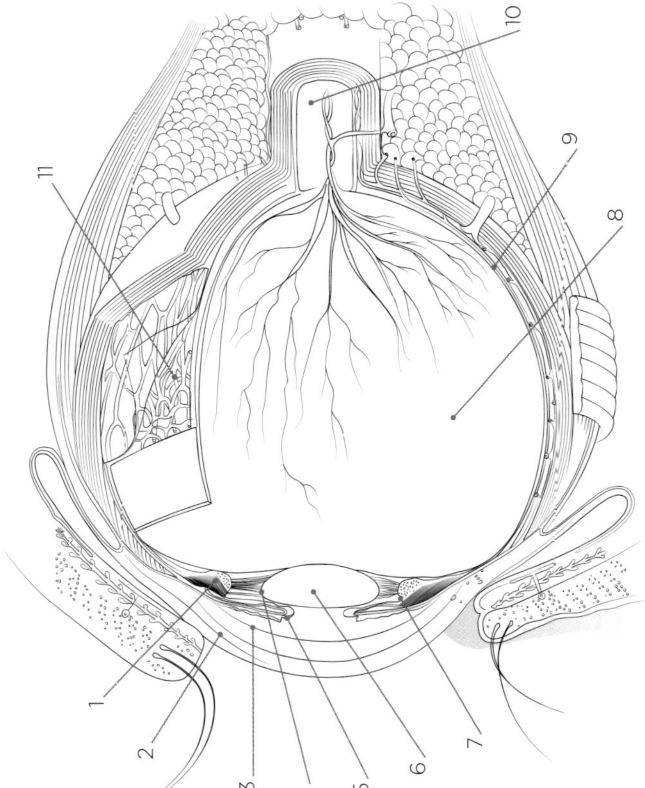

KARTE 81

Siehe Seite 74

AUGE

SEITENANSICHT

1. Ziliarkörper
2. Hornhaut
3. Vordere Augenkammer (der vorderen Augenhöhle)
4. Hintere Augenkammer (der vorderen Augenhöhle)
5. Iris
6. Linse
7. Zonulafasern
8. Augapfel (mit Glaskörper gefüllt)
9. Netzhaut
10. Sehnerv
11. Aderhaut

KARTE 82

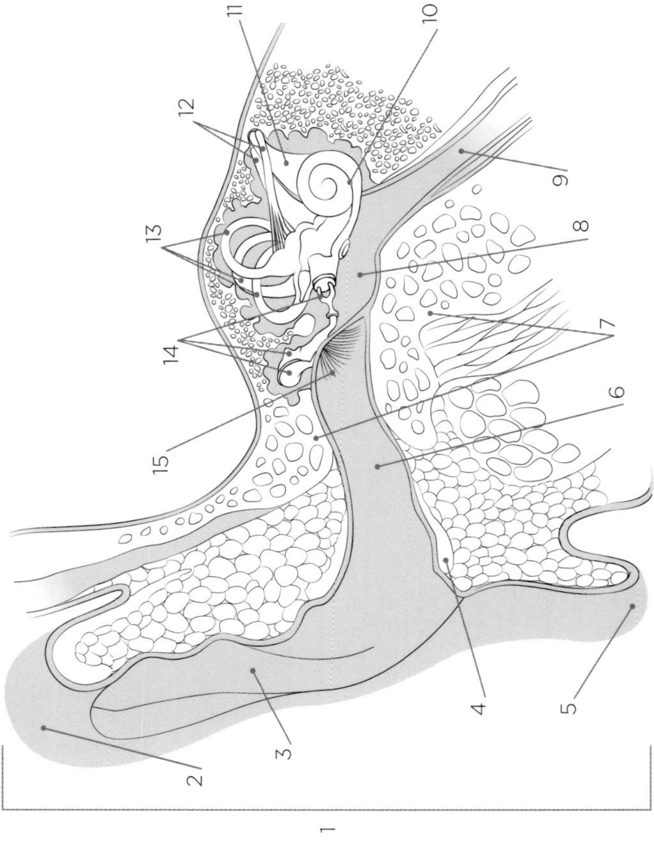

KARTE 82

Siehe Seite 75

OHR

KORONARANSICHT

1. Ohrmuschel (äußeres Ohr)
2. Ohrkrempe
3. Ohrwulst
4. Knorpelgewebe
5. Ohrläppchen
6. Äußerer Gehörgang
7. Schläfenbein
8. Mittelohr (Paukenhöhle)
9. Eustachische Röhre (Hörtrompete)
10. Hörschnecke
11. Hörnervenzweig
12. Zweige des Gleichgewichtsnerven
13. Bogengänge
14. Gehörknöchelchen (Hammer, Amboss und Steigbügel)
15. Trommelfell (Paukenfell)

KARTE 83

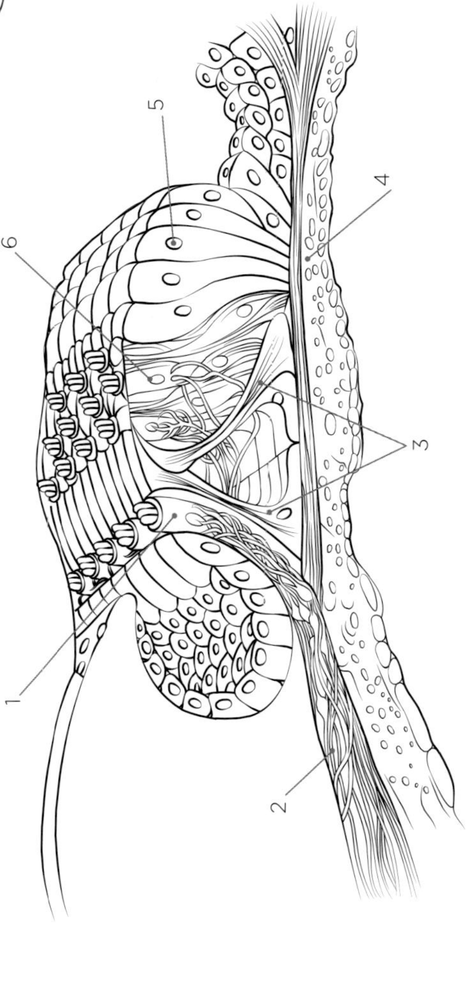

KARTE 83

Siehe Seite 76

CORTISCHES ORGAN

QUERSCHNITTSANSICHT

1. Innere Haarsinneszelle
2. Nervenfasern
3. Stammzellen
4. Basilarmembran
5. Phalangenzelle
6. Äußere Haarsinneszelle

KARTE 84

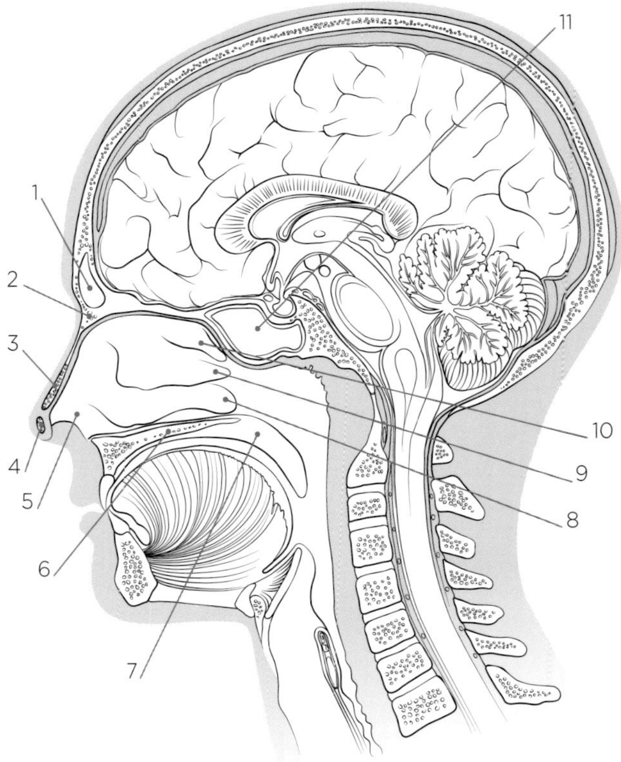

Siehe Seite 77

NASE

SAGITTALE ANSICHT

1. Stirnhöhle
2. Nasenknochen
3. Nasenknorpel
4. Flügelknorpel
5. Nasenvorhof
6. Oberkiefer (harter Gaumen)
7. Weicher Gaumen
8. Untere Nasenmuschel
9. Mittlere Nasenmuschel
10. Obere Nasenmuschel
11. Keilbeinhöhle

KARTE 85

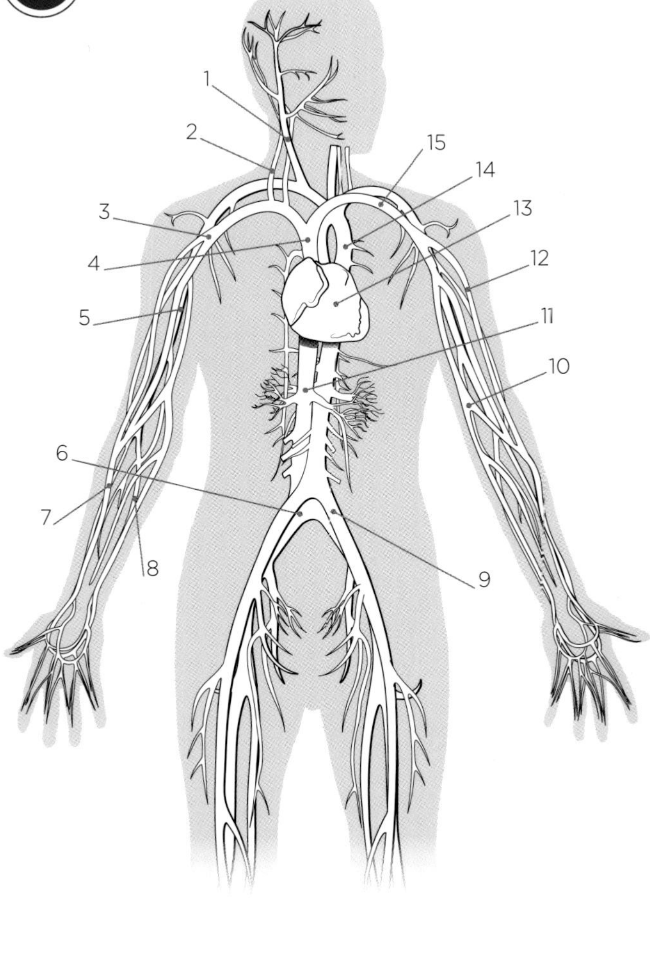

KARTE 85

Siehe Seite 78

KREISLAUFSYSTEM

VORDERANSICHT

1. Halsschlagader
2. Äußere Halsvene
3. Achselvene
4. Obere Hohlvene (Vena cava superior)
5. Oberarmarterie
6. Gemeinsame Hüftvene
7. Speichenvene
8. Ellenarterie
9. Gemeinsame Hüftvene
10. Basilarvene
11. Untere Hohlvene (Vena cava inferior)
12. Kopfader
13. Herz
14. Absteigende Brustschlagader
15. Linke Schlüsselbeinvene

KARTE 86

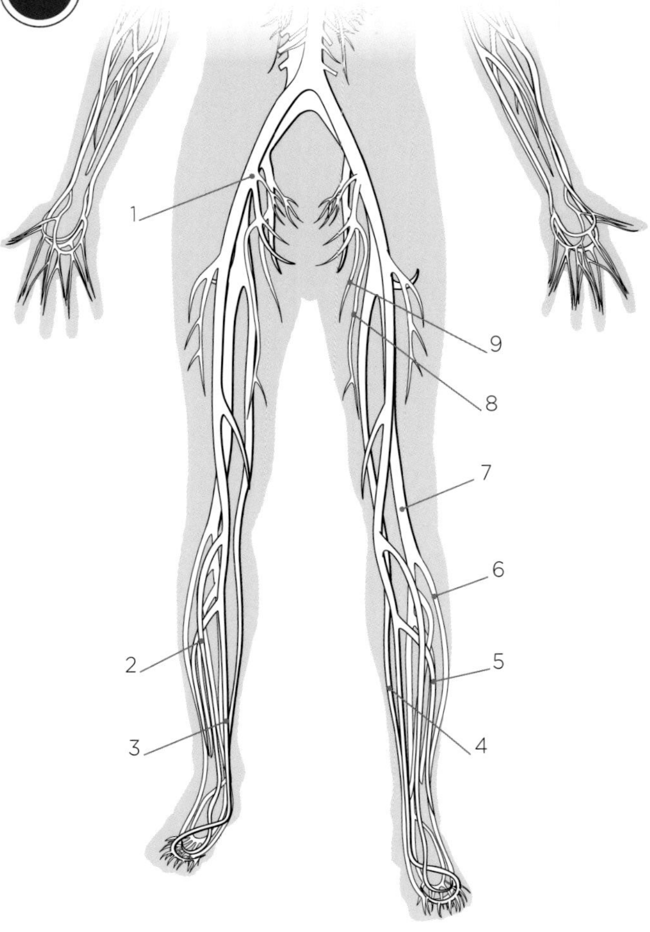

KARTE 86

Siehe Seite 79

KREISLAUFSYSTEM

VORDERANSICHT

1. Oberschenkelarterie
2. Vordere Schienbeinarterie
3. Hintere Schienbeinarterie
4. Große Rosenader
5. Wadenbeinarterie
6. Kleine Rosenader
7. Kniekehlenvene
8. Hüftlocharterie
9. Hüftlochvene

KARTE 87

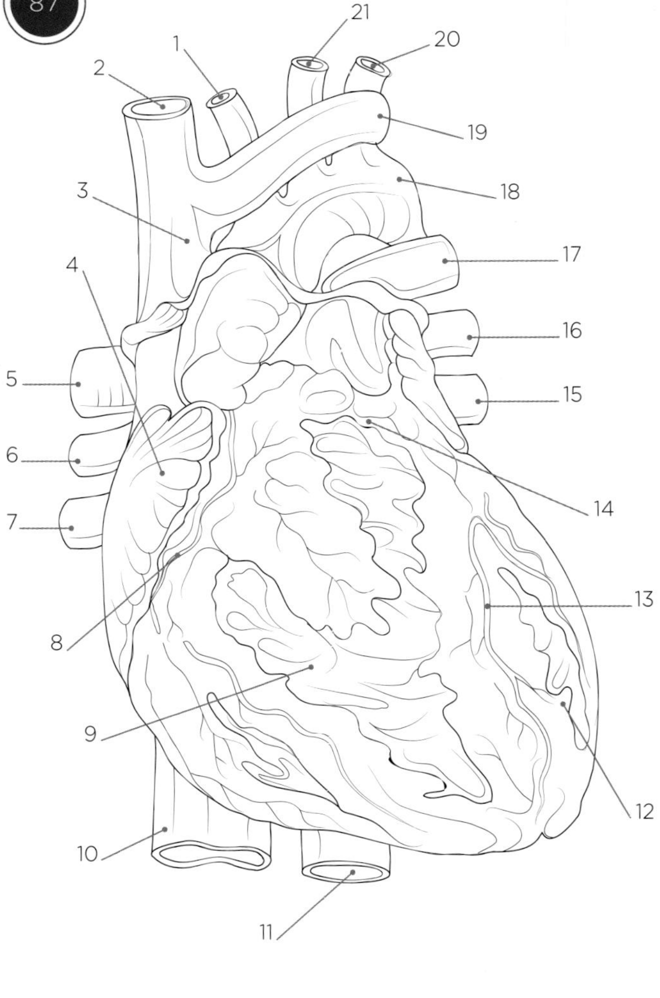

KARTE 87

Siehe Seite 80

HERZ

VORDERANSICHT

1. Kopf-Armarterie
2. Rechte Kopf-Armvene
3. Obere Hohlvene (Vena cava superior)
4. Rechter Vorhof
5. Rechte Lungenarterie
6. Rechte obere Lungenvene
7. Rechte untere Lungenvene
8. Rechte Herzkranzarterie
9. Rechte Herzkammer
10. Untere Hohlvene (Vena cava inferior)
11. Absteigende Brustschlagader
12. Linke Herzkammer
13. Vorderer absteigender Ast der linken Herzkranzarterie
14. Linker Vorhof
15. Linke untere Lungenvene
16. Linke obere Lungenvene
17. Linke Lungenarterie
18. Aortenbogen
19. Linke Kopf-Armvene
20. Linke Schlüsselbein-schlagader
21. Linke Halsschlagader

KARTE 88

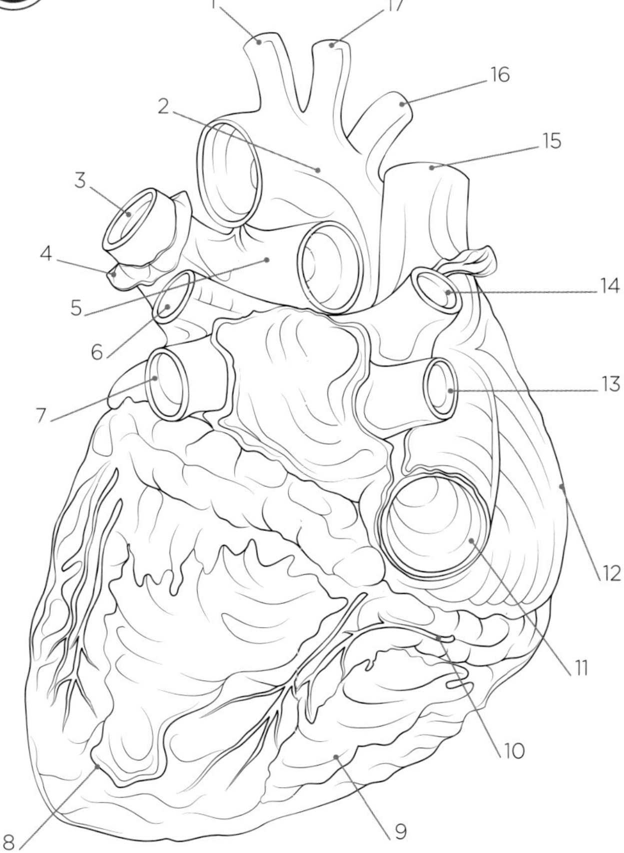

KARTE 88

Siehe Seite 81

HERZRÜCKSEITE

RÜCKANSICHT

1. Linke Schlüsselbein-schlagader
2. Aortenbogen
3. Linke Lungenarterie
4. Herzbeutel
5. Rechte Lungenarterie
6. Linke obere Lungenvene
7. Linke untere Lungenvene
8. Linke Herzkammer
9. Rechte Herzkammer
10. Rechte Herzkranzarterie
11. Untere Hohlvene (Vena cava inferior)
12. Rechter Vorhof
13. Rechte untere Lungenvene
14. Rechte obere Lungenvene
15. Obere Hohlvene (Vena cava superior)
16. Kopf-Armarterie
17. Linke Halsschlagader

KARTE 89

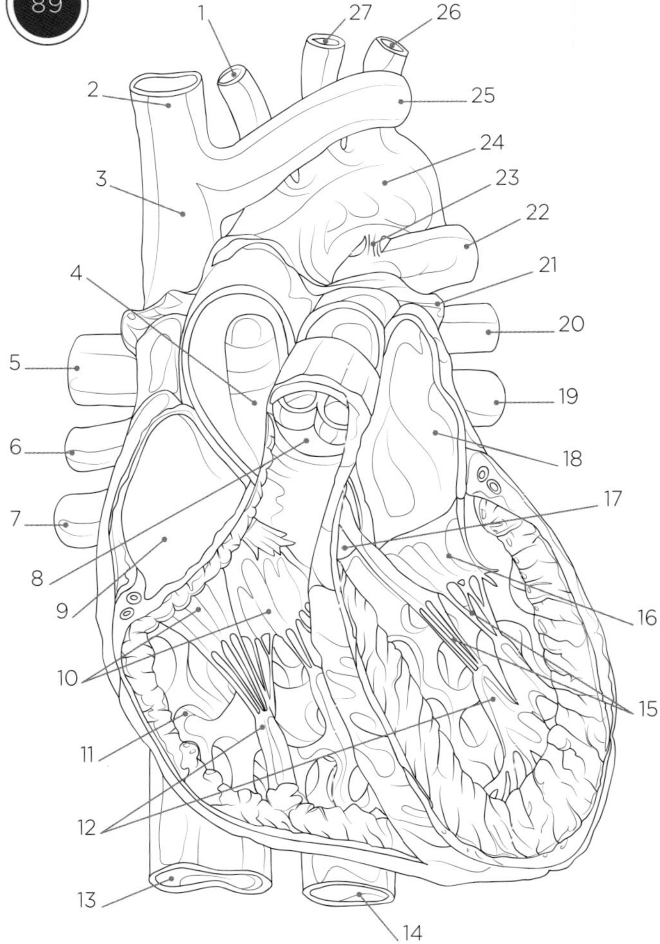

KARTE 89

Siehe Seite 81

IM HERZINNEREN

QUERSCHNITTSANSICHT

1. Kopf-Armarterie
2. Rechte Kopf-Armvene
3. Obere Hohlvene (Vena cava superior)
4. Aufsteigende Brustschlagader
5. Rechte Lungenarterie
6. Rechte obere Lungenvene
7. Rechte untere Lungenvene
8. Pulmonalklappe
9. Rechter Vorhof
10. Trikuspidalklappensegel
11. Rechte Herzkammer
12. Papillarmuskeln
13. Untere Hohlvene (Vena cava inferior)
14. Absteigende Brustschlagader
15. Chordae tendineae (Sehnenfäden)
16. Mitralklappensegel
17. Aortenklappensegel
18. Linker Vorhof
19. Linke untere Lungenvene
20. Linke obere Lungenvene
21. Herzbeutel
22. Linke Lungenarterie
23. Ligamentum arteriosum (Botallo-Band)
24. Aortenbogen
25. Linke Kopf-Armvene
26. Linke Schlüsselbein-schlagader
27. Linke Halsschlagader

KARTE 90

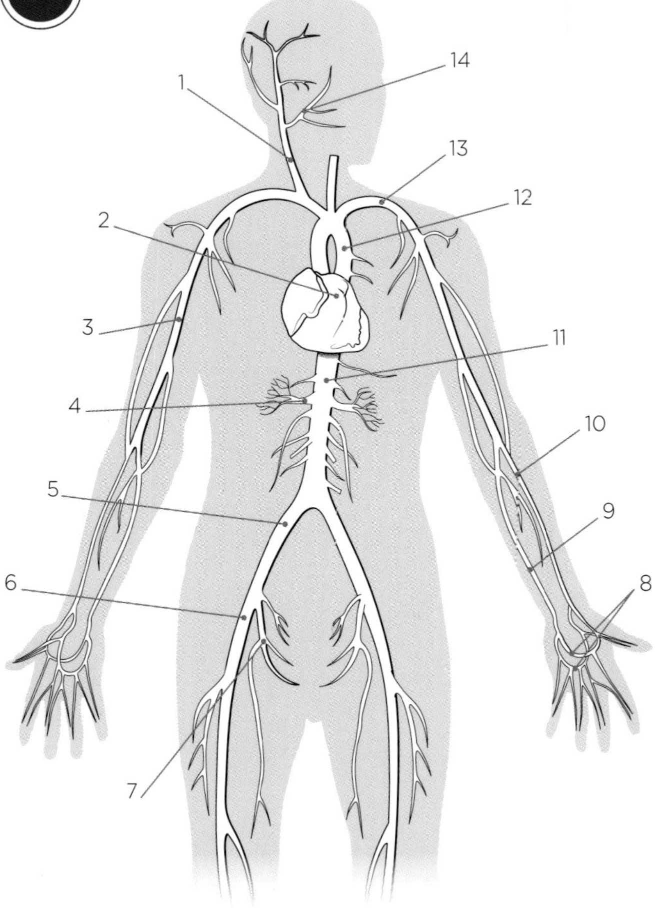

KARTE 90

Siehe Seite 82

HAUPTARTERIEN DES KREISLAUFSYSTEMS

VORDERANSICHT

1. Halsschlagader
2. Herz
3. Oberarmarterie
4. Nierenarterie
5. Gemeinsame Beckenarterie
6. Äußere Beckenarterie
7. Innere Beckenarterie
8. Hohlhandbogen
9. Ellenarterie
10. Speichenarterie
11. Bauchaorta
12. Aortenbogen
13. Achselarterie
14. Gesichtsarterie

KARTE 91

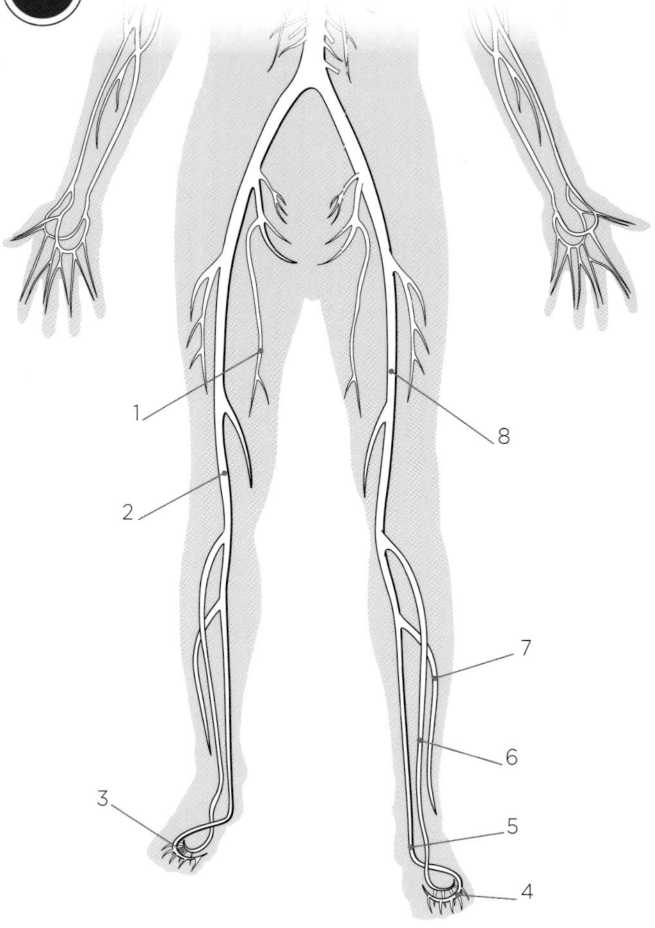

KARTE 91

Siehe Seite 83

HAUPTARTERIEN DES KREISLAUFSYSTEMS

VORDERANSICHT

1. Hüftlocharterie
2. Kniekehlenarterie
3. Bogenarterie mit dorsalen Mittelfußarterien
4. Fußsohlenbogen
5. Hintere Schienbeinarterie
6. Vordere Schienbeinarterie
7. Wadenbeinarterie
8. Oberschenkelarterie

KARTE 92

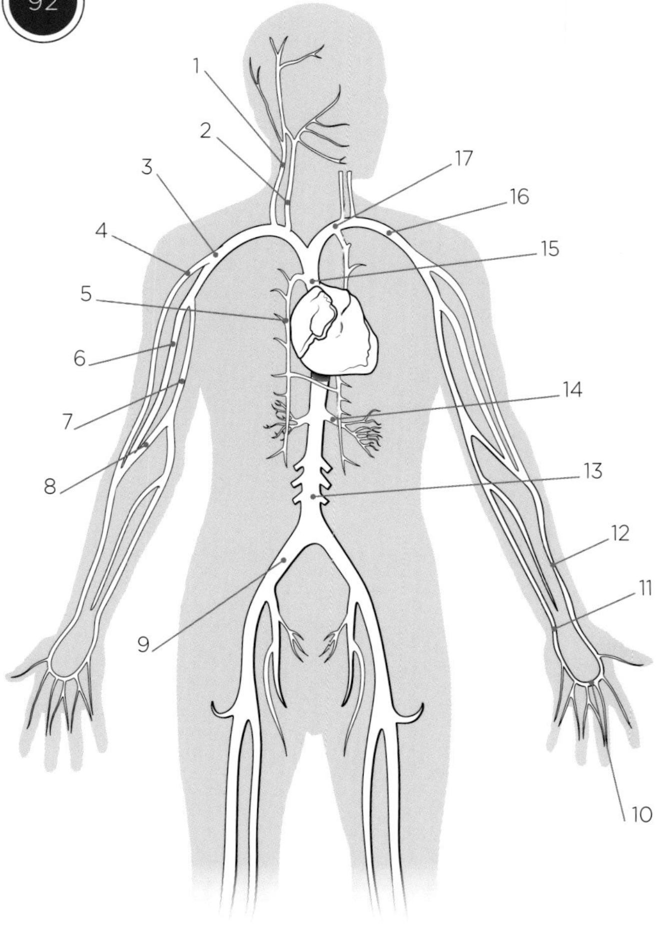

KARTE 92

Siehe Seite 84

HAUPTVENEN DES KREISLAUFSYSTEMS

VORDERANSICHT

1. Äußere Halsvene
2. Innere Halsvene
3. Achselvene
4. Kopfvene
5. Azygos-Vene
6. Oberarmvene
7. Basilarvene
8. Ellenbeugenvene
9. Gemeinsame Beckenvene
10. Venenbogen der Hohlhand
11. Ellenvene
12. Speichenvene
13. Untere Hohlvene (Vena cava inferior)
14. Nierenvene
15. Obere Hohlvene (Vena cava superior)
16. Schlüsselbeinvene
17. Kopf-Armvene

KARTE
93

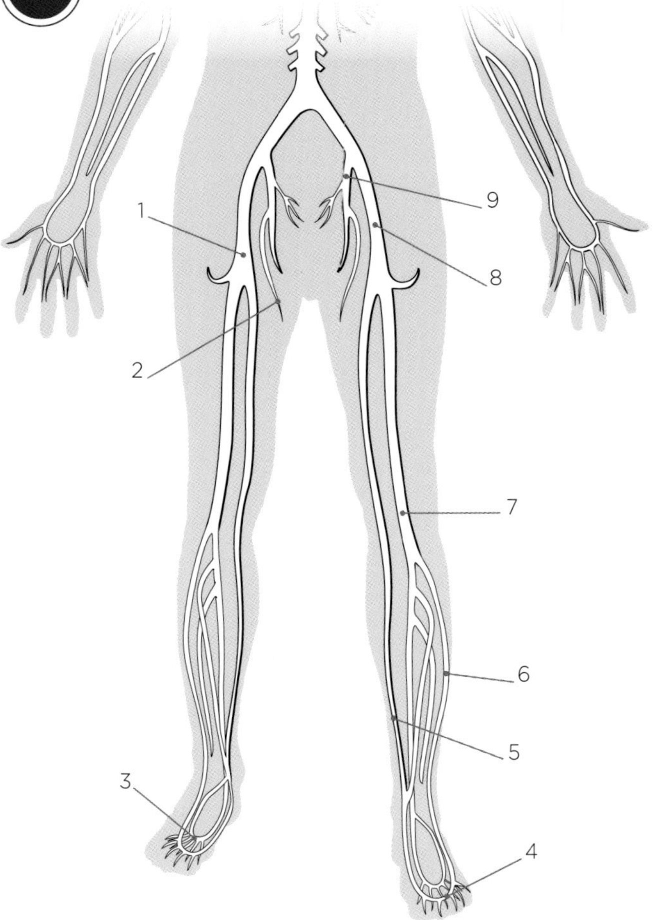

KARTE 93

Siehe Seite 85

HAUPTVENEN DES KREISLAUFSYSTEMS

VORDERANSICHT

1. Oberschenkelvene
2. Hüftlochvene
3. Venenbogen der Fußsohle
4. Dorsaler Venenbogen
5. Große Rosenader
6. Kleine Rosenader
7. Kniekehlenvene
8. Äußere Hüftvene
9. Innere Hüftvene

KARTE 94

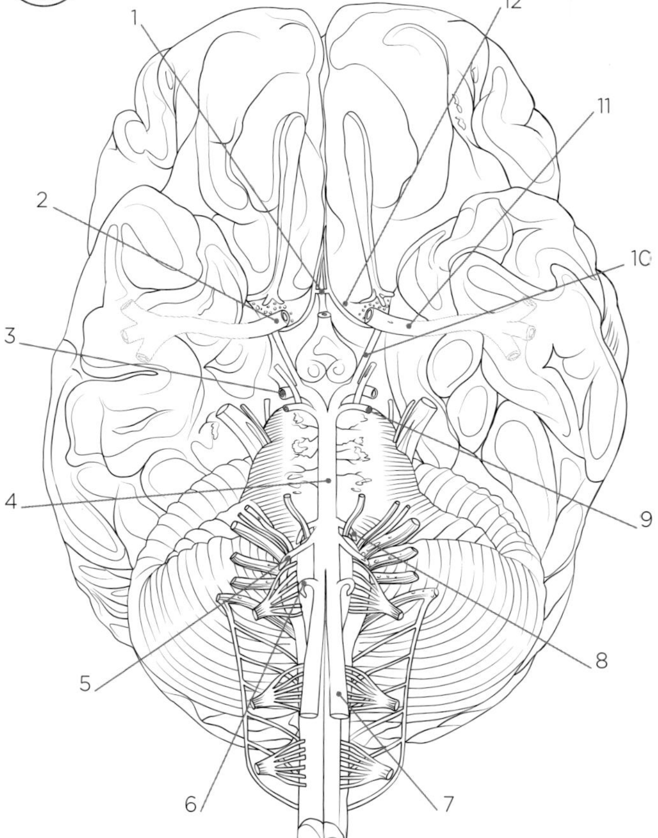

Siehe Seite 86

BLUTVERSORGUNG DES GEHIRNS

ANSICHT VON UNTEN

1. Vordere paarig angelegte Schlagader
2. Innere Halsschlagader
3. Hintere Hirnschlagader
4. Basilararterie
5. Untere vordere Kleinhirnschlagader
6. Untere hintere Kleinhirnschlagader
7. Wirbelsäulenschlagader
8. Arteria labyrinthi (innere Gehörarterie)
9. Obere Kleinhirnschlagader
10. Hintere paarig angelegte Schlagader
11. Mittlere Hirnschlagader (hinter dem Schläfenlappen verdeckt)
12. Vordere Hirnschlagader

KARTE 95

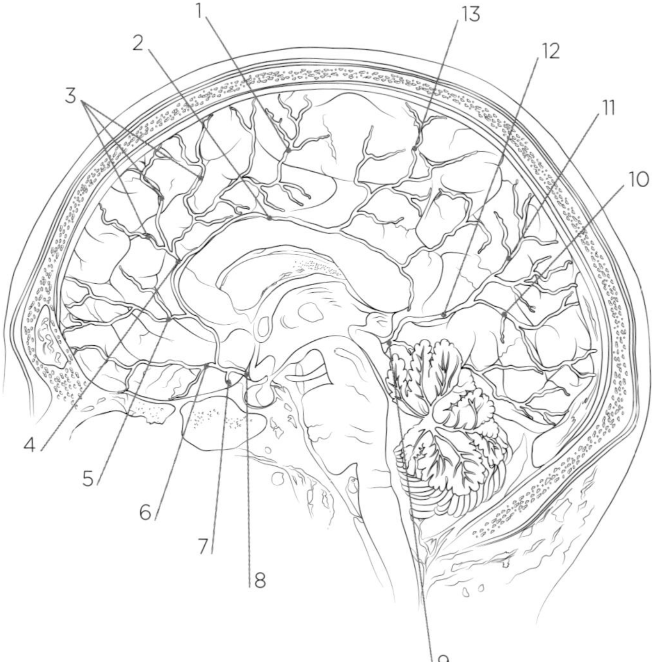

KARTE 95

Siehe Seite 87

HIRNARTERIEN

SAGITTALE ANSICHT

1. Parazentrale Arterie
2. Perikallosarterie
3. Mediale Frontaläste (der Balkenrandarterie)
4. Balkenrandarterie
5. Vordere Arterie des Hinterpols
6. Stirnbasisarterie
7. Mediale gestreifte Arterie
8. Rechte vordere Hirnschlagader
9. Hintere Hirnschlagader
10. Spornast (der medialen Hinterhauptarterie)
11. Parieto-okzipitaler Ast
    (der medialen Hinterhauptarterie)
12. Mediale Hinterhauptarterie
13. Precuneus-Arterie

KARTE 96

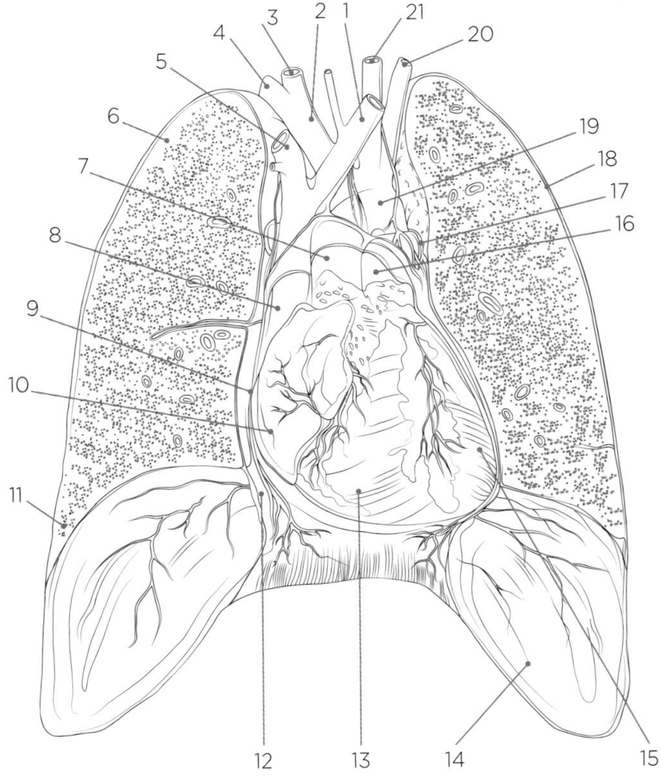

KARTE 96

Siehe Seite 88

HERZ UND LUNGE

VORDERANSICHT

1. Linke Kopf-Armvene
2. Arm-Kopf-Gefäßstamm
3. Rechte Halsschlagader
4. Rechte Schlüsselbeinarterie
5. Rechte Kopf-Armvene
6. Rechte Lunge (Oberlappen)
7. Aufsteigende Brustschlagader
8. Obere Hohlvene (Vena cava superior)
9. Herzbeutel
10. Rechter Vorhof
11. Rechte Lunge (Unterlappen)
12. Rippenfell
13. Rechte Herzkammer
14. Zwerchfell
15. Linke Herzkammer
16. Lungenstamm
17. Linke Lungenarterie
18. Linke Lunge (Oberlappen)
19. Aortenbogen
20. Linke Schlüsselbeinarterie
21. Linke Halsschlagader

KARTE 97

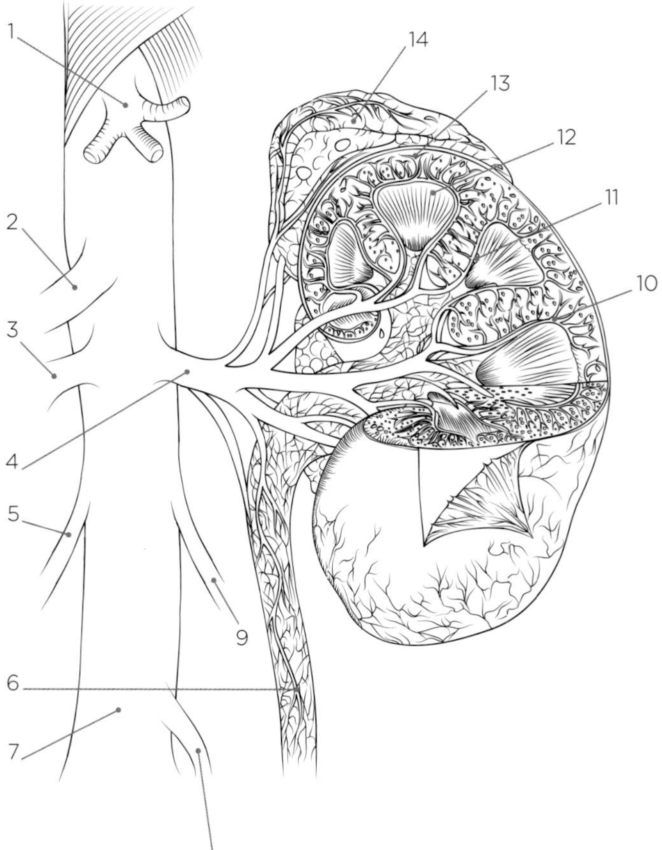

KARTE 97

Siehe Seite 89

NIERENARTERIEN

VORDERANSICHT

1. Zöliakie-Stamm
2. Obere Eingeweidearterie
3. Rechte Nierenarterie
4. Linke Nierenarterie
5. Rechte Gonadenarterie
6. Harnleiter
7. Bauchaorta
8. Untere Eingeweidearterie
9. Linke Gonadenarterie
10. Bogenarterie
11. Interlobärarterie
12. Nierenpyramide (Medulla)
13. Nierenrinde
14. Linke Nebenniere

KARTE 98

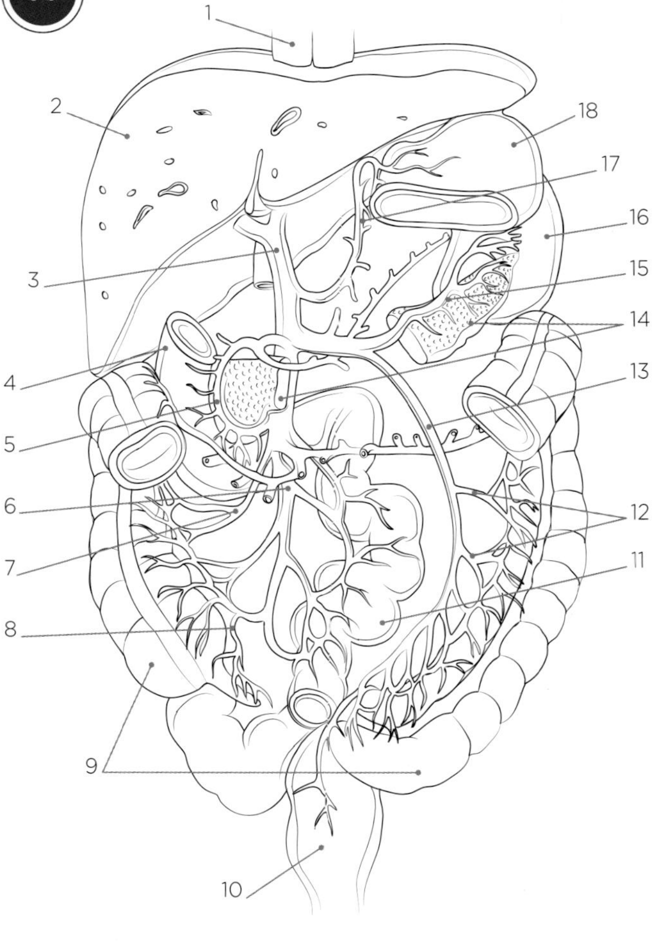

KARTE 98

Siehe Seite 89

PORTALSYSTEM

VORDERANSICHT

1. Untere Hohlvene (Vena cava inferior)
2. Leber
3. Portalvene (Pfortader)
4. Zwölffingerdarm (Duodenum)
5. Pankreatikoduodenalvene
6. Obere Gekrösevene
7. Rechte Dickdarmvene
8. Wurmfortsatzvene
9. Dickdarm
10. Mastdarm
11. Dünndarm
12. Linke Dickdarmvenen
13. Untere Gekrösevene
14. Pankreas
15. Milzvene
16. Milz
17. Linke Magenvene
18. Magen

KARTE 99

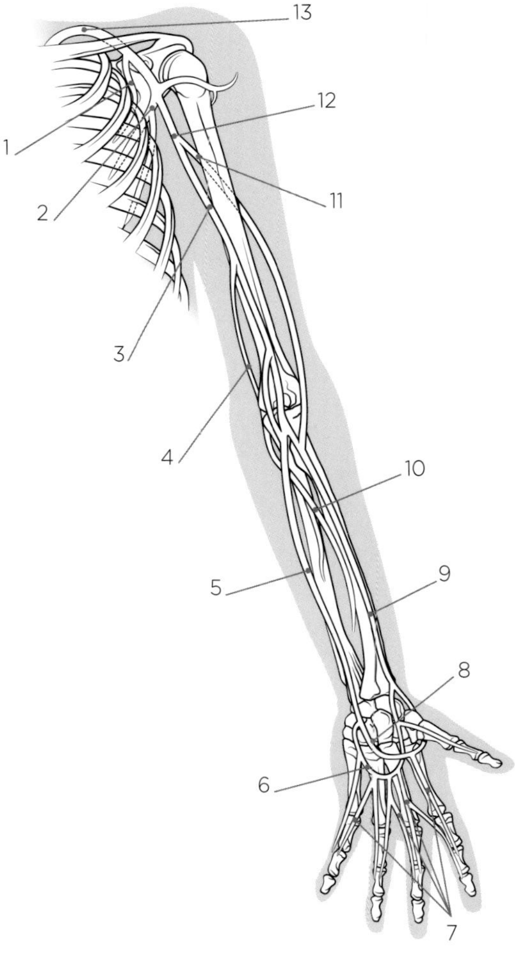

Siehe Seite 90

ARTERIEN DER OBEREN EXTREMITÄT

VORDERANSICHT

1. Seitliche Brustkorbarterie
2. Unterschulterblattarterie
3. Oberarmarterie
4. Obere, die Elle begleitende Schlagader
5. Ellenarterie
6. Tiefer Hohlhandboden
7. Eigene hohlhandseitige Fingerarterien
8. Oberflächlicher Hohlhandbogen
9. Speichenarterie
10. Zwischenknochenarterie
11. Tiefe Oberarmarterie
12. Achselarterie
13. Schlüsselbeinschlagader

KARTE 100

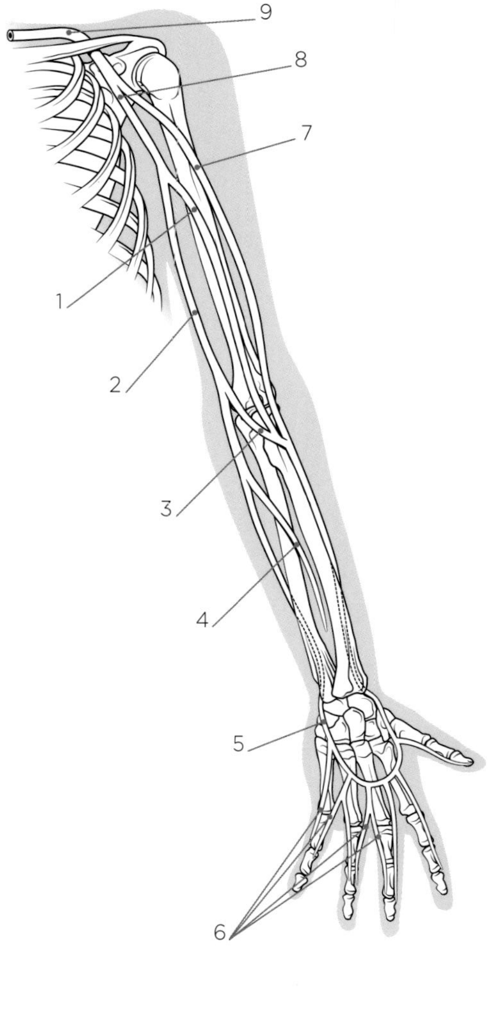

KARTE 100

Siehe Seite 91

VENEN DER OBEREN EXTREMITÄT

VORDERANSICHT

1. Oberarmvene
2. Basilarvene
3. Ellenbeugenvene
4. Mittlere Unterarmvene
5. Hohlhandvenenbogen
6. Fingervenen
7. Kopfvene
8. Achselvene
9. Schlüsselbeinvene

KARTE 101

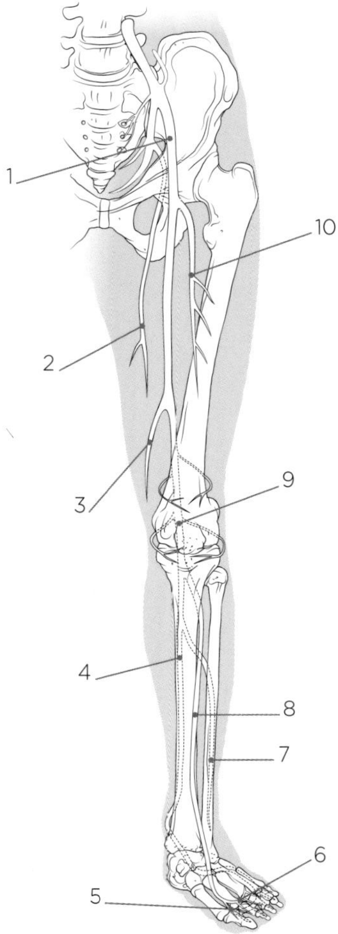

KARTE 101

Siehe Seite 92

ARTERIEN DER UNTEREN EXTREMITÄT

VORDERANSICHT

1. Oberschenkelarterie
2. Hüftlocharterie
3. Absteigende Kniearterie
4. Hintere Schienbeinarterie
5. Bogenarterie
6. Fußsohlenbogen
7. Wadenbeinarterie
8. Vordere Schienbeinarterie
9. Kniekehlenarterie
10. Tiefe Oberschenkelarterie

KARTE 102

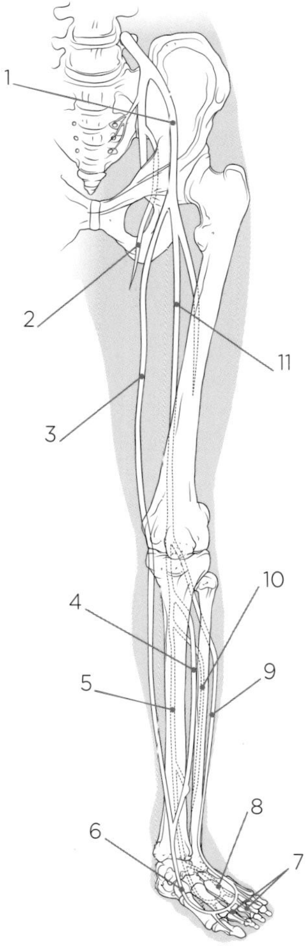

KARTE 102

Siehe Seite 93

VENEN DER UNTEREN EXTREMITÄT

VORDERANSICHT

1. Äußere Beckenvene
2. Hüftlochvene
3. Große Rosenader
4. Vordere Schienbeinvene
5. Hintere Schienbeinvene
6. Dorsaler Venenbogen
7. Zehenvenen
8. Venöser Fußsohlenbogen
9. Kleine Rosenader
10. Wadenbeinvene
11. Oberschenkelvene

KARTE
103

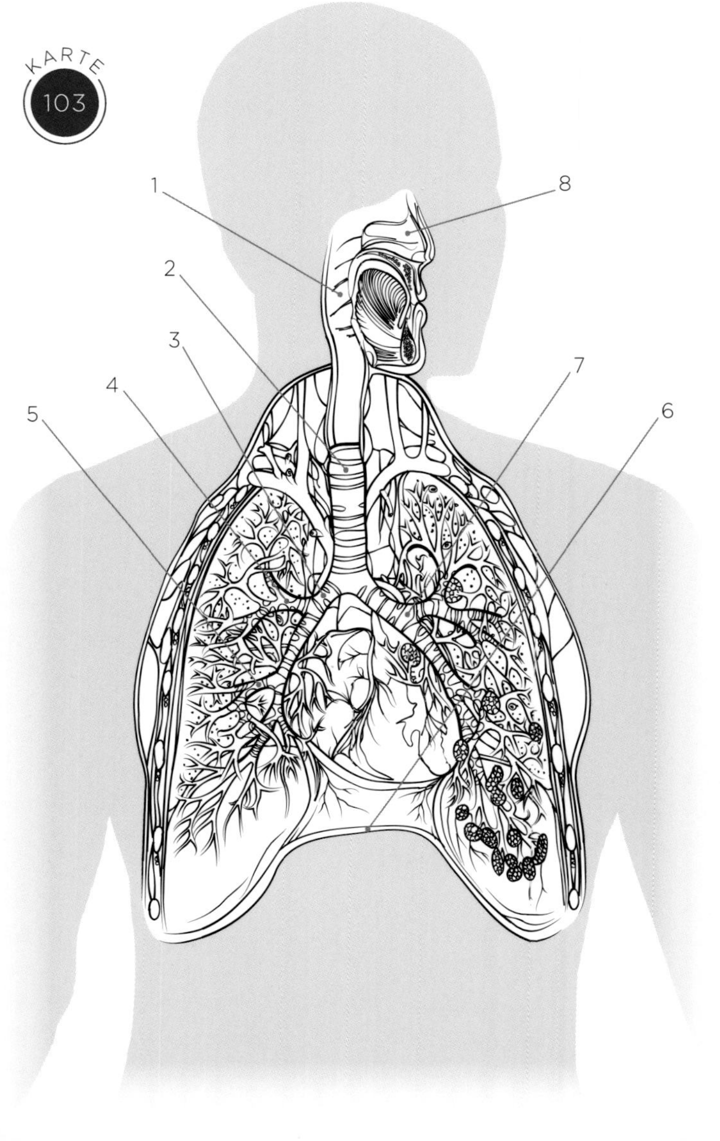

KARTE 103

Siehe Seite 95

ATMUNGSSYSTEM

VORDERANSICHT

1. Kehlkopf
2. Luftröhre
3. Rechter Stammbronchus
4. Oberer Lappenbronchus
5. Mittlerer Lappenbronchus
6. Zwerchfell
7. Linker Stammbronchus
8. Nasenhöhle

KARTE 104

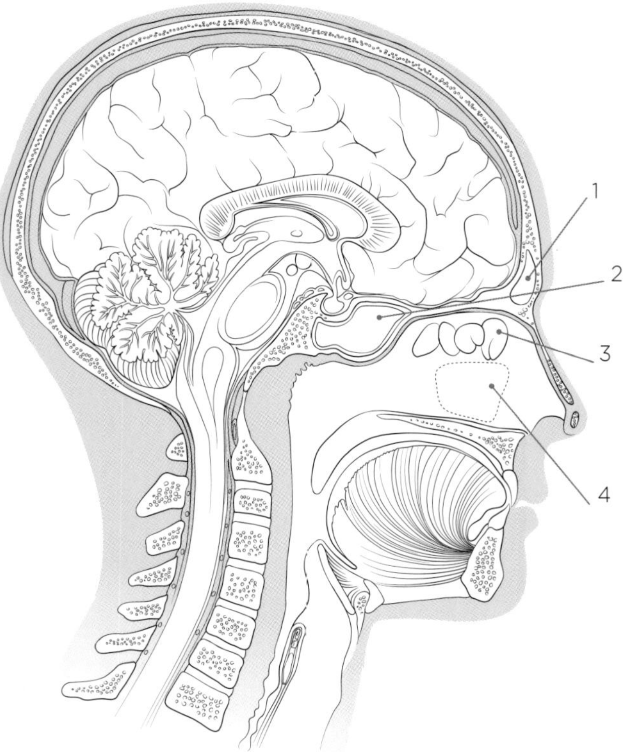

KARTE 104

Siehe Seite 96

NASENNEBENHÖHLEN

SAGITTALE ANSICHT

1. Stirnhöhle
2. Keilbeinhöhle
3. Siebbeinhöhle
4. Oberkieferhöhle

KARTE 105

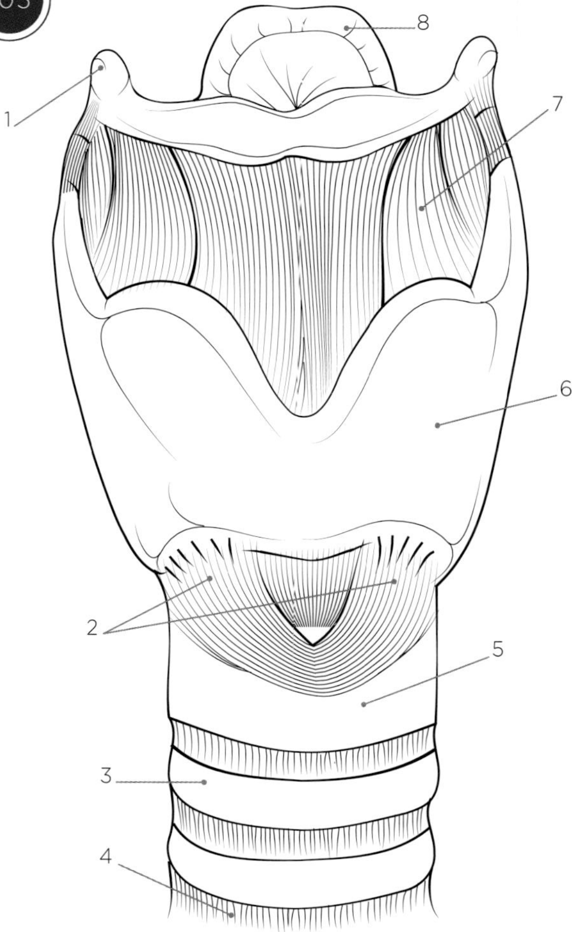

KARTE 105

Siehe Seite 97

KEHLKOPF

VORDERANSICHT

1. Großes Horn des Zungenbeins
2. Kehlkopfmuskel
3. Luftröhrenknorpel
4. Luftröhre
5. Ringknorpel
6. Schildknorpel
7. Schildknorpel-Zungenbein-Membran
8. Epiglottis

KARTE 106

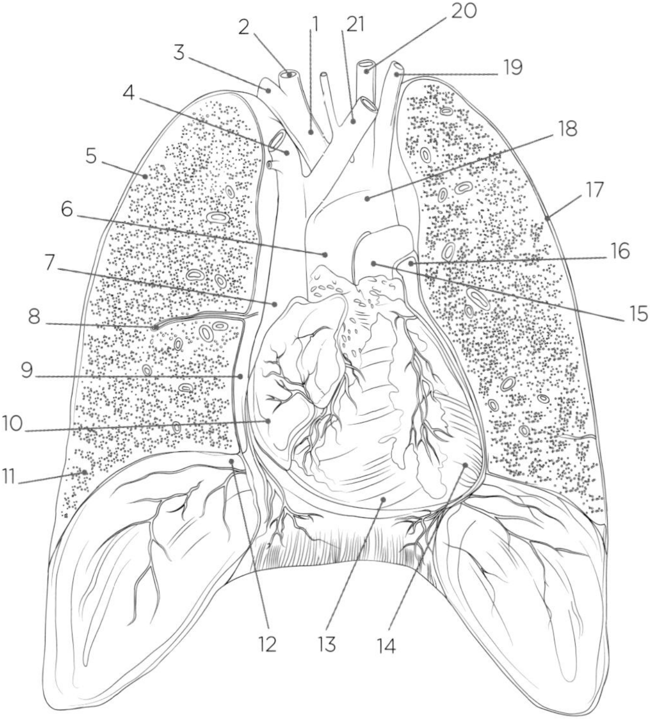

Siehe Seite 98

LUNGE UND ORGANE DES MITTELFELLS

VORDERANSICHT

1. Arm-Kopf-Gefäßstamm
2. Rechte Halsschlagader
3. Rechte Schlüsselbein-schlagader
4. Rechte Kopf-Armvene
5. Rechte Lunge (Oberlappen)
6. Aufsteigende Brustschlagader
7. Obere Hohlvene (Vena cava superior)
8. Horizontale Fissur
9. Herzbeutel
10. Rechter Vorhof
11. Rechte Lunge (Unterlappen)
12. Rippenfell
13. Rechte Herzkammer
14. Linke Herzkammer
15. Zwerchfell
16. Lungenstamm
17. Linke Lungenarterie
18. Linke Lunge (Oberlappen)
19. Aortenbogen
20. Linke Schlüsselbein-schlagader
21. Linke Halsschlagader
22. Linke Kopfarmvene

KARTE 107

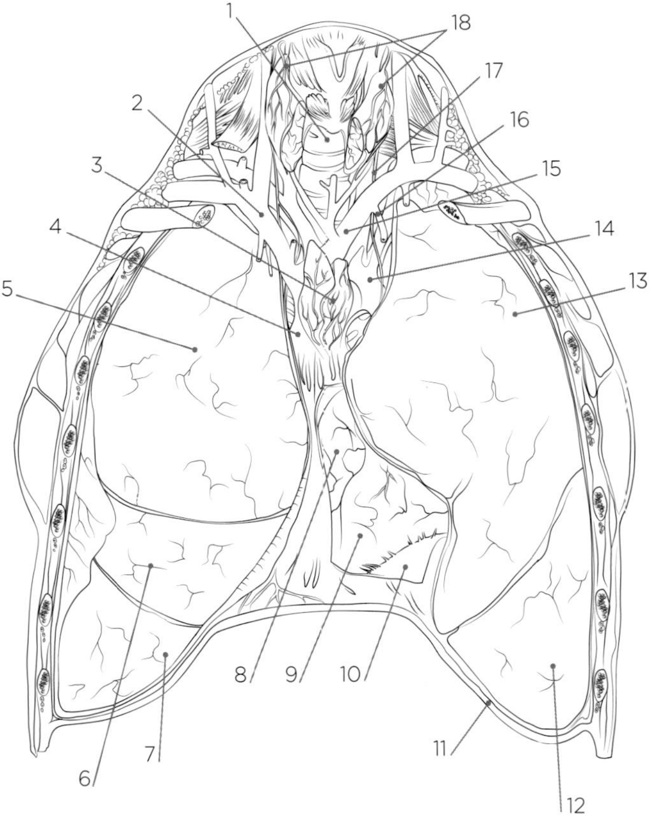

Siehe Seite 99

LUNGE

VORDERANSICHT

1. Luftröhre
2. Rechte Kopf-Armvene
3. Thymusdrüse
4. Obere Hohlvene (Vena cava superior)
5. Oberlappen (rechte Lunge)
6. Mittellappen (rechte Lunge)
7. Unterlappen (rechte Lunge)
8. Rechter Herzvorhof
9. Rechte Herzkammer
10. Herzbeutel
11. Zwerchfell
12. Unterlappen (linke Lunge)
13. Oberlappen (linke Lunge)
14. Aortenbogen
15. Linke Kopf-Armvene
16. Innere Brustkorbvene
17. Vagusnerv
18. Schilddrüse (Teilschnitt)

KARTE 108

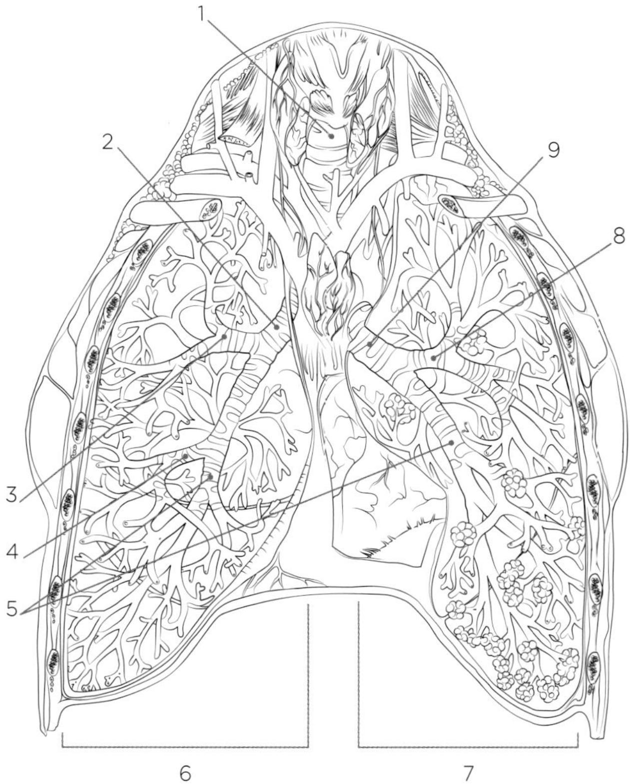

KARTE 108

Siehe Seite 100

LUFTRÖHRE UND BRONCHIEN IN SITU

VORDERANSICHT

1. Luftröhre
2. Rechter Stammbronchus
3. Obere Sekundärbronchien
4. Mittlerer Lappenbronchus
5. Untere Lappenbronchien
6. Rechte Lunge
7. Linke Lunge
8. Obere Lappenbronchien
9. Linker Stammbronchus

KARTE 109

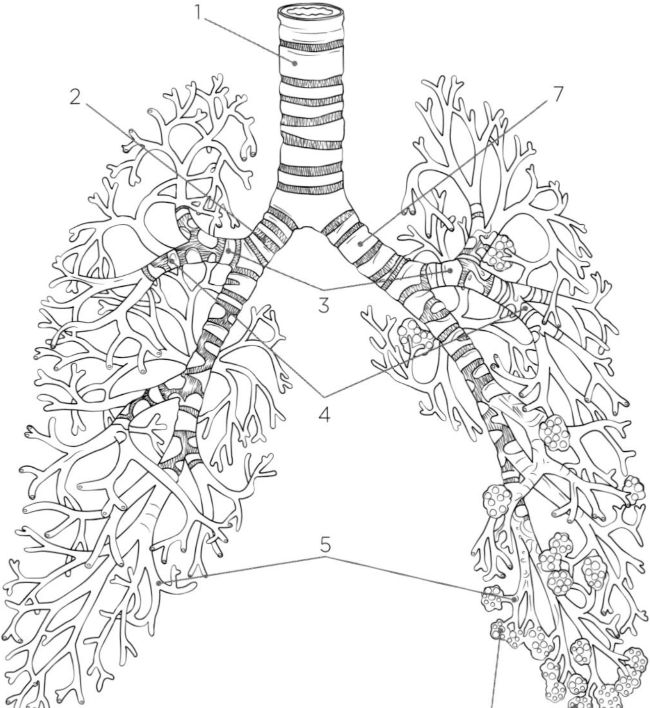

KARTE 109

Siehe Seite 101

BRONCHIALBAUM

VORDERANSICHT

1. Luftröhre
2. Rechter Hauptbronchus
3. Sekundärbronchien
4. Segmentbronchieni
5. Bronchiolen
6. Alveolen
7. Linker Hauptbronchus

KARTE 110

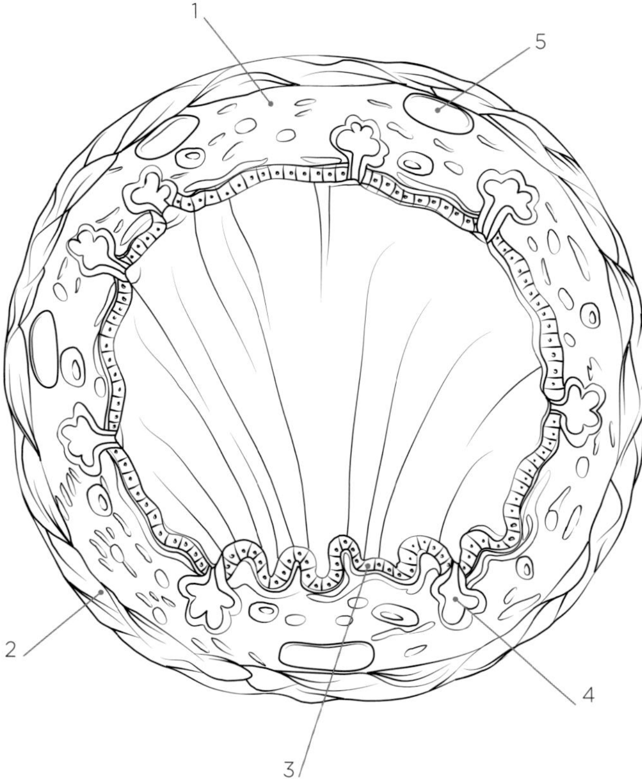

KARTE 110

Siehe Seite 101

BRONCHUS

QUERSCHNITTSANSICHT

1. Submukosa
2. Glatter Muskel
3. Respiratorisches Epithel (Flimmerepithel)
4. Submuköse Drüse
5. Knorpel

KARTE 111

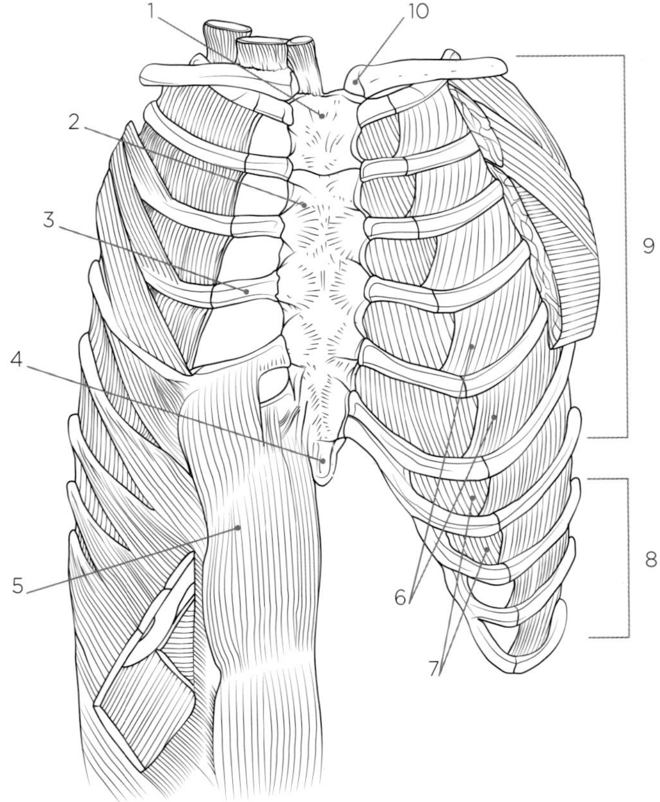

KARTE 111

Siehe Seite 102

ATEMMUSKELN: ZWISCHENRIPPEN-MUSKELN

VORDERANSICHT

1. Manubrium des Brustbeins
2. Brustbeinkörper
3. Rippenknorpel
4. Schwertfortsatz (Xiphoid)
5. Gerader Bauchmuskel
6. Äußere Zwischenrippenmuskeln
7. Innere Zwischenrippenmuskeln
8. Rippen 8–10 (freie Rippen)
9. Rippen 1–7 (echte Rippen)
10. Brustbein-Schlüsselbein-Gelenk

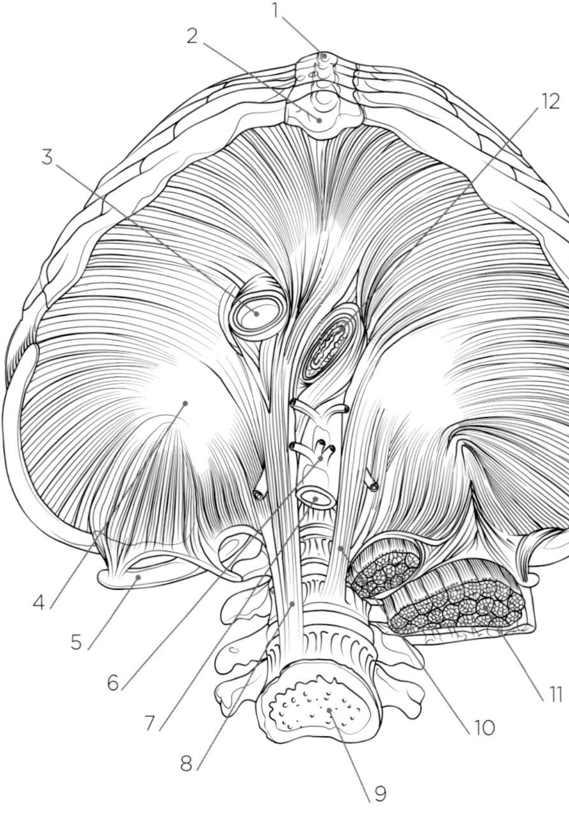
1
2
3
4
5
6
7
8
9
10
11
12

Siehe Seite 103

ATEMMUSKELN: ZWERCHFELL

ANSICHT VON UNTEN

1. Brustbeinkörper
2. Schwertfortsatz (Xiphoid)
3. Untere Hohlvene (Vena cava inferior)
4. Centrum tendineum (Zentralsehne des Zwerchfells)
5. Zwölfte Rippe
6. Bauchhöhlenstamm
7. Bauchaorta
8. Rechter Zwerchfellschenkel
9. Wirbelsäule
10. Linker Zwerchfellschenkel
11. Quadratischer Lendenmuskel
12. Speiseröhre

KARTE 113

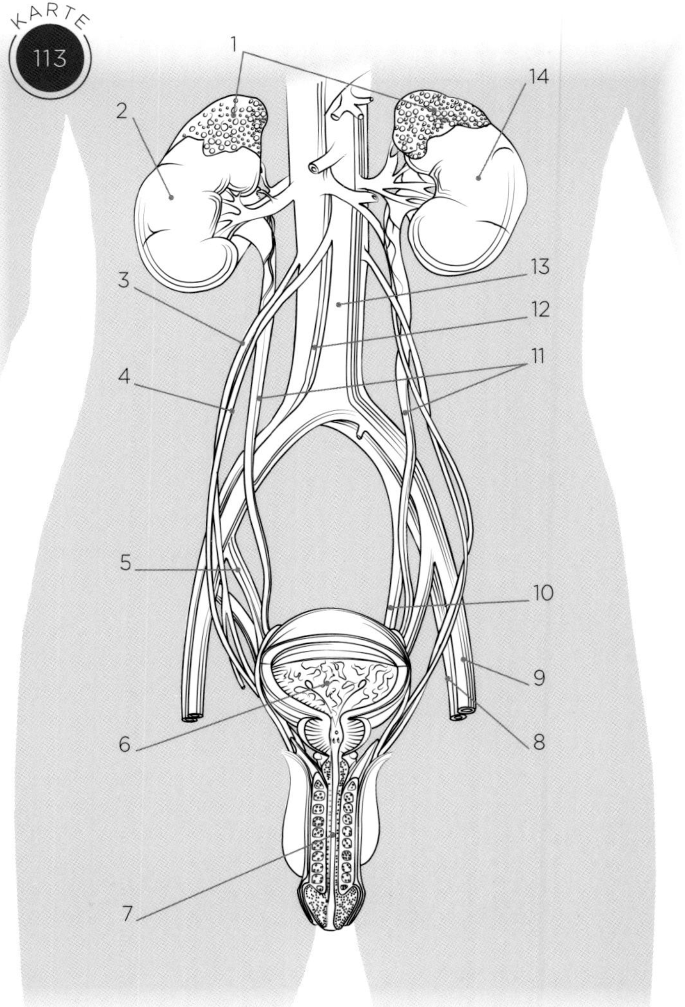

KARTE 113

Siehe Seite 104

HARNSYSTEM: MANN

VORDERANSICHT

1. Nebennieren
2. Rechte Niere
3. Rechte Hodenvene
4. Rechte Hodenarterie
5. Rechte innere Beckenarterie
6. Harnblase
7. Schwammige Harnröhre
8. Linke äußere Beckenvene
9. Linke äußere Beckenarterie
10. Linke innere Beckenvene
11. Harnleiter
12. Untere Hohlvene (Vena cava inferior)
13. Bauchaorta
14. Linke Niere

KARTE 114

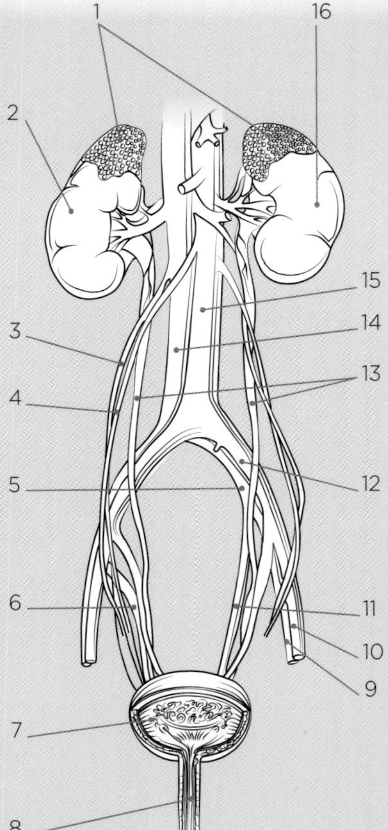

KARTE 114

Siehe Seite 105

HARNSYSTEM: FRAU

VORDERANSICHT

1. Nebennieren
2. Rechte Niere
3. Rechte Eierstockvene
4. Rechte Eierstockarterie
5. Linke gemeinsame Beckenvene
6. Rechte innere Beckenarterie
7. Harnblase
8. Harnröhre
9. Linke äußere Beckenvene
10. Linke äußere Beckenarterie
11. Linke innere Beckenvene
12. Linke gemeinsame Beckenarterie
13. Harnleiter
14. Untere Hohlvene (Vena cava inferior)
15. Bauchaorta
16. Linke Niere

KARTE 115

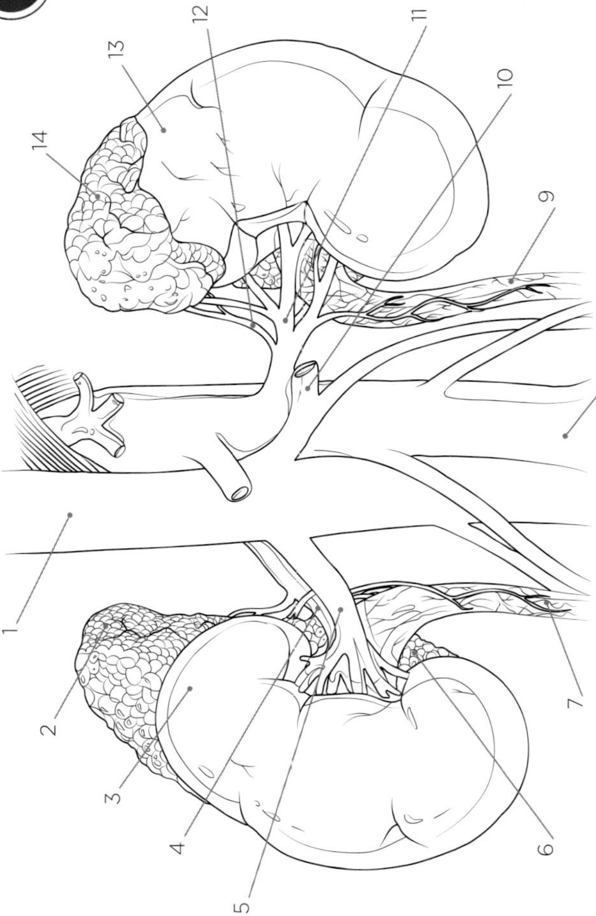

Siehe Seite 106

NIEREN

VORDERANSICHT

1. Untere Hohlvene (Vena cava inferior)
2. Rechte Nebenniere
3. Rechte Niere
4. Rechte Nierenarterie
5. Rechte Nierenvene
6. Perirenales Fett
7. Rechter Harnleiter
8. Bauchaorta
9. Linker Harnleiter
10. Linke Nierenvene
11. Linke Nierenarterie
12. Linke Nebennierenarterie
13. Linke Niere
14. Linke Nebenniere

KARTE 116

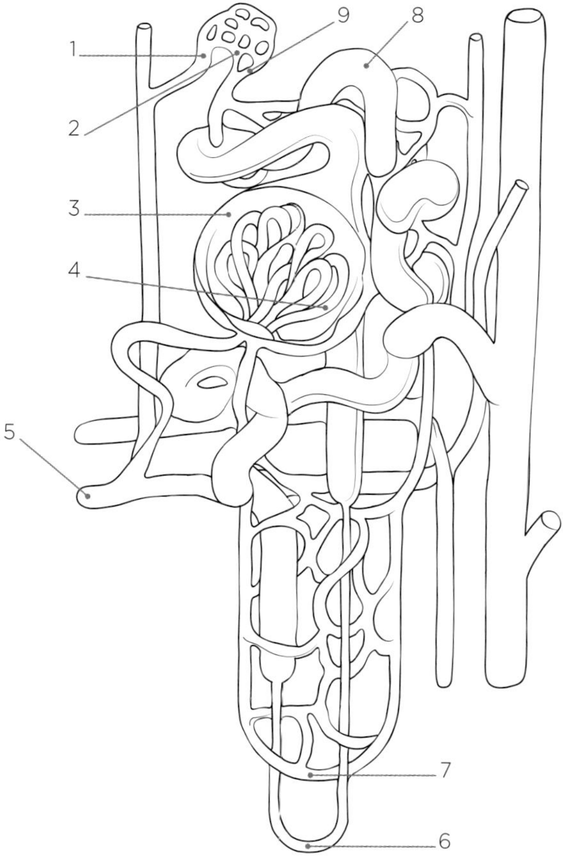

KARTE 116

Siehe Seite 107

NEPHRON

FEINSTRUKTUR

1. Hinführende Arteriole
2. Glomeruläre Kapillaren
3. Bowman-Kapsel um einen Glomerulus
4. Glomerulus
5. Arterie
6. Henle-Schleife
7. Kapillarnetz
8. Proximales Konvolut
9. Wegführende Arteriole

KARTE
117

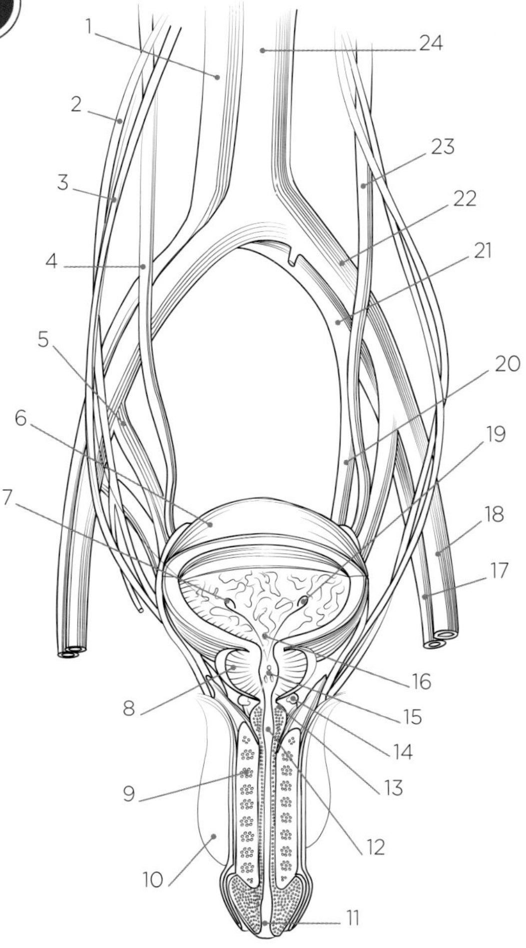

KARTE 117

Siehe Seite 108

HARNBLASE: MANN

VORDERANSICHT

1. Untere Hohlvene (Vena cava inferior)
2. Rechte Hodenvene
3. Reche Hodenarterie
4. Rechter Harnleiter
5. Rechte innere Beckenarterie
6. Harnblase
7. Öffnung des rechten Harnleiters
8. Prostata
9. Penis
10. Hodensack
11. Äußere Harnröhrenöffnung
12. Schwammige Harnröhre
13. Penisknolle
14. Cowper-Drüse
15. Prostatischer Teil der Harnröhre
16. Blasenhals
17. Linke äußere Beckenvene
18. Linke äußere Beckenarterie
19. Öffnung des linken Harnleiters
20. Linke innere Beckenvene
21. Linke gemeinsame Beckenvene
22. Linke gemeinsame Beckenarterie
23. Linker Harnleiter
24. Bauchaorta

KARTE
118

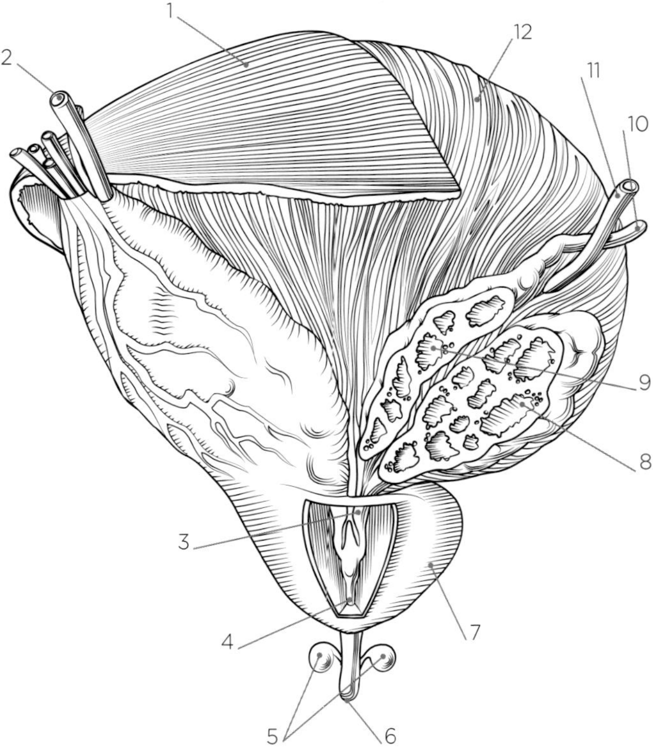

Siehe Seite 109

HARNBLASE, RÜCKANSICHT: MANN

RÜCKANSICHT

1. Bauchfell
2. Linker Harnleiter
3. Spritzkanal
4. Prostatischer Teil der Harnröhre
5. Cowper-Drüsen
6. Membranöse Harnröhre
7. Prostata
8. Samenbehälter
9. Samenleiterampulle
10. Samenleiter
11. Rechter Harnleiter
12. Detrusor (Blasenmuskel)

KARTE 119

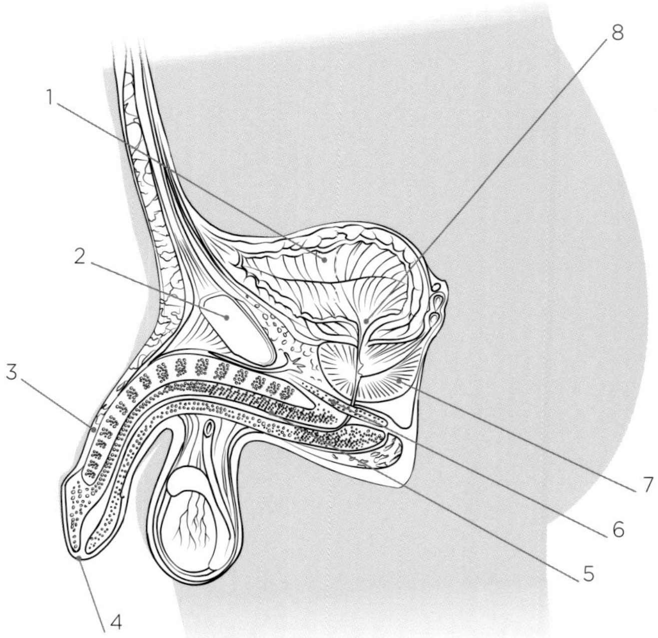

Siehe Seite 110

HARNWEGE: MANN

SAGITTALE ANSICHT

1. Harnblase
2. Schambeinfuge
3. Penis
4. Äußere Harnröhrenöffnung
5. Schwammige Harnröhre
6. Äußerer Blasenschließmuskel
7. Prostata
8. Bereich des inneren Blasenschließmuskels

KARTE 120

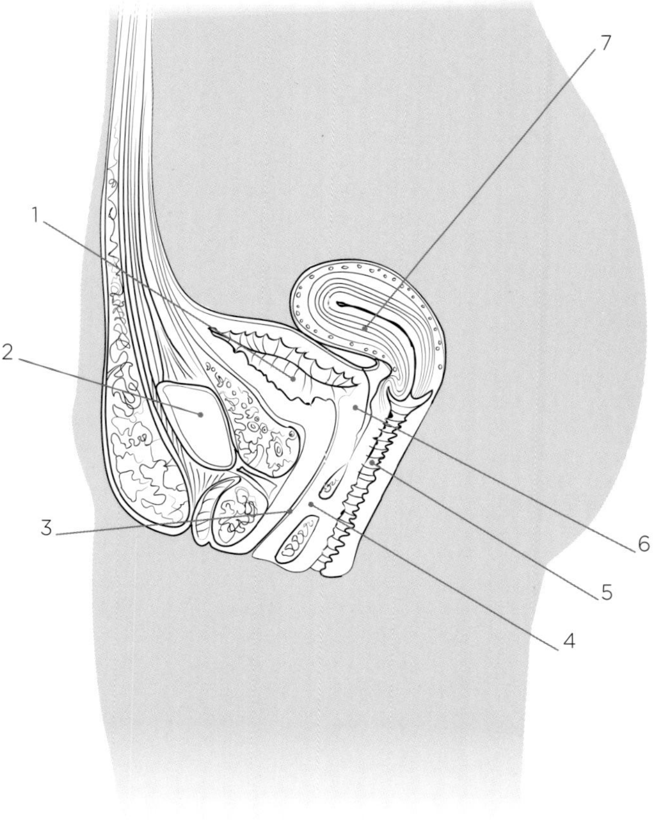

Siehe Seite 111

HARNWEGE: FRAU

SAGITTALE ANSICHT

1. Harnblase
2. Schambeinfuge
3. Harnröhre
4. Äußerer Blasenschließmuskel
5. Scheide (Vagina)
6. Innerer Blasenschließmuskel
7. Gebärmutter (Uterus)

KARTE 121

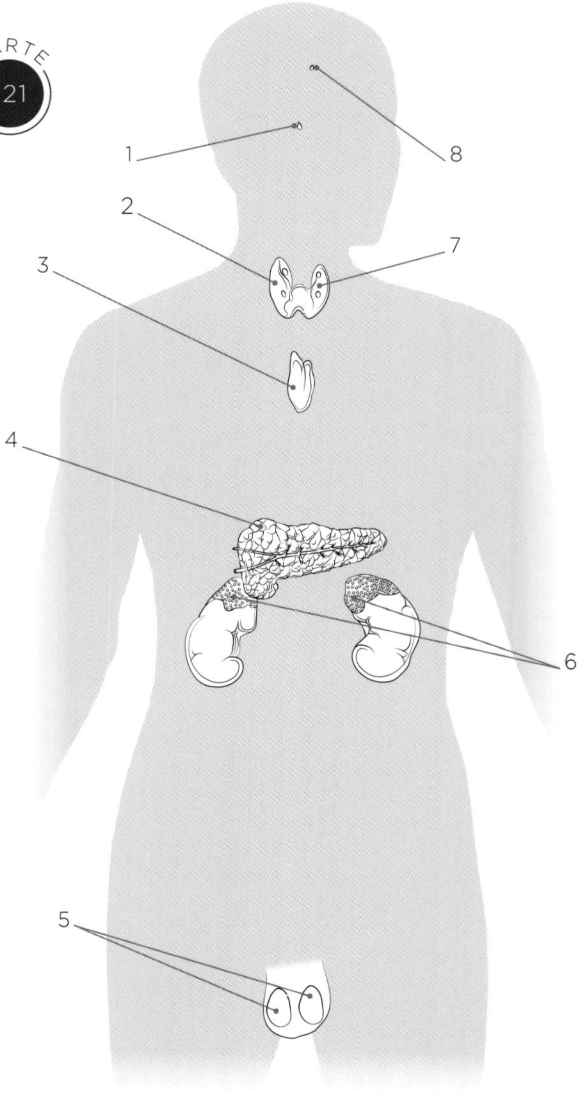

KARTE 121

Siehe Seite 112

HORMONSYSTEM: MANN

VORDERANSICHT

1. Hirnanhangdrüse (Hypophyse)
2. Nebenschilddrüse (am hinteren Schilddrüsenlappen)
3. Thymusdrüse (bei Erwachsenen atrophisch)
4. Pankreas
5. Hoden
6. Nebennieren (samt Nebennierenrinde und -mark)
7. Schilddrüse
8. Zirbeldrüse

KARTE 122

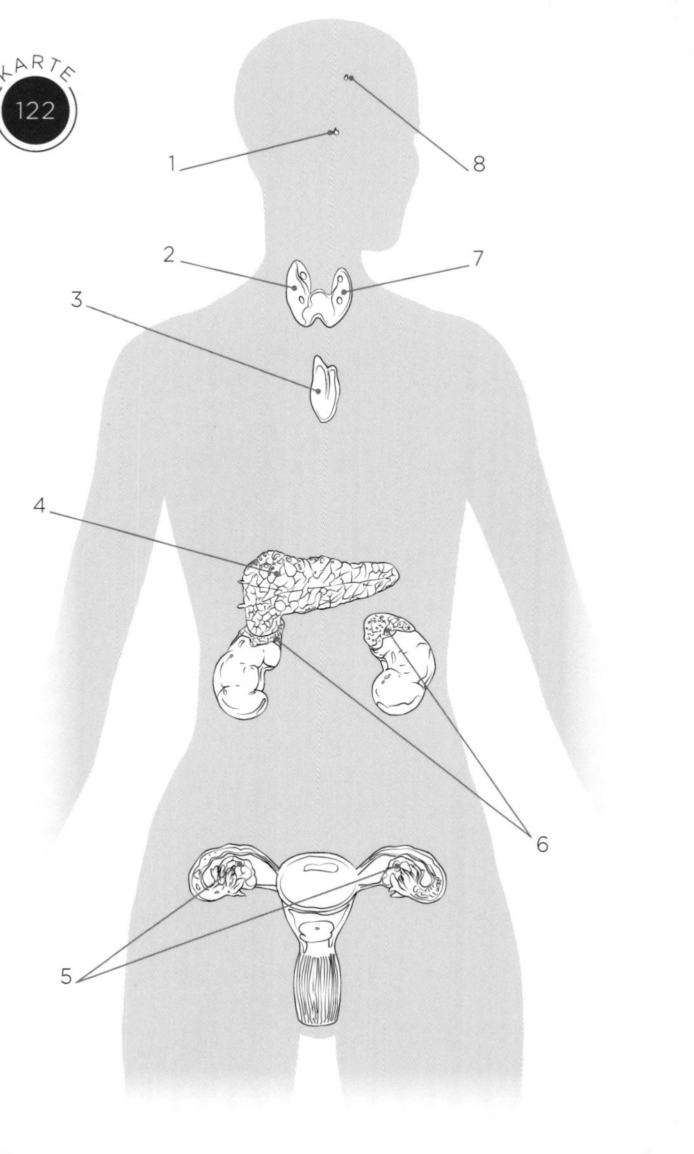

KARTE 122

Siehe Seite 113

HORMONSYSTEM: FRAU

VORDERANSICHT

1. Hirnanhangdrüse (Hypophyse)
2. Nebenschilddrüse (am hinteren Schilddrüsenlappen)
3. Thymusdrüse (bei Erwachsenen atrophisch)
4. Pankreas
5. Eierstöcke
6. Nebennieren (samt Nebennierenrinde und -mark)
7. Schilddrüse
8. Zirbeldrüse

KARTE 123

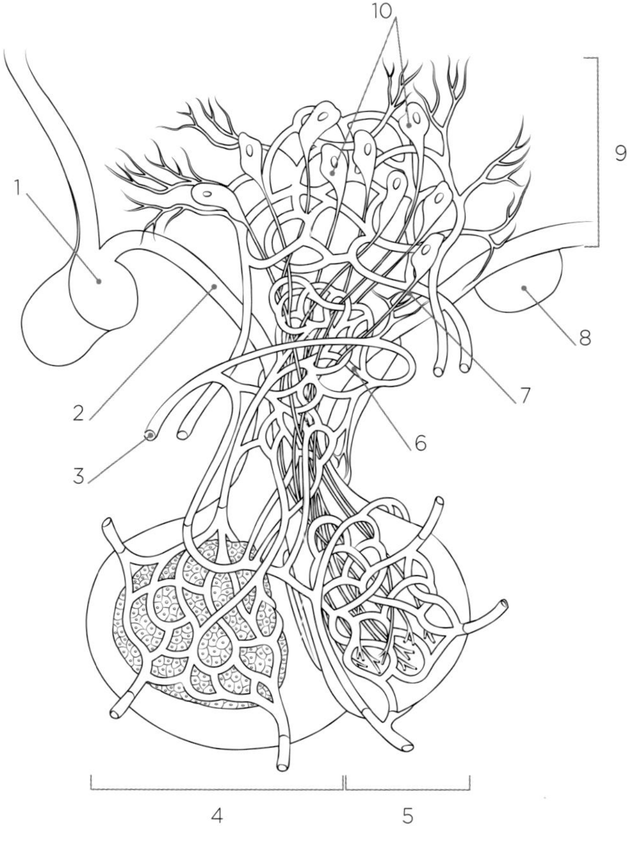

KARTE 123

Siehe Seite 114

HIRNANHANGDRÜSE

1. Sehnervenkreuzung
2. Hypophysenstiel
3. Hypophysenarterie
4. Vordere Hypophyse (Adenohypophyse)
5. Hintere Hypophyse (Neurohypophyse)
6. Hypophysenportalsystem
7. Parvozelluläres neurosekretorisches Axon
8. Mamillarkörper
9. Hypothalamus
10. Magnozelluläre neurosekretorische Zellen

KARTE
124

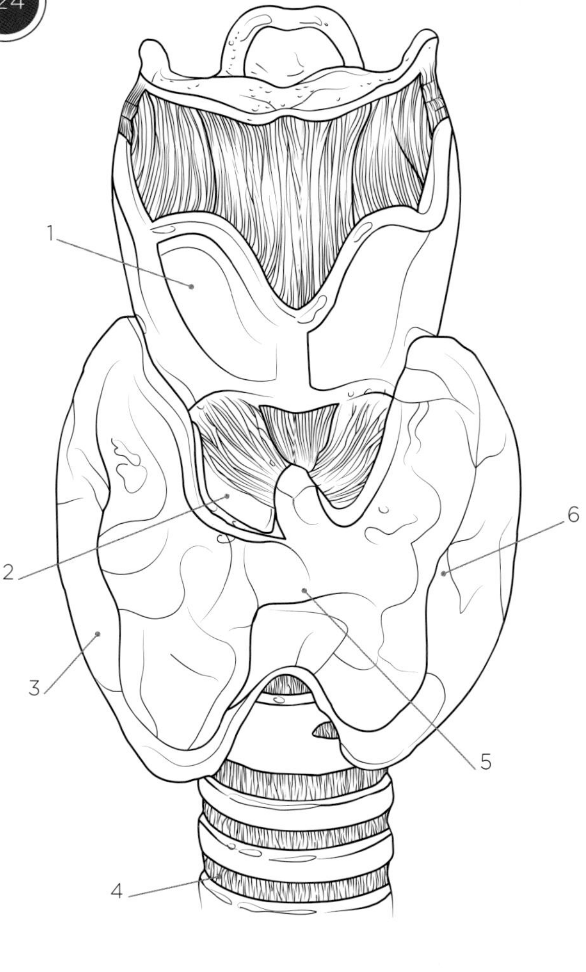

KARTE 124

Siehe Seite 115

SCHILDDRÜSE

VORDERANSICHT

1. Schildknorpel (des Kehlkopfes)
2. Ringknorpel (des Kehlkopfes)
3. Rechter Schilddrüsenlappen
4. Luftröhre
5. Schilddrüsenisthmus (Gewebebrücke)
6. Linker Schilddrüsenlappen

KARTE

125

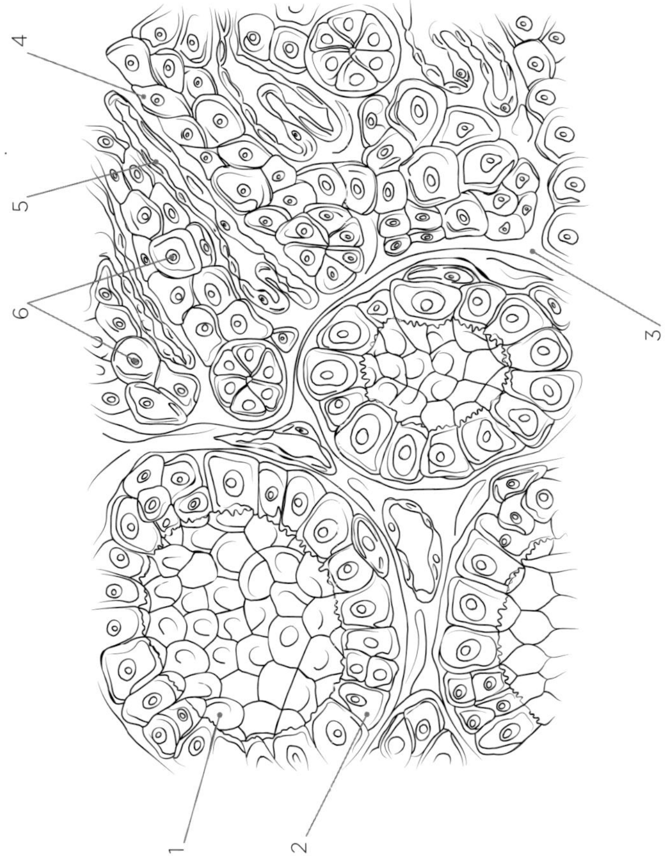

KARTE 125

Siehe Seite 116

SCHILD- UND NEBENSCHILDDRÜSEN

FEINSTRUKTUR

1. Mit Kolloid gefülltes Lumen 2. Schilddrüsenepithel	Schilddrüsenfollikel
3. Nebenschilddrüsenkapsel	
4. Hauptzelle 5. Kapillare 6. Oxyphile Zellen	Nebenschilddrüse

KARTE 126

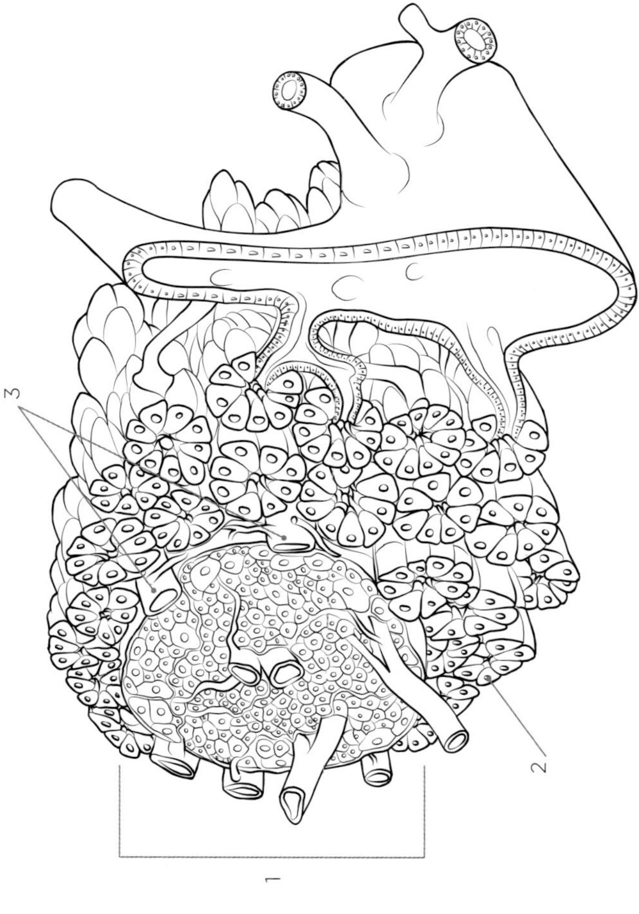

KARTE 126

Siehe Seite 116

LANGERHANS-INSELN

FEINSTRUKTUR

1. Langerhans-Insel
2. Exokrines Pankreas
3. Insulo-azinäre Portalgefäße

KARTE 127

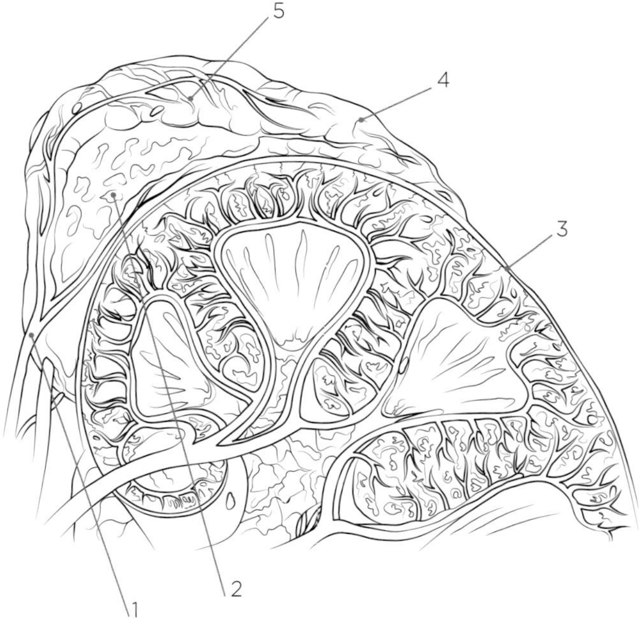

Siehe Seite 117

NEBENNIERE

KORONARSCHNITT DURCH DIE LINKE NEBENNIERE

1. Linke Nebennierenarterie
2. Linkes Nebennierenmark
3. Linke Nierenkapsel
4. Linke Nebenniere
5. Linke Nebennierenrinde

KARTE 128

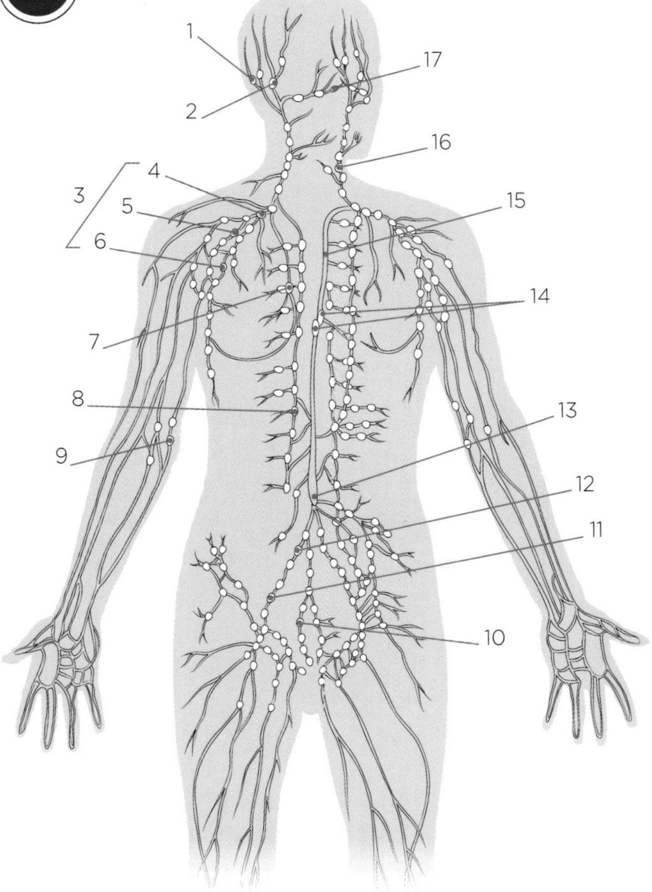

KARTE 128

Siehe Seite 118

LYMPHSYSTEM

VORDERANSICHT

1. Retroaurikuläre Nymphknoten
2. Parotislymphknoten
3. Achsellymphknoten
4. Apikale axilläre Lymphknoten
5. Seitliche Axillargruppe
6. Vordere Axillargruppe
7. Parasternale Lymphknoten
8. Hintere Zwischenrippen-lymphknoten
9. Ellenbeugenlymphknoten
10. Sakrale Lymphknoten
11. Äußere Beckenlymphknoten
12. Gemeinsame Beckenlymphknoten
13. Lendenzisterne
14. Hintere Mediastinal-lymphknoten
15. Brustlymphgang
16. Halslymphknoten
17. Wangenlymphknoten

KARTE
129

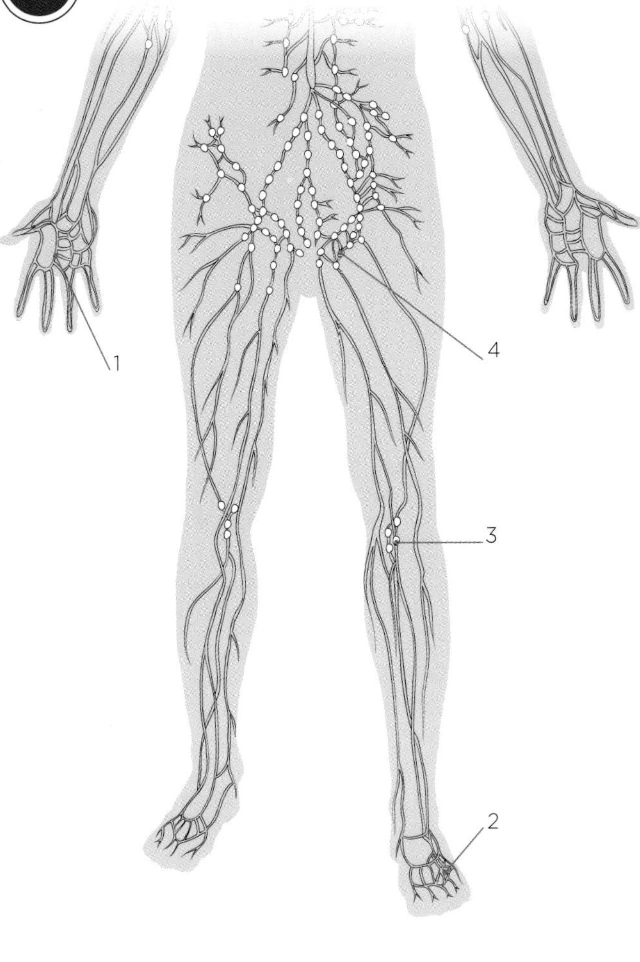

KARTE 129

Siehe Seite 118

LYMPHSYSTEM

VORDERANSICHT

1. Palmarer und dorsaler Plexus
2. Plantarer und dorsaler Plexus
3. Hintere Kniekehlenknoten
4. Leisten- und Oberschenkellymphknoten

KARTE 130

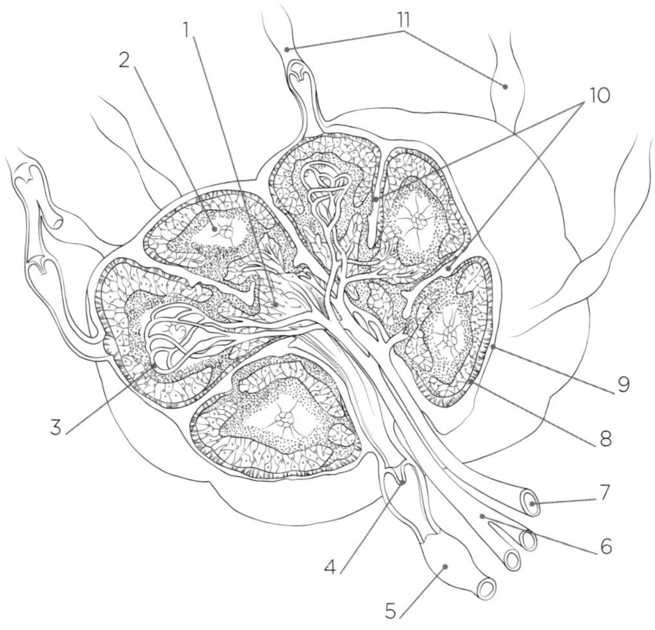

KARTE 130

Siehe Seite 119

LYMPHKNOTEN

QUERSCHNITTSANSICHT

1. Markhöhle
2. Markfollikel
3. Blutgefäß
4. Klappe
5. Efferentes Lymphgefäß
6. Arterie
7. Vene
8. Subkapsulärer Sinus
9. Kapsel
10. Trabekel
11. Afferente Lymphgefäße

KARTE 131

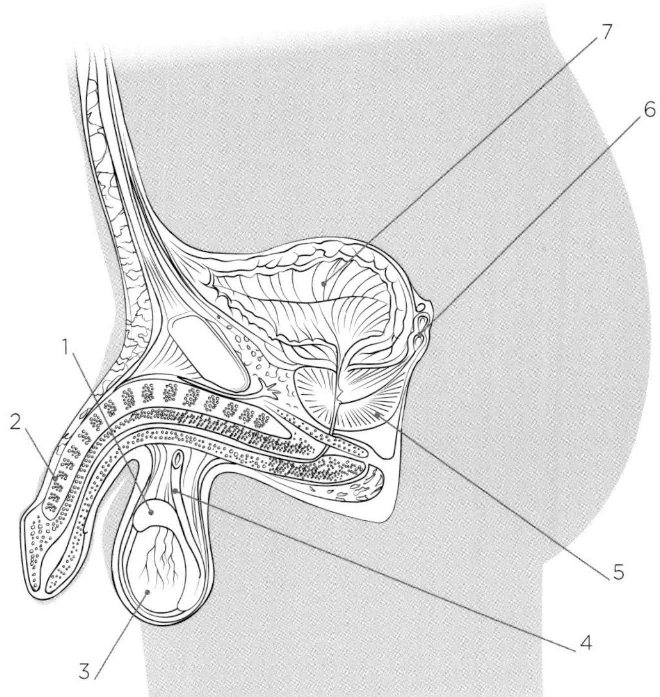

KARTE 131

Siehe Seite 120

FORTPFLANZUNGS-SYSTEM: MANN

SAGITTALE ANSICHT

1. Nebenhodenkopf
2. Penis
3. Hoden
4. Samenleiter
5. Prostata
6. Samenbehälter
7. Harnblase

KARTE 132

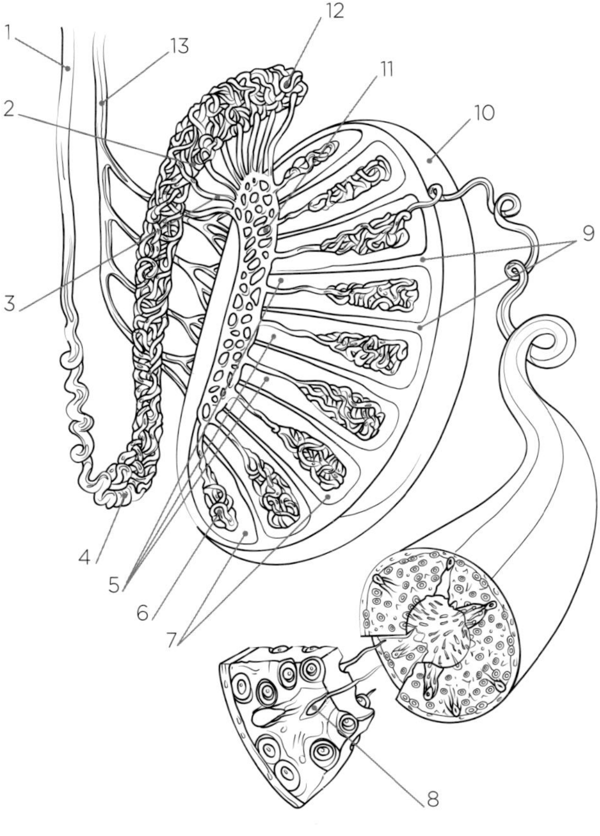

KARTE 132

Siehe Seite 121

HODEN

STRUKTUR

1. Samenleiter
2. Nebenhodenkörper
3. Efferente Ductuli (Einzelgangsystem)
4. Nebenhodenschwanz
5. Mediastinum testis (Gewebezone des Hodens)
6. Samenkanälchen
7. Drüsenläppchen
8. Spermien (Spermatozoen)
9. Trennwände
10. Tunica albuginea der Hoden
11. Rete testis (Netzwerk kleiner Hoden)
12. Nebenhodenkopf
13. Hodenarterie

KARTE 133

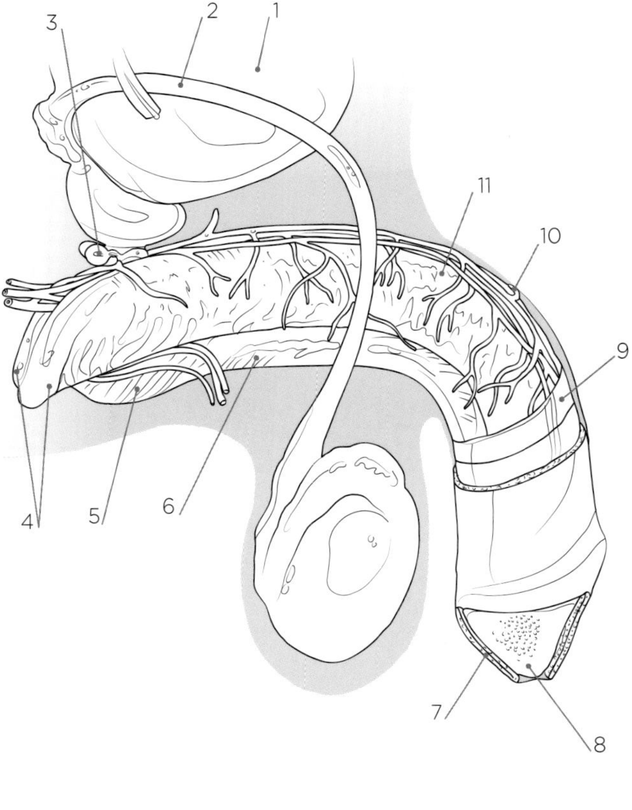

KARTE 133

Siehe Seite 122

PENIS

SEITENANSICHT

1. Harnblase
2. Samenleiter
3. Cowper-Drüse
4. Penisschenkel
5. Penisknolle
6. Harnröhrenschwellkörper
7. Vorhaut (Präputium)
8. Eichel
9. Buck'sche Faszie
10. Oberflächliche Dorsalvene
11. Penisschwellkörper

KARTE 134

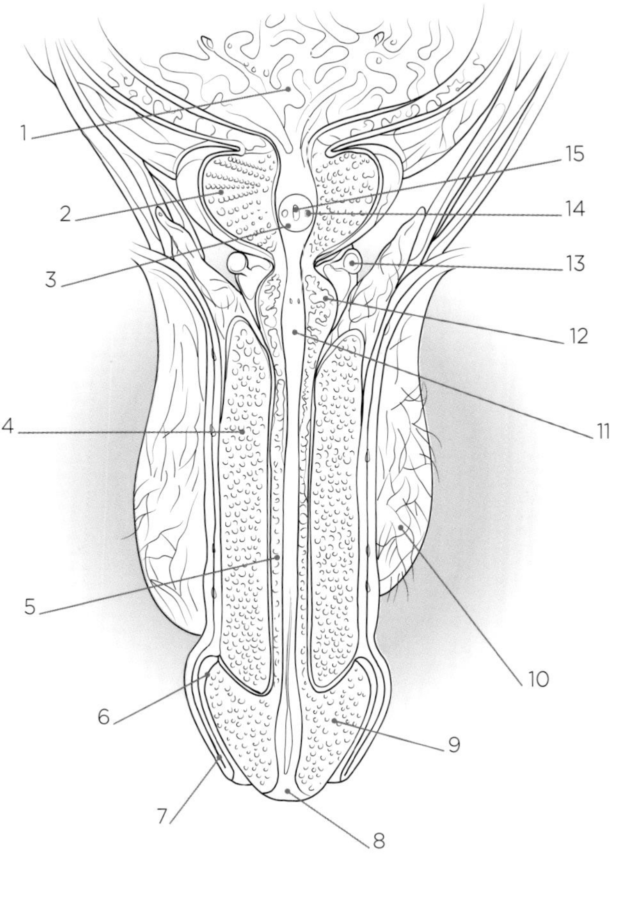

Siehe Seite 122

QUERSCHNITT DES PENIS

ABSCHNITT ENTLANG DER SCHWAMMIGEN HARNRÖHRE

1. Harnblase
2. Prostata
3. Colliculus seminalis (Verumontanum)
4. Penisschwellkörper
5. Harnröhrenschwellkörper
6. Eichelkrone
7. Vorhaut (Präputium)
8. Äußere Harnröhrenöffnung
9. Eichel
10. Hodensack
11. Schwammige Harnröhre
12. Penisknolle
13. Cowper-Drüse
14. Spritzkanalöffnung
15. Öffnung der Prostataausstülpung

KARTE 135

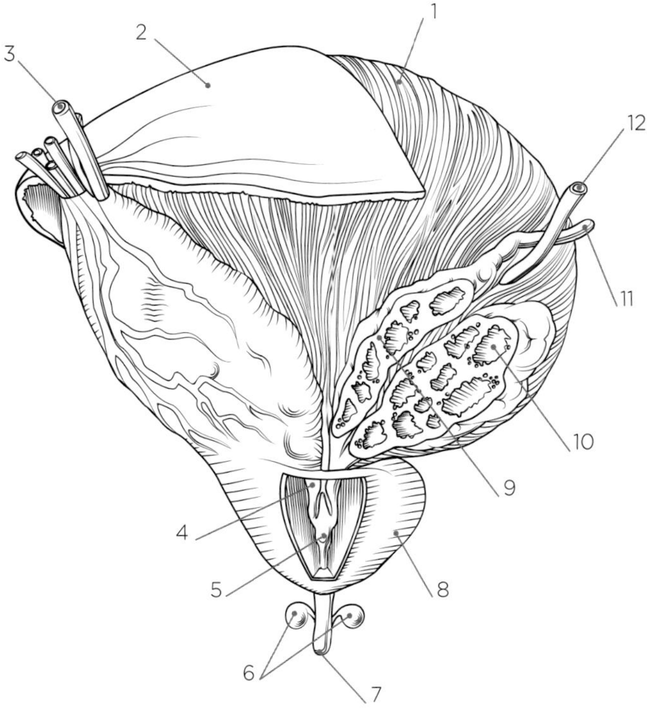

KARTE 135

Siehe Seite 123

PROSTATA

RÜCKANSICHT

1. Detrusor (Blasenmuskel)
2. Bauchfell
3. Linker Harnleiter
4. Spritzkanal
5. Prostatischer Teil der Harnröhre
6. Cowper-Drüsen
7. Membranöse Harnröhre
8. Prostata
9. Samenleiterampulle
10. Samenbehälter
11. Spritzkanal
12. Rechter Harnleiter

KARTE 136

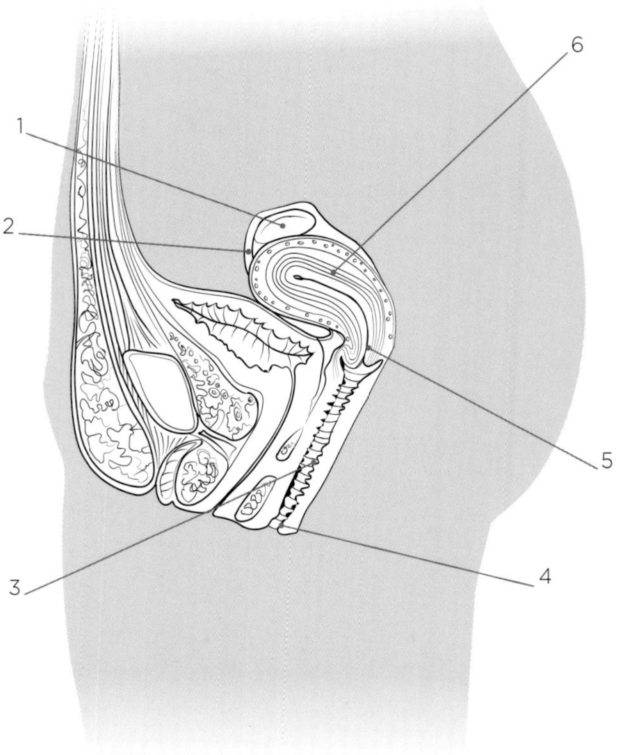

KARTE 136

Siehe Seite 124

FORTPFLANZUNGS-SYSTEM: FRAU

SAGITTALE ANSICHT

1. Eierstock
2. Eileiter
3. Scheide (Vagina)
4. Scheideneingang zur Vulva
5. Gebärmutterhals
6. Gebärmutter (Uterus)

KARTE 137

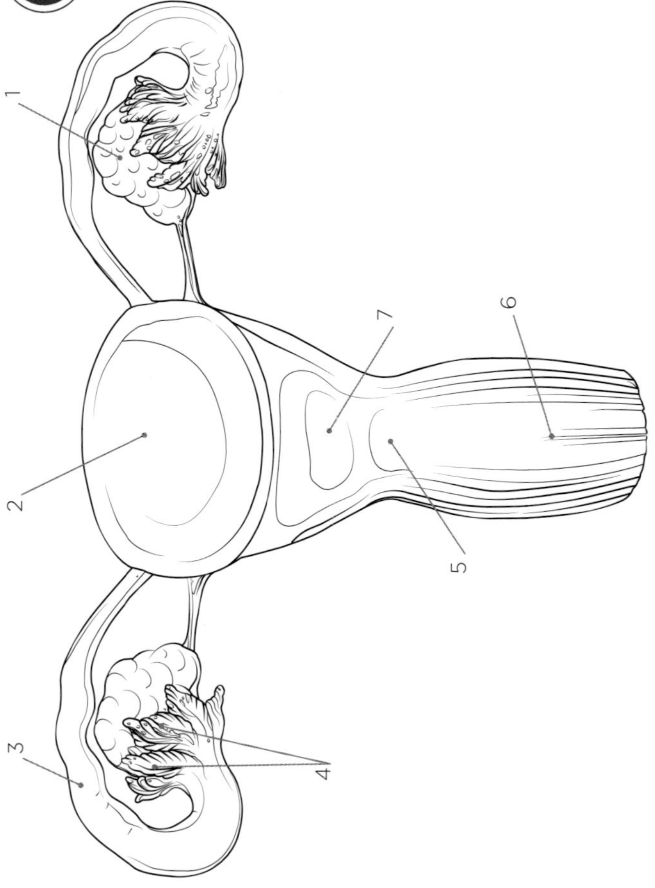

KARTE 137

Siehe Seite 125

GEBÄRMUTTER

VORDERANSICHT

1. Eierstock
2. Fundus der Gebärmutter
3. Eileiter
4. Eierstockfransen
5. Cervix
6. Scheide (Vagina)
7. Gebärmutterkörper

KARTE 138

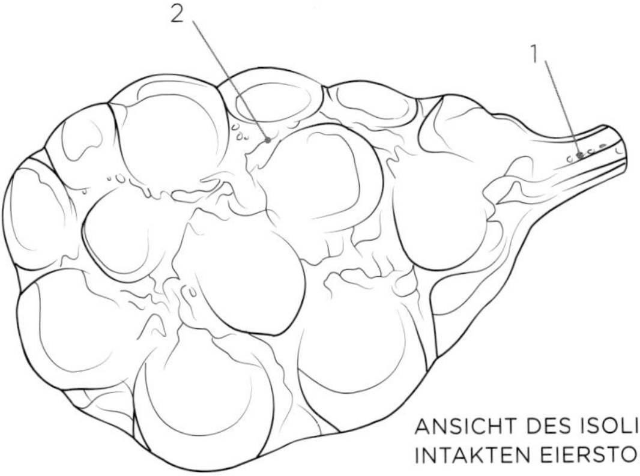

ANSICHT DES ISOLIERTEN INTAKTEN EIERSTOCKS

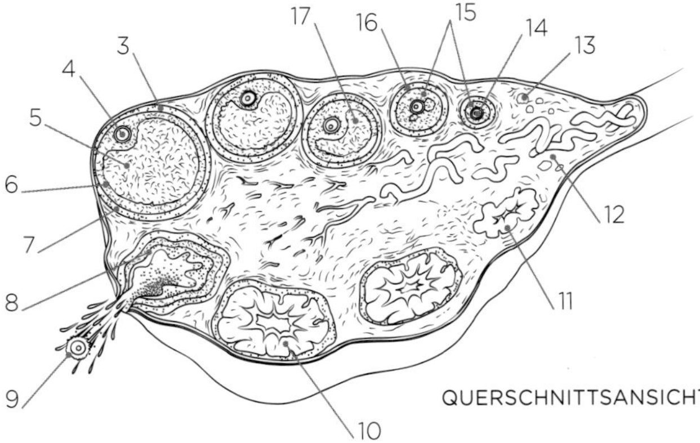

QUERSCHNITTSANSICHT

KARTE 138

Siehe Seite 126

EIERSTOCK

ANSICHT DES INTAKTEN ISOLIERTEN EIERSTOCKS UND QUERSCHNITTS-ANSICHT

1. Eierstockhilus
2. Eierstockoberflächenepithel
3. Graaf'scher Follikel
4. Reife Eizelle
5. Follikelflüssigkeit
6. Theca interna (innere Zellschicht)
7. Theca externa (äußere Zellschicht)
8. Freigesetzter Follikel (Eisprung)
9. Eizelle
10. Gelbkörper
11. Weißkörper
12. Stützgewebe des Eierstocks (Stroma)
13. Primärfollikel
14. Primäre Eizelle
15. Duralzellen
16. Primordialfollikel
17. Eierstockhöhle

KARTE
139

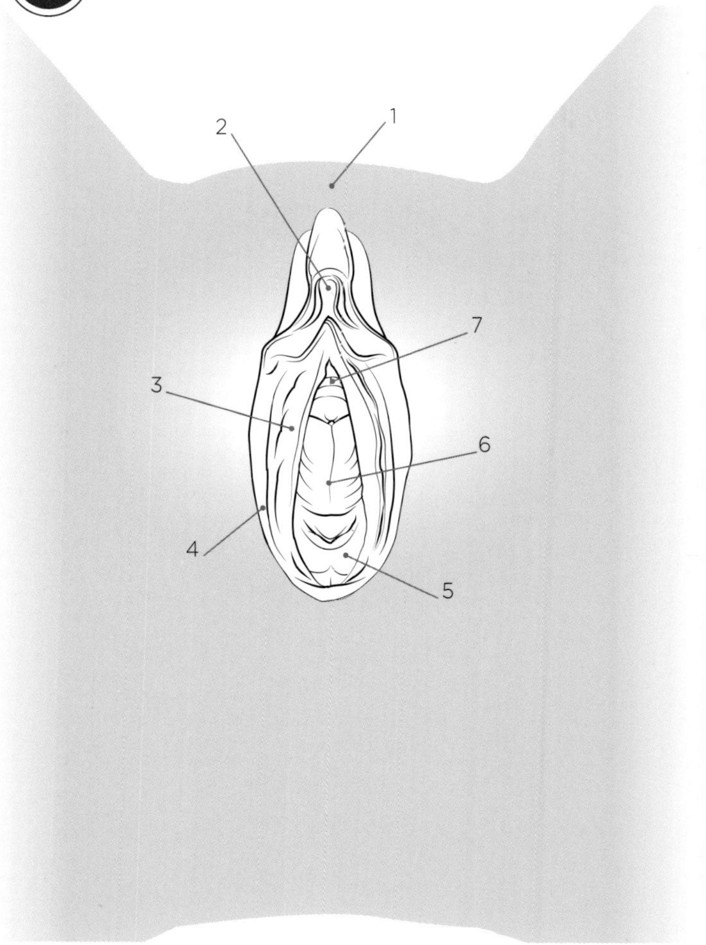

KARTE 139

Siehe Seite 127

ÄUSSERE GESCHLECHTS-ORGANE: FRAU

ANSICHT VON UNTEN

1. Schamhügel
2. Klitoris
3. Kleine Schamlippe (Labium minus)
4. Große Schamlippe (Labium majus)
5. Jungfernhäutchen (Hymen)
6. Scheidenmündung
7. Harnröhrenmündung

KARTE
140

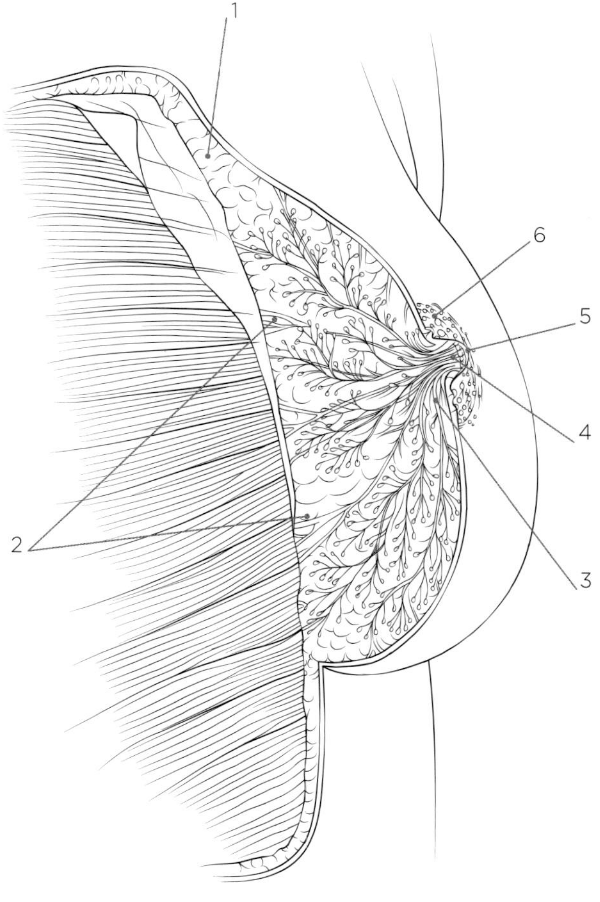

KARTE 140

Siehe Seite 127

BRUSTDRÜSE

SAGITTALE ANSICHT

1. Fettgewebe
2. Cooper-Bänder
3. Milchgang
4. Milchsäckchen
5. Brustwarze
6. Brustwarzenhof